セロトニンと神経細胞・脳・薬物

鈴木 映二 著

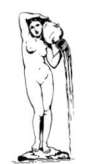

星 和 書 店

Seiwa Shoten Publishers

2-5 Kamitakaido 1-Chome
Suginamiku Tokyo 168-0074, Japan

はじめに

　トルストイの「人生論」に粉ひきの男が登場する。彼は大変おいしい粉をひくことができたので，村の誰からも尊敬されていた。しかし，あるきっかけを境にして状況は変わってくる。それまでおいしい粉を作るために石臼の回転や小麦を入れるタイミングなどに神経を使っていたその男は，粉ひきの作業中にふとした疑問を抱いてしまう。臼の構造はいったいどうなっているのだろうか，水の流れはどうやって水車という機械を通して動力に変えられるのか，そもそも小川はいったいどこから流れているのだろうか。彼の興味は手元の粉ひき作業から離れて，水車→川→水源と粉をひくエネルギー源の上流へ上流へと，どんどん登りつめていく。機械やら水の流れやらの分析に夢中になるにつれて，彼は本来の粉ひき作業に集中できなくなってしまう。粉ひきを頼まれた小麦の山を横目に，小川に出かけることもしばしばになり，そうこうするうちに彼の粉の評判は落ちていってしまう。

　医学生時代の筆者は，「医者は患者さんを診察することに興味を持っていればいい。細かいことに興味を持ち出すと医者としての本筋を見失ってしまう」と考えていた。そして，基礎医学の講義に目を光らせている同級生達を，トルストイの粉ひきのようだと蔑視していた。しかし，現実に医者になってみると，実際の精神科医療は，まだまだ改善の余地が大きく，とても現状では満足のいくものではなかった。トルストイの粉ひきとはその点が根本的に違っていた。現実の精神科医は，ガタガタの道具とまずい小麦を使って，なんとか少しでもおいしい粉をひかなければならないという状況におかれていた。そのためには，道具や小麦の改良，必要ならば小川の調査も行わなければならないことに遅ればせながら気がついた。

　精神医療を粉ひきの仕事に例えると，神経科学の仕事は小川の水源調査に

似ていると言えよう。そして，脳をシステムとして研究する神経心理学は，小川の調査に例えられるだろう。また，薬理学は，原料の小麦を作る作業に，実際に粉をひく工夫は，臨床精神薬理学ということになるだろうか。

水源は小川の流れとなって，最終的に水車を動かしている。ところが，実際に水源調査をしている人たちは，隣の水源のことさえ全く知らなかったり，水源が小川の流れにどのように関わっているのかについては，あまり興味がない。研究者と呼ばれる人達の中には，それがたとえ自分の専門と関連があったとしても，専門外の知識にあまり関心を払わない人が多い。しかし，全ての研究者のゴールは，あくまでもおいしい粉を作ることであってほしいと筆者は願っている。そのためには，様々な分野の知識を，粉ひきに至るまでの流れの中で理解するということも必要なのではないだろうか。そういう思いが本書を執筆するきっかけとなった。

精神活動が，どのようなメカニズムで生まれてくるのかを予想することは簡単ではない。今わかっているのは，ある種の精神活動が神経細胞の活動の中から生まれてくるかもしれないということぐらいである。そして，もしかすると水源の下に，われわれの想像しえない，原子や量子や，それらよりさらにミクロの力が働いているのかもしれない。今ある知識は真実のほんの一部にすぎないであろう。しかしそれを最大限利用して，おいしく粉をひく努力をすることは必要である。

実際に，最近の神経科学の発達にはめざましいものがある。そして，それは大勢の人たちの地道な努力によって支えられてきた。生物科学一般に言えることだが，この分野は物理学や数学と異なって，天才が発想して発展するという性格のものではない（ただし分子生物学の黎明期には，マックス・デリブリックのような天才数学者によって数学的理論が取り入れられたりしたことがある）。生物学においては，歴史的な理論でさえ同時代に多くの研究者が似たような推論をしている。例えばダーウィンの進化論にしても，同時代に同じような仮説を提唱する人がいたと言われる。進化論がダーウィンのオリジナルと認められているのは，彼自身が自らの手で集めた他の研究者を

圧倒するデータがあったからだった。ワトソンとクリックのDNA二重らせんモデルも，ウイルキンスやフランクリンという優秀なX線解析技術を持つ人々との共同研究がなかったら生まれてこなかった。そして，当時は多くの研究者がDNAのX線解析を行っていた。このように生物学的大発見は時代の潮流によってもたらされる。相対性理論のように個室の中から生まれるものではない。そういう意味で，科学者の興味が神経科学に集中している現在，この分野における歴史的大発見の予感を覚えるのは筆者だけではないであろう。

　製薬会社に所属する研究者が努力した結果，最近われわれ臨床家は大変魅力的な新種の小麦を手に入れることができた。それは選択的セロトニン再取り込み阻害薬，セロトニン・ドーパミン・アンタゴニスト，セロトニン1A受容体アゴニストと呼ばれるものである。これらを使えば，以前よりいくらかはおいしい粉がひけそうである。これら新しい薬の長所と短所あるいは可能性と限界を正しく理解するためには，神経科学，神経心理学の知識は少なからず役に立つだろう。期せずして，これらの薬物は，すべて脳内のセロトニン神経に対する作用を主体としている。そこで本書では，神経科学の基礎から精神科の臨床における様々な知識を，大胆にも"セロトニン"というキーワードでつなげることを試みた。

　この本は，医学の現場で働く人，あるいは薬を服用されている患者さんの中で，臨床はもちろん基礎的なことまで興味のある方に読んでいただけたら幸せである。さらに基礎系の若い研究家や学生さんの中で，自らが手がけている研究が実際の治療とどう関係しているかを知りたいと考えている方々のお役にも立てるかもしれない。また本書は，読者の皆様が興味のあるところだけを読むことも可能なように，セロトニンとの関係を細胞レベル，脳，医薬品の3部に分けて構成した。例えば開業医の先生が第3章だけ読まれても，日常の臨床に役立つと思われる。ただし，本書の主旨からは，順番はどうであれ可能な限り全編を通してお読みいただきたい。

　なお，本書は幅広い分野の知識を詰め込んであるため，最も広く受け入れ

られている理論を中心としてご紹介することにした。どの理論が一般的に受け入れられているかについては，筆者の独断によるが，その点はご了承願いたい。ただし第3章に関しては，実際の臨床に関係してくるので，客観性には細心の注意を払ったつもりである。

最後に本書の執筆にあたり多大なるご示唆とご教示をいただいた浅井昌弘教授（慶應義塾大学医学部精神神経科学教室；以下慶應），鹿島晴雄助教授（慶應），神庭重信教授（山梨医科大学精神医学講座），久場川哲二客員助教授（慶應），中木敏夫教授（帝京大学医学部薬理学講座），宮岡等教授（北里大学医学部精神科学），八木剛平助教授（慶應），渡辺昌祐教授（川崎医療福祉大学臨床心理学科）（アイウエオ順）を始めとする諸先生に感謝の意を表す。また，本書作成のための取材に快く応じてくださった，住友製薬，スミスクライン・ビーチャム製薬，藤沢薬品工業，ヤンセン協和，ソルベイ明治製薬の学術あるいは開発研究部門の皆様に感謝する。また不器用な筆者に代わってワープロ打ちや表作りをしてくださった内田陽子，小倉麻理子，澤井亜由美，田崎由夏，山下晴加の諸嬢と，本書の刊行にご尽力下さった星和書店の石澤雄司氏と担当の畑中直子氏に感謝する。

（お断り）

本書の中で登場する動物の表記にカタカナと漢字の両方を用いたが，生物学的意味あいが強い場合にカタカナを用い，個別的な意味あいの強い場合は漢字で示した。また研究者の名前には敬称などは省略させていただいた。さらに科学用語については，基本的に日本語で書くことにしたが，かえってわかりにくいものは英字とした。

なお，本書を書く上で知識的かつ思想的に参考にさせていただいた著書を，各章の最後に参考文献として掲載した。そのうち直接本書の中で引用させていただいたものは，番号を本文中に記載した。また第3章では，臨床に参考になると思われる科学データを引用した論文についても掲載した。ただし図表のみで引用したものは，繰り返しを避けるために章末の引用文献には掲載しなかった。

もくじ

はじめに　*i*

第1章　神経細胞とセロトニン　……1

脳の中の細胞　*3*

細胞膜の構造　*5*

細胞の中にある器官　*9*

神経細胞の特徴　*11*

軸索内の情報伝導は電気的パルスシグナルによって行われている　*13*

電気的シグナルの伝導はイオンチャンネルやイオンポンプによって支えられている　*14*

電位依存性ナトリウムイオンチャンネルのしくみ　*17*

タンパク質の構造　*20*

電位依存性ナトリウムイオンチャンネルの分子構造　*23*

電位依存性カリウムイオンチャンネル　*29*

化学物質を介して次の細胞に情報が伝わる　*31*

化学的シグナルが可能となる条件　*32*

神経伝達物質は神経終末においてスタンバイしている　*35*

Ca^{2+}の流入によって神経伝達物質は一斉に放出される　*37*

神経伝達物質は神経終末部で作られている　*40*

早い化学伝達はシナプス後細胞にイオンの流入を引き起こす　*42*

遅い化学伝達は細胞内に様々な変化を及ぼす　*46*

セカンドメッセンジャーはさらなる反応を引き起こす　*50*

化学的情報は受け取った細胞内で利用される　*54*

化学的シグナル伝達は様々な調節を受けている　*56*

放出された神経伝達物質はすばやくシナプス間から取り除かれる　*59*

第2章　システムとしての脳とセロトニン……………………63

脳のおおまかな構造　65
大脳皮質にはそれぞれ決まった役割を分担している領域がある　67
大脳皮質は各領域で連絡しあっている　70
自発的な意志は前頭葉から生まれる　72
情動は大脳辺縁系から生まれてくる　73
視床下部は情動を行動に変換する　75
視床下部から欲求は生まれる　75
視床下部から発せられる欲求が満たされると満足感が得られる　81
感覚情報は扁桃体で価値判断される　84
海馬は記憶の中心的場所である　87
海馬は長期増強現象を利用して短期記憶を保持する　93
長期記憶は大脳皮質にある神経細胞のネットワークに保存される　95
海馬は情動にも関係している　100
海馬は不安と関係している　103
セロトニンは情動を調節している　109

第3章　セロトニンと精神科治療薬……………………119

第1節　選択的セロトニン再取り込み阻害薬（SSRI）　121

SSRIが投じた大きな一石　122
SSRIが登場した背景　127
SSRIの登場でうつ病治療はこう変わる　132
副作用に見るSSRIと他の抗うつ薬の違い　136
SSRIの薬物動態　140
SSRIを用いたうつ病治療の実際　142
SSRIを用いた強迫性障害の治療　145
その他の精神障害に対するSSRIを用いた治療　149
特殊な状態にある患者さんに対するSSRIの使い方　152
SSRIの使用上の注意　154
SSRIは他剤との併用に注意が必要である　156
セロトニン症候群　167
SSRI間の違い　171

　　　　SSRI の次にくるもの　*175*

第 2 節　セロトニン 1A アゴニスト　*177*
　　　　不安と薬物の開発　*178*
　　　　耐性と依存性　*187*
　　　　ベンゾジアゼピン系薬物の作用機序　*191*
　　　　ベンゾジアゼピンからセロトニン 1A アゴニストへ　*195*
　　　　セロトニン 1A 受容体　*196*
　　　　セロトニン 1A アゴニストの薬理作用　*197*
　　　　セロトニン 1A アゴニストの薬物動態　*200*
　　　　セロトニン 1A アゴニストは全般性不安障害の第一選択薬　*202*
　　　　不安障害以外の疾患にもセロトニン1Aアゴニストは有効である　*210*
　　　　今後のセロトニン 1A アゴニスト　*213*

第 3 節　セロトニン・ドーパミン・アンタゴニスト（SDA）　*215*
　　　　クロザピンから始まった新時代の精神分裂病治療薬　*216*
　　　　SDA の脳内作用部位　*221*
　　　　薬剤性錐体外路症状の発症メカニズム　*223*
　　　　SDA を用いた遅発性ジスキネジアの治療　*227*
　　　　SDA は認知機能障害をきたしにくい　*230*
　　　　急性期精神分裂病の第一選択薬は SDA になってきている　*231*
　　　　SDA は維持療法にも使える　*232*
　　　　他の抗精神病薬から SDA への切り替え方　*233*
　　　　SDA は従来の薬では歯がたたなかった症状にも効果がある　*235*
　　　　これからの SDA　*237*

　　あとがき　*243*
　　索引　*246*

第1章
神経細胞とセロトニン

「私は自然のひとつのかけらである」
　　　　　　——アインシュタイン——

　ひとつの石という名前を授けられたこの大科学者は，ヒトといえども石ころのような無機物質と同じように，完全に物理法則に支配されている存在であると考えた。

神経細胞についてどんなに詳しく調べても，それだけで精神を理解することは不可能である。しかし逆に神経細胞の知識がなければ精神も理解できないと思われる。それは人間社会を理解するためには，一人ひとりの人間がどういうものかということを理解しなければならないのに似ているのではないだろうか。

　物事を考える，何かを感じるという瞬間的な作業は，神経細胞の中を電気的シグナルが伝わることによって営まれると思われる。しかし，神経細胞はコンピューターのように，一度製造されたら変わることのない電気回路とは違う。その場の状況に応じて，驚くほどに臨機応変な対応をみせる。そのことが，コンピューターには真似のできない創造性や感情あるいは思い違いなどの人間らしい部分と関連しているのではないだろうか。

　以上のことを念頭におきながら，本章では神経細胞内を情報がどのように伝わるか，またそれをどのように次の細胞に伝えるのかについて述べる。神経細胞は他の神経細胞に情報を伝える時に神経伝達物質という化学物質をメッセンジャーとして使っている。神経伝達物質は50種類以上あると言われているが，セロトニンはその中の1つである。

脳の中の細胞

　19世紀になると解剖学がめざましく発展した。それによって動物の各臓器が独立した細胞から成り立っていることが明らかになった。しかし当時の顕微鏡技術では，脳の構造を詳細に知るまでには至らなかった。単純に顕微鏡をのぞいてみても，そこには複雑に絡み合った網目構造が存在していることしかわからなかったからである。そこで当時の解剖学者達の間では，「脳は全体が複雑な構造を持つ1つの合胞体からなる臓器である」という脳合胞体説と，「他の臓器と同様に1つ1つ独立した細胞の集合体である」という説に分かれ，両者の間で盛んに論争が行われていた。

　19世紀末になると染色法が発達し，脳の中の構造をより詳細に観察することが可能になってきた。それによって，脳も多数の神経細胞が集合してできていることがわかった（図1-1）。染色法の技術を開発したゴルジは，彼の技法が脳の構造を解明することに大きく貢献したことを認められ，1906年にノーベル賞を受賞している。しかし，ゴルジ自身は脳合胞体説の信者であったという。皮肉なことに，彼は自分の信ずる理論の誤りを証明する方法を，自ら開発したことになる。ゴルジは理論家としてはまったく否定されてしまったのだが，その技術が高く評価されたわけである。

　その後の研究によって，脳を構成する細胞には多くの種類があることがわかってきた。今日では脳内に存在する細胞は，神経細胞とグリア細胞との2つに大きく分類されている。そのうち神経細胞だけをとっても，機能的に数千種類あろうとも数万種類あろうとも言われている。脳以外の臓器は，せいぜい数十種類の細胞によって構成されていることを考えると，脳という臓器が担っている機能がいかに複雑であるかが想像される。

　神経細胞は，情報の受容，伝達，修飾，蓄積，時には発信を行っている。一方グリア細胞は，数としては神経細胞の2〜10倍ほど存在する。しかしその役割というと，神経細胞が司る情報処理を助けたり保護したりという補助

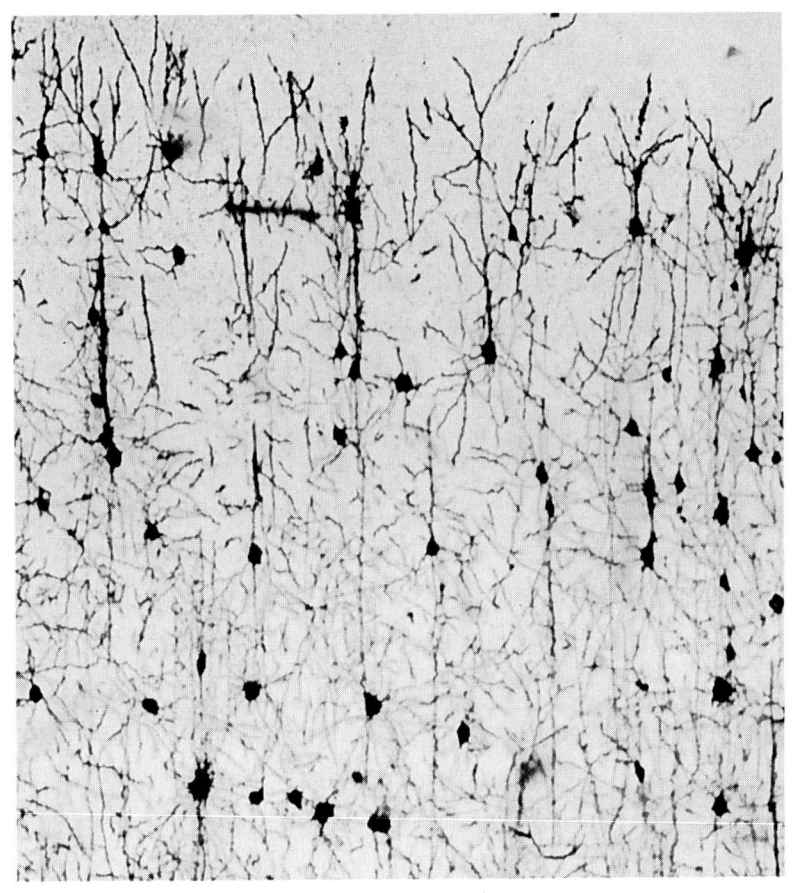

図1-1 ゴルジ染色で染めた脳組織の拡大図
(シュナイダーSH／佐久間昭訳：SAライブラリー5 脳と薬物,東京化学同人,1990より)

的なものだと考えられている。グリア細胞の機能を少し具体的に説明すると,第一に,複雑に張りめぐらされた神経細胞の網目構造を物理的に支える役目をしている。同時に,神経細胞が伝えている電気的シグナルが混線しないように絶縁したり,シグナルの伝導が速やかになるための特殊な構造を提供したりしている。これによって可能になる電気的シグナルの伝導を反跳伝導と呼ぶ。反跳伝導が可能なのは,シグナルが電流によってではなくパルス

電位によって伝わっていくことと関連している。それに関しては後で述べる。またグリア細胞は，神経細胞が生存していくために，あるいはシグナルを伝えるために必要とする物質を供給したり，逆に不必要になった物質を排徐したりもする。さらに，外敵から脳を守るための免疫機能も司っている。さらにグリア細胞の一種である星状細胞は，血管壁を厳重に取り囲んで，脳内に有害な物質が入り込まないようにブロックしている。ちなみに脳内では血管壁を形成する細胞そのものが，他の臓器の血管壁に比べて大変密に存在している。このような血管壁と星状細胞によって作られる構造は，血液脳関門と呼ばれている。血液脳関門があるがために，大型の分子や電気的に偏りの大きい分子（帯電した分子）などは脳内に入り込めない。血液脳関門にはアミノ酸やグルコースなどの脳にとって必要な分子だけを特異的に取り込むための輸送システム（各々の分子に特異的なキャリア）が備わっている。

細胞膜の構造

神経細胞に限らず全ての細胞は細胞膜という容器を持っている。この容器によって個々の細胞が独立している。細胞が生命活動を行うためには，細胞膜を通じて分子がダイナミックに出入りできることが必要である。そのためには，細胞膜は流動性に富む液体である方が好都合である。物質のやり取りを素早く行うためには，細胞膜の内外も液体であることが望ましい。水のない惑星に生物が存在しにくいと考えられているのは，このような理由からである。固相では物質のやりとりは困難であるし，気相ではあまりに乱雑すぎるからである。

しかし液体の細胞質の中に，これもまた液体である細胞膜が仕切りを作るのは大変困難なように思える。いったいそこにはどんなからくりがあるのだろうか。実は2つの異なった性格の液体がうまく利用されているのである。水と油は混ざり合わないもの同士の代名詞であるが，細胞の内外は水に近い性質の液体でできており，細胞膜は油に近い性質の物質（脂質）によってで

きている。

　水と油が混ざり合わないことをもう少し科学的に解説すると,「水と油には電気的偏りに差がある」ということで説明できる。水分子は電気的に偏っているのに対し,油にはその偏りがほとんどない。電気的に偏りのある分子(このような物質は「極性の分子」とも呼ばれる)は,プラス電荷とマイナス電荷の不均衡を打ち消し合うもの同士で親和性が高い。つまり極性の分子は極性の分子に親和性がある。この極性の分子同士を引きつけ合う力はイオン結合力と呼ばれている。逆に電気的に偏りのない分子(このような物質は「非極性の分子」とも呼ばれる)は,電気的に偏りのない分子同士で親和性が高い。極性の分子からできていて,水と親和性が大きい液体の性質は「親水性」と呼ばれている。逆に,非極性の分子から成る液体が水と混ざらない性質は,「疎水性」と呼ばれている。

　細胞膜は疎水性の分子からできているが,これをもう少し詳しく見ると,リン脂質が二重に並んでいる構造をしている。リン脂質は図1-2に描かれているように,親水性の頭部と,疎水性の長いアルキル基をもっている。これを水の中に入れると,以下のような現象が観察される。まず疎水性のアルキル基がなるべく水に接しないように互いに引きあって集合する。次に,親水性の頭部を外側にして,この部分が水と接するようにし,逆に疎水性のアルキル基は内側に集合してさらに水と接する面積を少なくしようとする。こうすることによって周囲の水分子のエントロピーが減少することを防ぐことができる。エントロピーとは熱力学的用語で乱雑さを意味している。熱力学的な大原則によると,エントロピーが減少する反応は起こりにくいということになっている。つまり物質は,放っておくと乱雑な方向に向かうのが自然というわけである。「勉強部屋や書斎を放置しておくと散らかし放題になってしまうのは,自然の原理である」というのは,エントロピーについて説明する時によく使われる例え話である。神の声である母親の一喝や恋人が来るというような特別なエネルギーをもらわない限り,部屋は片づかないものである。水分子のエントロピーが増加した結果として,親水性の部分のみが水

と接するような，球体構造が形成される。このような構造物はミセルと呼ばれている（図1-2）。ミセルが親水性の液体中に多数存在するようになって，その密度が高くなると，一部融合して楕円形などの変形したミセルを形

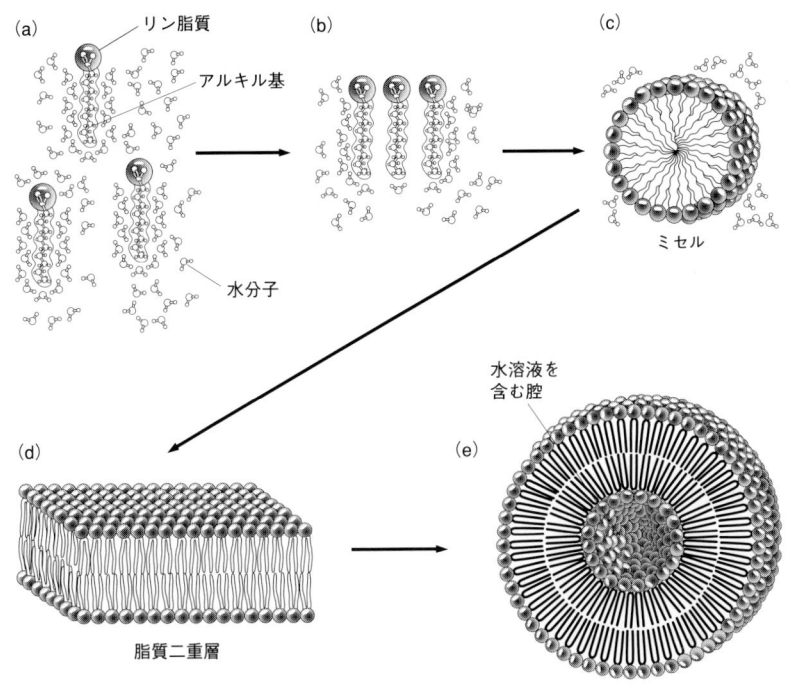

図1-2　リン脂質から細胞膜ができるまで
(a) リン脂質の頭部（灰色で示した部分）は親水性であるが，アルキル基（頭部に着いた細長い部分）は疎水性であるため，その周囲で水分子は規則正しく配列する。
(b) 水分子が整列することは，水分子自身のエントロピーの減少につながる。それを避けるために，リン脂質が整列してなるべくアルキル基に接する水分子の数が少なくなるようにする。これによって規則正しく配列する水分子の数が減少し，全体としてエントロピーは増大する。このような状況が進むと (c) のようなミセルを形成する。ミセルでは，アルキル基が水分子と接することがないので，整列する水分子は皆無となる。(d) 脂質が二重層を作ると，両端のみ水分子と接する。(e) 脂質二重層がつながると，内部にも親水性の分子を蓄えることが可能となる。（レーニンジャーAL他／山科郁男監修：レーニンジャーの新生化学（第2版）上，廣川書店，1993を参考に作図）

成するようになる。さらに密度が高まったり，あるいは振動などの物理的な条件が加わると，ミセル同士の融合がどんどん進む。そして，物理的な条件がそろうと，細胞膜のような二重層構造を形成すると考えられている。

　リン脂質による二重層は，極性の部位と非極性の部位の両方を持っているので，理論上はイオンなどの極性物質も逆に非極性の物質も，それを通過することが困難である。このことは細胞内部の環境を一定に保つことに大きく貢献している（ただし実際は，コレステロール骨格を持つ脂溶性のホルモンなどは，細胞膜をすり抜けることができる）。血液脳関門においても，星状細胞の細胞膜である脂質二重層が，帯電した物質の侵入を防ぐのに役立っている。様々な原因によって体液のpHが酸性に傾いたり（この状態はアシドーシスと呼ばれている），反対にアルカリ性に傾いたり（アルカローシス）することがある。そのような時でも，脳はイオンの侵入などから守られているわけである。その点においては，体液のpHバランスが崩れた時でも，脳神経（中枢神経とも呼ばれる）の症状はなかなか出にくいと言える。

　細胞膜は液体であるために自由度が大きいので，それだけでは一定の形を保つのは困難である。そのため，細胞骨格と呼ばれるタンパク質が細胞膜を内側から支えている。細胞骨格に関わるタンパク質にはアクチンやミオシンと呼ばれるものがある。神経細胞のように複雑な形をした細胞では，アクチンやミオシンは特に発達している。

　細胞膜には，そこを通過してイオンの出入りを可能にするイオンチャンネルや，栄養分などを細胞内に取り入れたり老廃物を排出するキャリア，さらには神経伝達物質やサイトカインなどが結合する受容体と呼ばれるタンパク質などが脂質二重層に浮かぶように存在している。また細胞接着因子と呼ばれるタンパク質によって細胞同士が互いに結びついて，全体として個体が形態を保つことを可能にしている。これらのタンパク質は細胞膜タンパク質とも呼ばれている。

　一部の細胞膜タンパク質は，細胞骨格と結合し細胞膜上に固定されている。しかし多くの細胞膜タンパク質は，脂質二重層に浮かぶように存在して

いて，細胞膜上を動くことができる。このことによって，細胞が必要な時に必要な場所に必要な細胞膜タンパク質を集合させたり，逆にあまり使わない細胞膜タンパク質を他所に回したりして機能の合理化を図ることが可能になっている。神経細胞の場合は，細胞間のシグナル伝達に化学物質を用いている。何らかの理由で細胞の機能が弱まり，化学伝達物質があまり放出されなくなった場合は，シグナルを受ける側の神経細胞で局所的に受容体を集合させ，少ない情報を確実に受け取ろうとする。このような代償機能はアップレギュレーションと呼ばれている。逆に伝達物質が多すぎる場合は，受容体を拡散させたり，細胞内に取り込むなどの方法を用いて，受ける刺激を弱めようとする。このような代償機能はダウンレギュレーションと呼ばれている。アップレギュレーションやダウンレギュレーションは，後で解説する精神障害の発生や向精神薬の作用と関連していると考えられている。

細胞の中にある器官

　細胞膜の仕組みがわかったところで，細胞の中身についても少し解説したい。神経細胞の中には，細胞の機能を分担している小さな器官がいくつか存在している。その主なものは核，小胞体，ゴルジ体，ミトコンドリアなどである。各々の主な役割は，神経細胞とその他の細胞で違いはない（図1-3）。
　核は遺伝子が活動している場である。遺伝子はデオキシリボ核酸（DNA）と呼ばれる物質からできている。DNAは生命の設計図と呼ばれ，そこには物質としての生体が存在するための全ての基本情報がインプットされている。DNAに入っている情報は，一度リボ核酸（RNA）という物質に写される。RNAはDNAの鋳型と呼ばれており，この鋳型をもとにDNAの情報が大量にコピーされ，それをもとにしてタンパク質が合成される。核も細胞膜と同じように核膜と呼ばれる脂質二重層によって仕切られている。
　小胞体は核膜とつながっている。小胞体の外側にはリボソームと呼ばれる器官がくっついている。DNAの情報を伝える役目のRNA（メッセンジャー

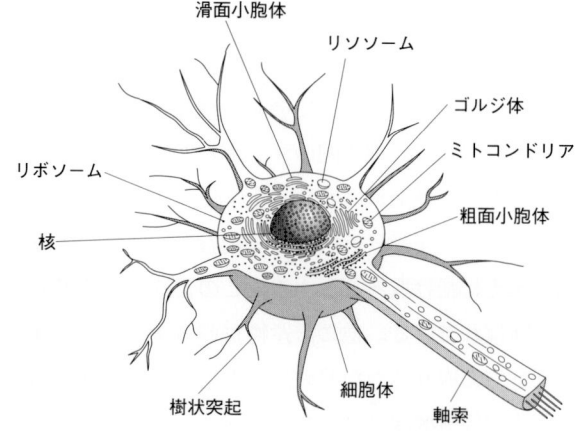

図1-3　神経細胞内の小器官
核，小胞体，ゴルジ体，ミトコンドリアなどが存在する。
それらの役割は他の細胞と同じである（本文を参照）。

RNA；mRNA）がリボソームに結合すると，mRNAに写された設計図に従って運び屋のRNA（トランスファーRNA；tRNA）がアミノ酸を運んでくる。運ばれてきたアミノ酸が次々に鎖状につながれてタンパク質に合成される。できあがったタンパク質を包んだ小胞体は，タンパク質を含んだままちぎれて（この現象を発芽と呼ぶ）ゴルジ体に運ばれる。

　ゴルジ体は，郵便局のような役目をしている器官である。そこでは目的の場所にタンパク質が届くような修飾をする。つまり郵便物の宛名書きのような作業をするわけである。修飾を受けたタンパク質は，分泌小胞という小胞（郵便配達車のようなもの）に入れられて送り出される。

　ミトコンドリアは，生命活動に必要なエネルギーを作り出す器官である。ここでは炭水化物を酸化してアデノシン3リン酸（ATP）という物質を生産する。ATPは，電池のようにエネルギーを保存することができる。必要なときにATPが，アデノシン2リン酸（ADP）という，より安定な物質に変換されるときにエネルギーを生じる。ちなみにミトコンドリアは独自の遺伝子を持っており，自己再生が可能である。

神経細胞の特徴

　神経細胞以外の細胞は，ほとんどが対称的な形をしている。それに対し神経細胞は，一見してわかる特異な非対称的形態をしている。神経細胞は細胞体（ここに核を持っている）と呼ばれる普通の細胞と似た形態の部分に加え，軸索と呼ばれている細胞体から延びる細長い突起と，樹状突起と呼ばれている網目のように張りめぐらされた突起を持っている（図1-3，**図1-4**）。樹状突起はアンテナのような役割を果たしている。つまり他の神経細胞からの情報を受け取っている。受け取られた情報は細胞体に伝えられるのが一般的であるが，そのまま軸索に伝わる場合もある。軸索は，シグナルを他の神経細胞まで伝える役割をしている。ヒトの神経細胞の場合，長い軸索は1メートル以上にも及ぶ。軸索は末端が枝分かれしていて，他の神経細胞の細胞体や樹状突起と結合している。しかし実際には神経細胞同士の結合部位には隙間が存在し，そこでは情報の伝達手段としての化学物質を放出し，もう一方の神経細胞にある受容体でそれを捕えるというような作業が行われている。神経細胞同士が連結している部分のことをシナプスと呼んでいる。シナプス間の情報伝達については後で詳しく述べる。

　典型的な神経細胞では，1000以上のシナプスからシグナルを受け取り，ほぼ同数のシナプスを通じてシグナルを送っている。多いものではおよそ10万のシナプスを通じてシグナルを入出力している。ヒトの脳には約100億〜1000億個の神経細胞があると言われているので，脳全体のシナプスの数は天文学的数字になる。脳をシステムとして理解するには，全てのシグナル伝達を包括的に理解する必要があるかもしれない。しかしそれは気が遠くなりそうな作業である。そこでまず次の項では，1つ1つの神経細胞の中で，どのように情報が伝わっていくのかを紹介したい。

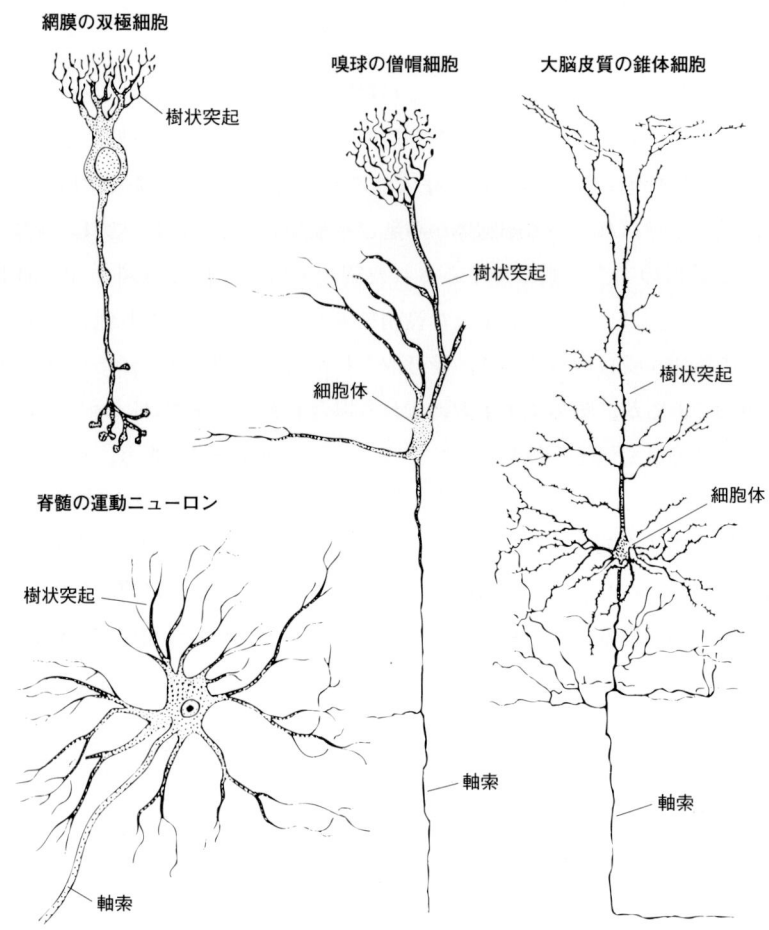

図 1-4 様々な神経細胞
神経細胞は，脳の場所や分担する機能によって各々特徴的な形態をしている。しかしいずれもが非対称的であることに注目してほしい。特に目立つのは，他の細胞にシグナルを送る軸索とシグナルを受け取る樹状突起を持っていることである。神経細胞が非対称的なのは，一方向性にシグナルを伝えるためには必然的なのかもしれない。
（クフラー S 他／金子章道他訳：ニューロンから脳へ（第 3 版），廣川書店，1998 より）

軸索内の情報伝導は電気的パルスシグナルによって行われている

　神経細胞が軸索内において情報を伝えるのに用いている手段は，電圧の変化を伝えていくという方法である。軸索内における電圧の変化のことを，ここでは電気的シグナルと呼ぶことにする。情報を伝えるために電気的シグナルを利用しているというのは理にかなっていると言えよう。なぜなら，電気的なシグナルを利用すれば，素早くかつ正確に情報を伝えられるからである。電気的シグナルを他の神経細胞に伝えるという視点で見ると，神経細胞の活動は図1-5のように簡略化できる。電気的シグナルの出発点は，細胞体と軸索の分岐点にある軸索起始部と呼ばれる部位に生じる活動電位と呼ばれるプラスの電位である。

　活動電位は，軸索の細胞膜における電位（膜電位）が，ある一定の値（閾値）を超えることによって生じる。すなわちオンあるいはオフしかない，全か無のタイプのシグナルである。軸索起始部で生じた活動電位は，自己再生的なパルス電位として軸索の中を伝わっていく。活動電位は，軸索の中を単

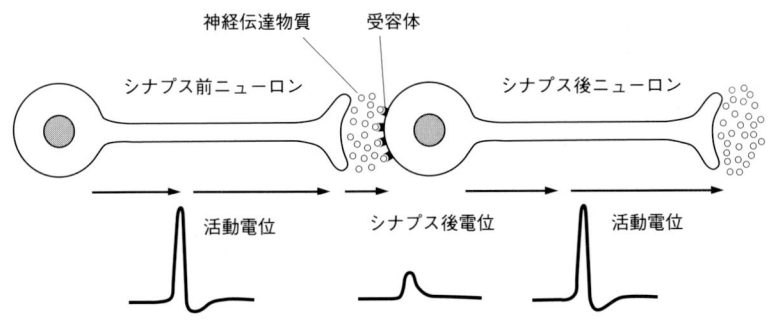

図1-5　神経細胞における電気的シグナルの伝達
神経細胞は軸索起始部で生じた活動電位を軸索を通して神経終末まで伝える。神経終末からは，神経伝達物質を放出して，次の細胞にシナプス電位を引き起こす。シナプス後電位は軸索起始部で再び活動電位となる。

純に電流が流れるというしくみで伝わるのではない。もし軸索が単純な伝導体であり，電気的シグナルが電流によってなされているとすると，多くのシグナルは軸索を伝わるうちに減衰してしまうであろう。軸索の直径はたかだか数マイクロメートルであるため，電流を通すにはあまりに抵抗が大きい。もし軸索を電流を通すための1本の電話線に例えるとすると，その長さは地球から土星までの約10倍の距離になってしまうという[5]。したがって軸索の中をパルス電位が伝わっていくということは，一度生じた電気的シグナルを他の神経細胞まで確実に伝えるための理想的な手段である。

電気的シグナルの伝導はイオンチャンネルやイオンポンプによって支えられている

電気的シグナルの伝導は，軸索が興奮していない（シグナル伝導に関わっていない）状態（このような状態を静止状態と呼ぶ）において，常に細胞膜の内外で電位差を持っていることによって可能になっている。軸索における細胞膜内外の電位差は約60 mVである。これが電位ポテンシャルとなっていて，常に瞬間的な必要性に対応できるようになっている。

細胞内外の電位差は，イオン濃度の差によって作られているのだが，このことを初めて明らかにしたのはホジキンとカッツ（1949）であった。彼らは実に体長10メートル以上に及ぶ巨大やりいかを実験に用いた。哺乳類の大脳などでは，神経細胞が複雑に絡みあっていて，電気的シグナルを調べようにも手のつけようがない。しかし，脊髄と呼ばれている部分は，大脳からの命令を体に伝えたり，逆に体部の情報を脳に伝えるという，言わば情報の通り道である。そのために，場所を選べばほとんど軸索だけが平行に走っている。しかも巨大やりいかの脊髄を走っている軸索は，大変太くかつ長いため電気的シグナルを調査するには都合のよい系であった。巨大やりいかの軸索では，静止状態において神経細胞内のK^+濃度が細胞外の濃度に比べて高く，逆にNa^+濃度やCl^-濃度は神経細胞内よりも細胞外で高かった（図1-6）。

細胞内外のイオン濃度の偏りは，イオンポンプという特殊な装置を用いて

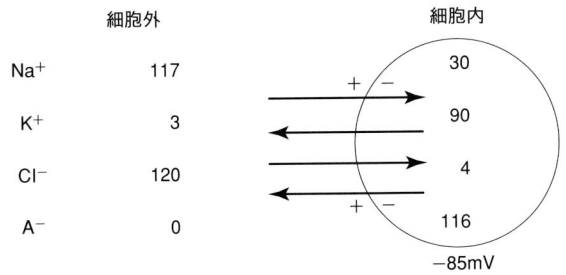

図 1-6 細胞のイオン分布
生きている細胞では，その内外でイオン濃度に差がある。それを作り出しているのはイオンポンプである。通常 Na^+ と Cl^- は細胞外での濃度が高く保たれている。（クフラー S 他／金子章道他訳：ニューロンから脳へ（第3版），廣川書店，1998 より）

作り出されている。今ではイオンポンプにはいろいろな種類があることが知られているが，代表的なものとして Na^+ を細胞外へくみ出して，K^+ を細胞内に取り込む Na^+-K^+ ポンプがある。Na^+-K^+ ポンプによって細胞外へくみ出される Na^+ の数は，同時に細胞内に取り込まれる K^+ の数より多い。そのため，細胞内は正電荷が不足するようになる。このことによって静止状態における神経細胞膜はマイナスに帯電している。静止状態の神経細胞膜の電位は，静止膜電位と呼ばれているが，それはおよそ -60 mV である（**図 1-7**）。

何らかの原因で細胞内に陽イオンが流入すると，静止膜電位がプラス側に偏る。この現象は，細胞膜内外で分極していた状態が崩れることから，脱分極

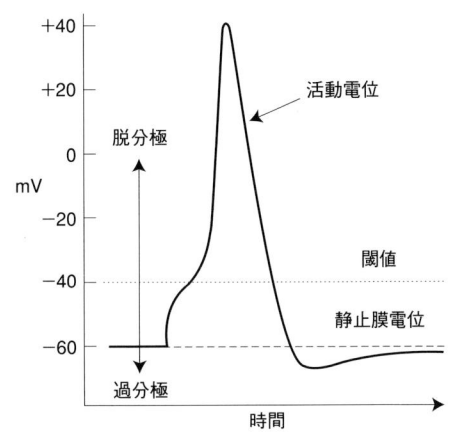

図 1-7 神経細胞内の電位
静止状態では，神経細胞膜の電位は約 -60 mV に保たれている。静止膜電位がプラスに偏ると閾値に達し，活動電位が発生する。

と呼ばれている。逆に陰イオンが流入してさらにマイナス側に帯電する現象は，分極していた状態からさらに分極がすすむことから，過分極と呼ばれている。神経細胞が脱分極して電位がおよそ－40 mV（この値は閾値と呼ばれている）に達すると，細胞外にくみ出されていたNa$^+$が，細胞内に一気に流入する。この時Na$^+$を細胞内に流入させる装置は，ナトリウムイオンチャンネルと呼ばれているのだが，これについては後で述べる。Na$^+$が流入してくると，細胞内の電位は急速にプラスに偏る。このプラス電位がすなわち活動電位である。局所でいったん活動電位が生じると，近傍の細胞膜も電場の原理で脱分極する。そして近傍の細胞膜でも電位が閾値に達することによって，Na$^+$の流入が引き起こされる。そして，さらに近傍の細胞膜も脱分極していく。このように，Na$^+$の流入が将棋倒しのように連続的に起こることによって活動電位は伝導されていく（図1-8）。「神経細胞が発火する」と表現することがあるが，これは神経細胞に活動電位が生じることを意味している。

細胞内にNa$^+$が流入すると，それからわずかに遅れてK$^+$が流出し，膜電位は再びマイナスの状態に戻る。Na$^+$の流入によって脱分極した膜はK$^+$が流出するまでの数ミリ秒の間，不応期と呼ばれる電位ポテンシャルを持たな

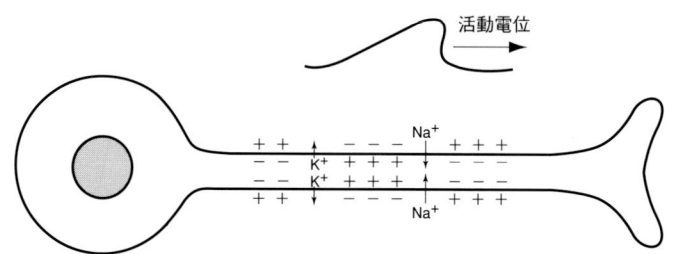

図1-8　活動電位の伝導
活動電位は軸索を末端に向けて移動する。活動電位によって局所的なNa$^+$の流入を生じ，これが次の活動電位を引き起こすというように，連鎖的に伝わっていく。Na$^+$の流入に続いてK$^+$の流出が生じ，細胞膜電位は静止状態に戻る。入れ換ったNa$^+$とK$^+$はイオンポンプによって再び元の状態に戻される。

い時期に入っているために活動電位を伝えることができない。このことは，活動電位が常に神経終末に向かって一方向性に伝播していくのに役立っている。流入したNa^+と流出したK^+は，再びNa^+-K^+ポンプによって入れ換えられ，次の活動電位を伝える準備が整えられる。このように，神経細胞ではイオンポンプが他の細胞とは比較にならないほど一生懸命働いている。イオンポンプのエネルギー源はミトコンドリアで生産されたATPである。そのため神経細胞は他の細胞に比べ，ミトコンドリアの数が圧倒的に多い。軸索の末端（この部位は神経終末部とも呼ばれる）では，伝わってきた活動電位が引き金になって神経伝達物質がシナプス間に放出される。神経伝達物質が放出されるメカニズムについては後で解説する。

電位依存性ナトリウムイオンチャンネルのしくみ

細胞膜は脂質二重層でできているので，Na^+は容易に通過できないことは説明した。それでは，膜電位が閾値に達した時に，Na^+はどうやって神経細胞膜を通過して細胞内に流入することができるのであろうか。

静止状態においてNa^+はイオンポンプによって細胞の外にくみ出されているので，適当な孔が細胞膜に存在すれば，濃度勾配に従って容易にNa^+が細胞内に流入するように思える。しかし実際は，細胞外のNa^+は水分子と水素結合を形成している。そのため，細胞膜にイオンの通れる大きさの孔があったとしても，細胞外のNa^+が水分子との水素結合を断ち切って細胞内に入ってくることは容易でない。しかも，Na^+がもし水素結合を断ち切れたとしても，細胞膜に単純に孔があいているだけでは，長いアルキル基（アルキル基は非極性の部位でイオンと親和性が低い）に囲まれた孔を横断することは，かなり困難なことである。このことを熱力学的に簡単に説明する（図1-9）。熱力学的には，水が高い方から低い方へ流れるように，エネルギーの高い方から低い方へ反応がすすむ。通常の状態ではNa^+は細胞外で熱力学的に比較的安定である。細胞膜は非極性であるので，細胞膜の中に存

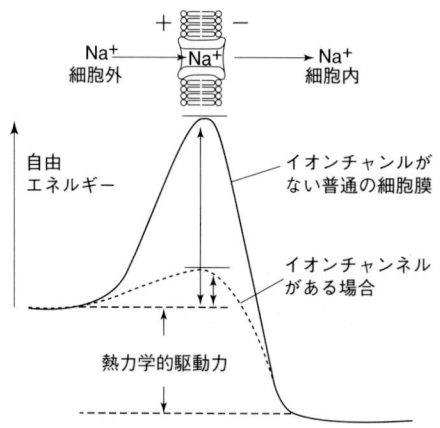

図1-9
Na$^+$が脂質二重膜を横切って動く時の自由エネルギー
イオンがイオンチャンネルのない細胞膜を横切るには高いエネルギーが必要であるが，イオンチャンネルがあるとエネルギーの防壁は格段に低くなる。(ホールZW／吉本智信他監訳：脳の分子生物学，メディカル・サイエンス・インターナショナル，1996を参考に作図)

在するイオンは，熱力学的には大変不安定な状態である。つまりイオンがこの場所に一時的にでも存在するためには，つまりイオンが細胞膜を通過するには高いエネルギーが必要とされる。

　以上のようないくつもの障害があるにもかかわらずNa$^+$が細胞内に流入できるのは，電位依存性ナトリウムイオンチャンネルと呼ばれる細胞膜タンパク質が存在するからである。この装置の役目は，細胞膜電位の変化に反応してNa$^+$を細胞内に流入させることである。そのメカニズムとして，次のようなモデルが考えられている。静止状態の時は，チャンネルが閉じている（図1-10の左の状態）。チャンネルのイオンが通過する部位は，Na$^+$イオンと親和性の高い環境を提供している（その理由は後で説明する）。つまり，イオンチャンネルがあることで細胞膜内部にイオンが存在しやすいことになる。言い換えると，イオンチャンネルがあることによって細胞膜を通過するために必要なエネルギーが下げられている（図1-9）。膜が脱分極すれば，細胞膜の外側はマイナスに帯電するので細胞外のNa$^+$の安定度が減少する。つまり自由エネルギーが高まり，イオンチャンネルを通過するのに必要なエネルギーレベルを超えてしまう。加えて，細胞内はもともとエネルギーレベルが低い。すなわち細胞膜が脱分極すると，Na$^+$が細胞内に流入するた

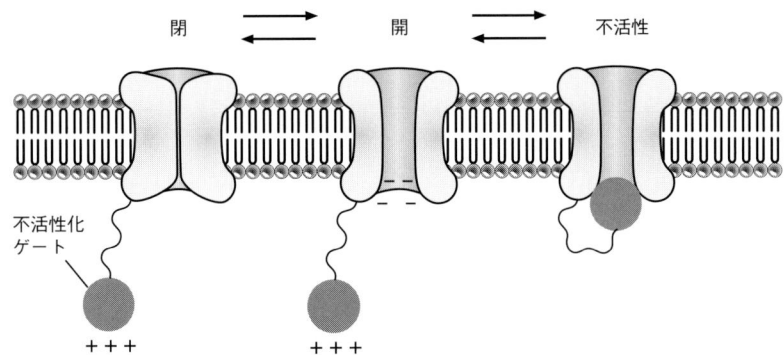

図1-10　電位依存性ナトリウムイオンチャンネルの開閉
静止膜状態の時はチャンネルは閉じている（左）。脱分極によってチャンネルは開く（中央）。チャンネルが開いてマイナスに帯電した部分が露出すると，プラスに帯電している不活性ゲートと引き合う。それによって再びチャンネルが閉じられる（右）。

めの熱エネルギー的な条件が揃うわけである。そのためNa^+は細胞内に一気に流れ込むことができる（図1-10の真ん中の状態）。次に活性化ゲートの開放にしばらく遅れて不活性化ゲートが閉じる（図1-10の右の状態）。閉じることによってNa^+の流入は止まる。膜の再分極が終了し，不応期を過ぎると再び元の状態（図1-10の左の状態）に戻る。

ちなみに，電位依存性ナトリウムイオンチャンネルの不活性化ゲートが閉じることによって活動電位が生じない時期を，絶対不応期と呼ぶ。これに対して先に説明した電位依存性カリウムイオンチャンネルが活性化して再分極されるまでの不応期のことを相対不応期と呼ぶ。

このようなイオンチャンネルの全貌が明らかになってきたのは，分子生物学的な研究の成果によるところが大きい。分子生物学者の手によってタンパク質の一次構造が明らかになったことから多くの情報が提供された。生物学的に神経を理解する上でタンパク質のことを理解するのは役に立つ。そこで次の項ではタンパク質について簡単に解説する。

タンパク質の構造

　タンパク質はアミノ酸が鎖状につながったものである。全てのアミノ酸はカルボキシル基（-COOH）とアミノ基（-NH$_2$）を持っている。このカルボキシル基とアミノ基は，比較的容易に反応してペプチド結合

$$\left(\begin{array}{c} -\mathrm{C}-\mathrm{N}- \\ \parallel \quad \mid \\ \mathrm{O} \quad \mathrm{H} \end{array} \right)$$

を形成する。アミノ酸が複数結びついた物質のことを，ペプチド結合が多数連なってできていることからポリペプチドと呼んでいる。70〜80 以上のアミノ酸からなるポリペプチドのことをタンパク質と呼んでいる。

　地球上に存在するアミノ酸は全部で 20 種類ある。この 20 種類がどのような順番で配列しているかによってタンパク質の構造が決まってくる。このアミノ酸の配列は「タンパク質の一次構造」と呼ばれている。あるいは「アミノ酸配列」と呼ばれることもある（図 1 – 11）。

　細胞内でタンパク質が合成される時，アミノ酸の非極性部位の周囲では水分子が規則正しく並ぶことになり，周囲の水分子のエントロピーが減少することになる。それを避けるために，非極性アミノ酸部位は，なるべくコンパクトに畳み込まれる。この時，畳み込まれる部分でペプチド結合の―C＝O 部位と他のペプチド結合の H―N―部位が―C＝O・・・H―N―という水素結合を作り，より安定した構造を構築する。このようにしてできあがったタンパク質が折り畳まれた状態のことを「タンパク質の二次構造」と呼んでいる。タンパク質の二次構造は，水素結合を一定の数に保つために規則正しい構造となっている。典型的な例としてヘリックス（タンパク質がらせん状に折り畳まれて円錐状の構造をとっている），シート（タンパク質がシート状に折り畳まれた状態），ターン（ヘリックスやシートの間に存在するひも状に連なった部分）と呼ばれる構造が知られている。

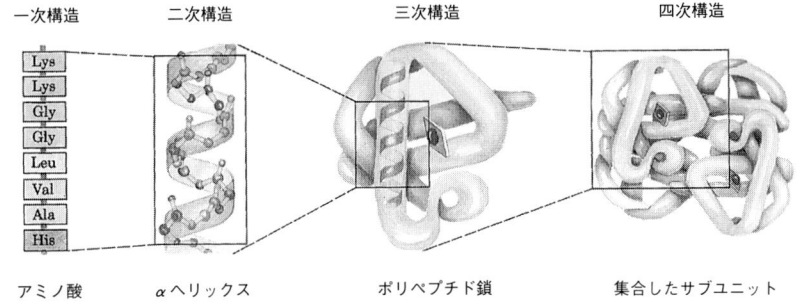

図1-11 タンパク質の様々なレベル
アミノ酸がペプチド結合で鎖状につながったレベルのことを，タンパク質の一次構造と呼ぶ。一次構造のうち，アミノ酸の非極性部位がコンパクトに畳み込まれた状態を二次構造という（図は α ヘリックスを示している）。二次構造を形成するアミノ酸のうち，非極性アミノ酸は互いに水素結合を作って内へ内へと折り畳まれる。こうしてできた立体構造を三次構造と呼ぶ。そしてそれらは四次構造を構成する1つのサブユニットになる。（レーニンジャーAL他／山科郁男監修：レーニンジャーの新生化学（第2版）上，廣川書店，1993より）

　アミノ酸には親水性のもの（極性アミノ酸と呼ばれる）と疎水性のもの（非極性アミノ酸と呼ばれる）がある。非極性アミノ酸は水分子との親和性が低いために，タンパク質の中へ中へと折り畳まれる。非極性アミノ酸であるトリプトファンやチロシンには炭水化物の官能基がついている。この官能基中の酸素原子や窒素原子は，タンパク質の中で互いに水素結合を作る。またメチオニンやシステインはイオウ原子を持っているが，イオウ原子とイオウ原子が間近に存在すると強い力で引き合い，ジスルフィド結合と呼ばれる共有結合を作る。また，塩基性のアミノ酸と酸性のアミノ酸は互いにイオン結合を形成する。このような水素結合，ジスルフィド結合，イオン結合は，タンパク質の二次構造（ヘリックス，シート，ターン）を強い力で畳み込み，より安定した状態に保つ。こうしてできあがったタンパク質の三次元構造のことを「タンパク質の三次構造」と呼ぶ。

　しかしタンパク質ががっちりと三次構造をなすことは，周囲の水分子のエントロピーを増大することには貢献するが，逆説的にタンパク質自体の内部

エントロピーが減少してしまうことになる。このことは，がっちりと安定した三次構造を持つタンパク質自身は，常に不安定化に向かう自然法則にさらされていることを意味している。この一見矛盾しているように思えることが，実は生命活動のためには必要不可欠なことなのである。というのは，もしタンパク質が全く安定な物質にあったとしたら，生物のダイナミックな活動が成立しなくなってしまうからである。タンパク質自身が常に内部に包有している熱力学的な不安定さは，生物の特徴であるダイナミックな活動を支えている。しかしそれは同時に生物のもろさの根本でもある。

タンパク質がいかにもろいかを示す現象は，日常的に見ることができる。豆乳を温めると湯葉ができる。これは温度がわずか上昇しただけでタンパク質の三次構造が崩れてしまうことを示している。タンパク質は基本的に生物の体温（37℃）近くで最も安定であるが，物によってはわずか40～50℃になっただけでも変性してしまう。温度を上げるということはエントロピーを増大させることであり，ある時点でタンパク質の三次構造を形成している水素結合やジスルフィド結合がエントロピーの増大に打ち負かされてしまうわけである。

タンパク質がいくつか集合して1つの高度な立体構造をなすことがある。これをタンパク質の四次構造という。四次構造に関わっている1つ1つのタンパク質の集合をサブユニットという。イオンチャンネルや神経伝達物質の受容体は，いくつかのサブユニットから形成されていることが多い。

タンパク質の三次元配置のことをコンフォメーションと呼ぶが，タンパク質の機能はコンフォメーションでほとんど決定されるといえる。すなわち，タンパク質のコンフォメーションが変わることは，タンパク質の機能が亢進あるいは低下することを意味する。ある高分子（タンパク質）に対して，その三次構造あるいは四次構造に対して特異的に結合する物質のことをリガンドと呼ぶ。リガンドが結合するとタンパク質のコンフォメーションが変わるのは容易に想像していただけるであろう。それは，タンパク質の三次元構造が微妙な内部エネルギーの均衡の上に成り立っているからである。リガンド

の受容体に対する親和性は，いかに両者の三次元構造が相補的であるかによって決まる。より相補的なリガンドほど受容体と親和性が高い，つまり結合しやすいと言える。その他に生体内でタンパク質のコンフォメーションが変化する重要な反応として，タンパク質を形成するアミノ酸がリン酸化を受けることがある。アミノ酸のうち，セリン，スレオニン，チロシンは水酸基をもつ。水酸基は水素結合を形成しやすいので，タンパク質のコンフォメーションを決定する大きな因子である。しかし，同時に水酸基は非常にリン酸化を受けやすい部位でもある。リン酸化酵素の働きによってアミノ酸の水酸基がリン酸化されると，もはや水素結合ができなくなるためにタンパク質のコンフォメーションが変化する。

　以上をまとめると，リガンドが結合しているのかしていないのか，あるいはリン酸化されているのかいないのかによって，そのタンパク質が活性状態にあるのかあるいは不活性な状態にあるのかが決定されている。受容体を例にとると，リガンドが結合すると，コンフォメーションが変化して，共役しているタンパク質が活性化される。

電位依存性ナトリウムイオンチャンネルの分子構造

　イオンチャンネルのように細胞膜内に存在するタンパク質は，通常の方法では他の成分と分離することが困難なことから，精製することが非常に難しい。また，同様の理由で細胞膜タンパク質は結晶化することも困難であるため，X線解析によって構造を決定することも難しい。

　そこで高濃度のイオンチャンネルを得るために，科学者達は自然界に存在する毒素を用いた。毒素の多くが神経を麻痺させることは以前からよく知られていた。電気生理学的研究から，それら毒素を用いると神経の異常活動が起きることがわかった。そのため，毒素はイオンチャンネルと結合するのではないかと推測されていた。そこで色素を使って毒素を蛍光ラベルし，それをイオンチャンネルと予想されるタンパク質に結合させた。このようにして

目印のつけられたタンパク質の中から，イオンチャンネルは抽出精製された。電位依存性ナトリウムイオンチャンネルは，フグ毒であるテトロドトキシンやサソリの毒素を用いて精製された。タンパク質が精製されれば，比較的容易にアミノ酸解析が可能である。このような手順で電位依存性ナトリウムイオンチャンネルの構造は明らかになってきた。

　哺乳類の神経細胞で発現している電位依存性ナトリウムイオンチャンネルはα，β_1，β_2という三種類のサブユニットから構成されている（図1-12）。電気ウナギの発電は電位依存性ナトリウムイオンチャンネルが行っているが，発電細胞に存在するものはαサブユニットのみからできている。このことから，3つのサブユニットのうち機能的に最も重要なのはαサブユニットであると予想できる。実際にチャンネルの活性化に関与しているのは，αサブユニットであることが証明されている。脱分極の影響でαサブユニットのコンフォメーションが変わるとチャンネルは活性化される。すると，それに続いてβサブユニットがαサブユニットから切り離される。その結果αサブユニットのコンフォメーションが再び変化し，チャンネルは不活性化される。つまりβサブユニットが解離することによって，自己フ

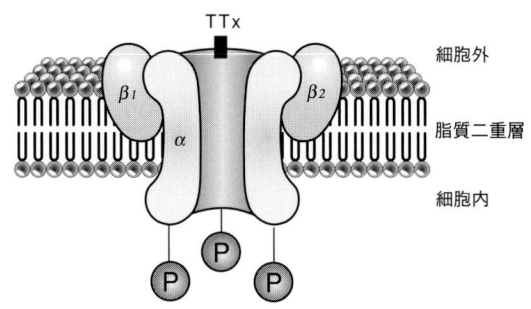

図1-12　電位依存性ナトリウムイオンチャンネルの構造
電位依存性ナトリウムイオンチャンネルはα，β_1，β_2の3つのサブユニットから形成されている。αサブユニットには，フグ毒テトロドトキシン（TTx）の結合部位がある。αサブユニットの詳しい構造については，図1-13を参照されたい。Ⓟはリン酸化されやすい部位を示している。

ィードバック的にチャンネルの機能が低下するしくみになっている。フグ毒テトロドトキシンには，呼吸筋に存在する電位依存性ナトリウムイオンチャンネルのαサブユニットとβサブユニットを解離できなくしてしまう作用がある。そのためテトロドトキシンにさらされると，呼吸筋細胞はNa^+の流入を抑制できなくなり，脱分極の状態を続けることになってしまう。結果として正常な呼吸ができなくなってしまう。フグにあたると呼吸困難に陥ってしまうのは，そのような理由による。

　次にαサブユニットの構造をもう少し詳しく見てみたい。アミノ酸解析から疎水性のアミノ酸が集合している箇所が見つかり，この部位は二次構造としてヘリックスを形成すると推定された（1つ1つのヘリックスはセグメントと呼ばれている）。ほとんどの細胞膜タンパク質は，疎水性のヘリックスが細胞膜を貫通することによって細胞膜内に存在している。より詳しい解析によって図1-13（a）のように6回細胞膜を貫通するセグメントがあり，それを4回繰り返す構造であることが推定された。6つのセグメントは1つのグループをなすと考えられ，この集合はドメインと呼ばれている。つまりイオンチャンネルは4つのドメインから構成されている。

　各々のドメインの第2番目のセグメント（S2）は，親水性のアミノ酸であるセリンが規則正しく並んでいる。イオンチャンネルの中で，イオンが通る孔（このような孔のことをポアと呼ぶ）を形成しているのはS2である（図1-13（b））。そのためポアの内側から見ると，負に帯電したセリンが並んでいることになる。セリンの水酸基は，他の官能基と水素結合を形成せず常にフリーな状態にある。陽イオンが通過しやすい環境は，このようにして作られている。

　それではどうやってイオンチャンネルは活性化されて，図1-10の左から中央の状態になるのだろうか。その答えは，筋肉の収縮のメカニズムを説明するスライディング説にヒントがあった。第4セグメント（S4）は，3つ目ごとにアルギニンあるいはリジンが存在している（図1-14（a））。これらのアミノ酸はプラスに帯電していて，通常は他のセグメントのマイナスに

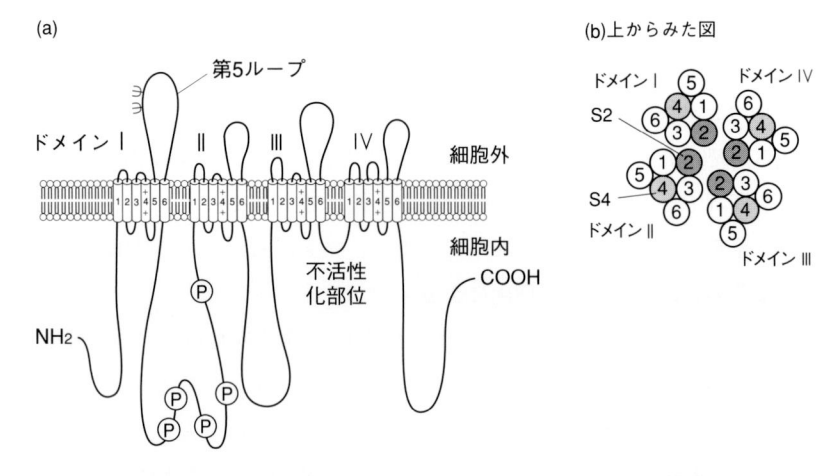

図1-13 電位依存性ナトリウムイオンチャンネルの二次構造
(a) 電位依存性ナトリウムイオンチャンネルは，6つのヘリックスが膜貫通セグメント（S1～S6）になっていて，それが1つのドメインとなり，これがさらに4回繰り返されている（I～IV）。(b) 上から見るとポアの内側はS2で形成され，そこではマイナスに帯電したセリンが並んでいるため，陽イオンが通過しやすい。またS4はプラスに帯電している。S4は電位のセンサーの役目をしている（図1-14参照）。（田中千賀子他編：生体における情報伝達，南江堂，1993を参考に作図）

帯電したアミノ酸と電気的に引きあって平衡状態にある。しかし，一度隣接部位で脱分極が生じると，細胞内の電荷がプラス側に振れるため，電気的平衡状態が崩れる。そのため，プラスに帯電しているS4は細胞外に向けてスライディングする（図1-14 (b)(c)）。これが引き金となって，イオンチャンネル全体のコンフォメーションが変化する。これが活性化ゲートが開く引き金になっていると考えられている。

　第3ドメインと第4ドメインの間に人工的に変異を起こすと，活動電位が再分極しなくなる。このことから，この部位が不活性化ゲートであることが推測されている。不活性化ゲートは図1-10のようにプラスに帯電している。上記のように第4セグメントが細膜外にスライドすると，細胞内のチャンネル部分は相対的にマイナスに帯電する。すると，不活性化ゲートと受容体が電気的に引き合い，図1-10の一番右の状態のように蓋がされた状態と

第1章 神経細胞とセロトニン　27

(a)
Sodium I
Val-Ser-Ala-Leu-Arg-The-Phe-Arg-Val-Leu-Arg-Ala-Leu-Lys-Thr-Ile-Ser-Val-Ile-

Sodium II
Leu-Ser-Val-Leu-Arg-Ser-Phe-Arg-Leu-Leu-Arg-Val-Phe-Lys-Leu-Ala-Lys-Ser-Trp-

Calcium I
Val-Lys-Ala-Leu-Arg-Ala-Phe-Arg-Val-Leu-Arg-Pro-Leu-Arg-Leu-Val-Ser-Gly-Val-

Calcium II
Ile-Ser-Val-Leu-Arg-Cys-Ile-Arg-Leu-Leu-Arg-Leu-Phe-Lys-Ile-Thr-Lys-Tyr-Trp-

Shaker
Leu-Arg-Val-Ile-Arg-Leu-Arg-Val-Phe-Arg-Ile-Phe-Lys-Leu-Ser-Arg-His-Ser-

Rat RCK 1
Leu-Arg-Val-Ile-Arg-Leu-Val-Arg-Val-Phe-Arg-Ile-Phe-Lys-Leu-Ser-Arg-His-Ser-

NGK 2
Leu-Arg-Val-Val-Arg-Val-Val-Arg-Phe-Val-Arg-Ile-Leu-Arg-Ile-Phe-Lys-Leu-Thr-Arg

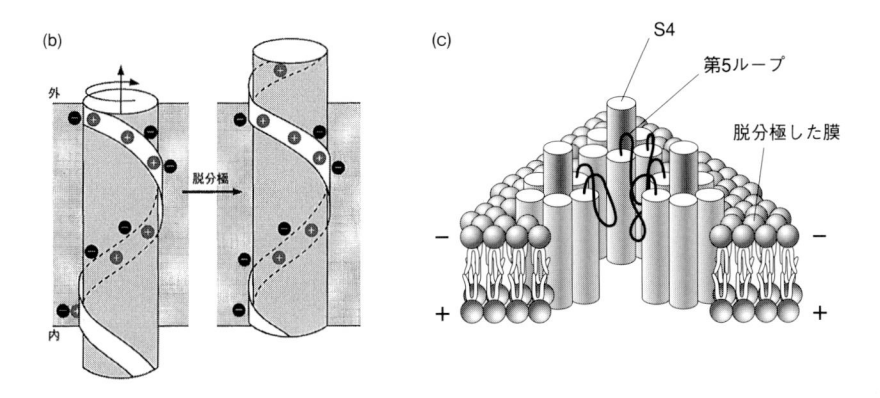

図1-14　電位依存性ナトリウムイオンチャンネルを活性化するメカニズム
(a) 電位依存性ナトリウムイオンチャンネルのS4におけるアミノ酸配列を示した。ここは3つ目ごとにアルギニン（Arg）かリジン（Lys）が存在している。(b) アルギニンやリジンはプラスに帯電しているので，細胞膜が脱分極するとプラス電位同士が反発して，S4は細胞外へスライディングする。(c) S4が細胞外へスライディングした様子を立体的に見たモデル図である。S4のスライディングをきっかけにしてチャンネル全体のコンフォメーションが変化する。その結果，ゲートが開かれイオンが細胞内を出入りする。（図1-10参照）。(田中千賀子他編：生体における情報伝達，南江堂，1993，デルコミンF／小倉明彦他訳：ニューロンの生物学，トッパン，1999を参考に作図)

なると考えられている。

　ちなみに第1ドメインと第2ドメインの間にはセリンが存在する。前述のように，セリンはリン酸化されやすいアミノ酸である（図1-12）。後に解説するが，このようにリン酸化されやすいアミノ酸が膜タンパク質に存在す

るということは，細胞内でリン酸化酵素が活性化された時に，フィードバック的にその機能が影響を受ける可能性があることを意味している。

　それではなぜ，電位依存性ナトリウムイオンチャンネルは，数ある陽イオンのうち Na^+ だけを選択的に輸送できるのだろうか。1つの可能性として，極性の相性を利用しているという説明がある。水と油の相性が悪いのは，極性の違いで説明されることを思い出してほしい。極性は電気的な偏りであるから，それには強弱がある。溶質と溶媒は，電気的偏りの強弱が似ているほど相性がいい，つまり溶けやすい。イオンチャンネルも，この極性の相性を利用しているという古くからの仮説がある。つまり極性の低いイオンは極性の低いポアを選択し，極性の高いイオンは極性の高いポアを選択するというのである。この理論は今日でも受け入れられている。

　しかし，それだけではないことも最近わかってきている。新しい説を紹介する前に，分子の世界からみた動物の進化について少しだけ触れておく。同じタンパク質でも，アミノ酸配列は動物種によって微妙に異なるのが一般的である。このわずかなアミノ酸配列の違いが積み重ねられた結果，生物が進化してきたのだと考えられている。ということは，同じイオンチャンネルでも，動物によって少しずつアミノ酸配列が違うはずである。ところが，異なる動物間でほとんど同じアミノ酸配列をしている部位がある。このような部位は，進化の過程においても保存されているという意味で「保存されている部位」と呼ばれている。例えばいくつかの動物のナトリウムイオンチャンネルを調べると，ナトリウムイオンチャンネルであれば動物の種類によらずほとんど共通の部位がある。ところが同じ動物であってもその部位のカルシウムイオンチャンネルのアミノ酸配列とはあまり共通性がない場所があったとすると，その部位は動物種の違いというよりは，選択するイオンがナトリウムなのかカルシウムなのかによって決定されているのではないかと予想することができる。

　電位依存性イオンチャンネルの場合は，イオンの種類によって保存されている部位は，第5セグメントと第6セグメントの間にある細胞外に大きく輪

投げのように張り出している第5ループと呼ばれる場所に存在する（図1-13，図1-14）。実際にその場所がイオンの選択性に関与しているかどうかを調べるために，研究者達は分子工学的技術を使ってイオンチャンネルを構成しているアミノ酸を，人工的に一部だけ削ったり，逆に加えたり，あるいは他のタンパク質のアミノ酸と入れ替えたりしてみた。電位依存性ナトリウムイオンチャンネルの第5ループを形成するアミノ酸を取り除いて，代わりに電位依存性カルシウムイオンチャンネルの相当部分を組み込んだ遺伝子を人工的に作った。次にその変異遺伝子を細菌に組み込んで，その細菌が発現したタンパク質の性質を調べたところ，そのチャンネルはカルシウムイオンを選択した。逆にカルシウムイオンチャンネルの第5ループだけをナトリウムイオンチャンネルのそれと入れ替えると，チャンネルはナトリウムを選択するようになった。これらの実験結果は，第5ループがイオンを選択する上で重要な部位であることを物語っている。

　物理学者や化学者にとっては，第5ループがチャンネルのイオン選択性を決定していることを想像することは困難であった。第5ループがイオンを選択する際に，どのような物理化学的メカニズムが働いているのかは，現在もまだよくわかっていない。このように分子生物学の技術は，物理化学的には容易に想像することのできない生物の様々な機能を明らかにしてくれるようになってきている。

電位依存性カリウムイオンチャンネル

　一度脱分極すると，神経細胞内にNa$^+$が大量に流入するため，細胞質はプラスに帯電している。この状態を回避するために，神経細胞は内部に大量に蓄えてあったK$^+$を一時的に放出する。K$^+$の放出に重要な役割を担っているのは，電位依存性カリウムイオンチャンネルである。脱分極と再分極を頻回に繰り返している軸索の部分では，このチャンネルがよく発達している。

　電位依存性ナトリウムイオンチャンネルの場合と異なり，電位依存性カリ

ウムイオンチャンネルの場合は，結合する毒素が知られていなかった。そのため，研究者はこのチャンネルを精製するのにさらに苦労していた。救世主になったのは，ある変異を持ったショウジョウバエだった。シェーカーと呼ばれるこのショウジョウバエは，一度エーテル刺激を受けるとけいれんが止まらないことで知られていた。神経細胞内の電位を観察すると，活動電位の再分極が遅れることがわかった。つまり，カリウムの流出が困難なために再分極できず，それがけいれんの原因ではないかと推定されたのである。ところでショウジョウバエの遺伝子には，イントロンというDNAの中でタンパク質に翻訳されない部分が少ないため，以前からDNAの解析が進んでいた。ちなみに現在，ヒトの遺伝子を全て解析しようという世界レベルでのプロジェクトが進行している。ヒトゲノムプロジェクトと呼ばれるものである。この計画をすすめる上での難点はいくつかあるが，1つは，ヒトの遺伝子にはイントロンが多いことが挙げられる。イントロンがほとんど存在しないショウジョウバエの遺伝子は，初期の分子生物的研究にとっては，まさに神様からのプレゼントと呼べるものであった。現在ではショウジョウバエの遺伝情報の約97％が解明されているという（朝日新聞朝刊；平成11年9月20日）。

　正常なショウジョウバエとシェーカーの遺伝子を比較解析したところ，X染色体上に変異があるらしいことがわかった。そこで採られたのは，遺伝子歩行と呼ばれる方法であった。これはすでにDNAの塩基配列がわかっている遺伝子を出発点にして，少しずつ目的の遺伝子に向かってDNAの塩基配列を解明していく方法である。遺伝子歩行の結果，シェーカーを決定する場所に約65,000の塩基を持つ遺伝子があることが突き止められた。

　シェーカーから得られた遺伝子を細菌に組み込んで，それから大量生産されたタンパク質を調べてみたところ，まさに電位依存性カリウムイオンチャンネルの性質を示した。このように電位依存性カリウムイオンチャンネルに関しては，タンパク質の精製よりもDNAの塩基配列が先に明らかになったわけである。塩基配列がわかると，そこからアミノ酸配列を予想するのは容

易である。タンパク質の二次構造のうち,どの形態が最も安定なのかはアミノ酸配列（一次構造）による。したがって,一次構造が明らかになると二次構造が予想できる。二次構造が予想できれば三次構造も予想できる。

化学物質を介して次の細胞に情報が伝わる

　軸索起始部で発生した活動電位が,電位依存性ナトリウムイオンチャンネルの働きによって,連鎖反応的にパルス電位として軸索内を伝わってくることを解説してきた。それでは神経終末まで届いた活動電位はいったいどうなるのであろうか。ここまで届いたシグナルは,次の神経細胞にどのように伝わるのであろうか。一昔前までは,次の神経細胞に電気的に伝達されるのか,あるいは化学的に伝達されるのかで論争が行われていた。神経細胞に化学物質を合成する酵素が含まれていることや,電気刺激で化学物質が神経細胞から放出されるらしいということは発見されていた。しかし,それでも当時は,化学物質の伝達が電気的シグナルを仲介することなどありえないと考える人達が数多く存在した。彼らは,化学物質のやりとりを介していたのでは,神経が行っている素早いシグナル伝達は実行不可能だと主張した。つまり,ヒトの行う瞬時的な思考や外界の認知というような精神活動を行うためには,化学物質を仲介するなどという方法はあまりに悠長で,それゆえ非合理的だというわけである。

　しかし,電子顕微鏡の発達によって,シナプスを形成する2つの細胞の間に隙間が存在することが視覚的に確認された（この隙間はシナプス間隙と呼ばれている）。しかもその隙間には,パルス電位が伝わるための構造物が見あたらなかった。逆に,化学物質を仲介した素早い情報伝達を可能にするための様々なメカニズムが徐々に明らかにされてきた。このようにシナプスの構造が解明されるにつれ,化学物質を介したシグナル伝達は存在しないとする主張は次第に旗色を悪くしていった。

　今日では,シナプスには電気的シグナルを次の神経細胞に伝える電気シナ

プスと，神経伝達物質を介してシグナルを伝える化学シナプスの両方が存在していることが知られている。電気シナプスではコネキシンという構造物を通じてイオンが流れる（つまり電流が流れる）ことにより情報伝達が行われる。コネキシンは，接する2つの細胞膜の両方に存在していて，コネキシン同士が連動して動くことによってイオンが通過することができる。ここでのイオンの流れは一方向性ではなく両方向性である。一方，化学伝達は神経伝達物質を放出する神経細胞（この神経細胞をシナプス前神経細胞と呼ぶ）から，それを受けとる神経細胞（これをシナプス後神経細胞と呼ぶ）への一方向性の伝達である。電気シナプスを介するシグナル伝達は，末梢神経における反射のように，極めて素早い伝達が必要な場合に使われている。中枢神経系では，星状細胞と呼ばれるグリア細胞の一種でこのメカニズムが用いられている。脳における神経細胞間情報伝達は，主に化学的シグナルの伝達によって行われているので，以後はそれについて解説していく。

化学的シグナルが可能となる条件

　化学的シグナル伝達をするためには，何といってもそれを仲介する化学物質が存在しなければ始まらない。その存在を初めて主張したのはドイツの生理学者オットー・レーウィであるとされている。彼は迷走神経を刺激して心臓の拍動を遅くする実験を行っていた。そんなある日，彼はある実験をしている夢を見たと伝えられている。その実験とは，1つめの心臓の迷走神経を電気刺激して拍動を遅くする。次にその心臓を浸しておいた還流液を他の心臓の還流液に加えるというものであった。これを実行してみたところ，2番目の心臓は迷走神経を刺激していないにもかかわらず，拍動が遅くなった。この結果から，レーウィは迷走神経が刺激を受けたときに，そこから何らかの物質が分泌され，それが還流液中に漏れ出て，その還流液を加えられたもう1つの心臓の拍動を遅らせたのではないかと推測した。しばらくして彼は，刺激を受けた迷走神経からアセチルコリンが分泌されることを突きとめ

た。さらに拍動している心臓の還流液に，化学的に合成したアセチルコリンを加えてみたら，その拍動は明らかに遅くなった。この一連の実験結果に基づいて，彼は，迷走神経が刺激されると，そこからアセチルコリンが分泌されて，その作用によって心臓の拍動が遅くなると確信した。

　次に彼は，神経内において，アセチルコリンがコリンとアセチル補酵素Aという物質をもとに合成されることを突きとめた。さらに，放出されたアセチルコリンを受け取る側の細胞に受容体が存在することが明らかにされた。受容体にアセチルコリンが結合すると，細胞膜に活動電位が起きることも確認された。そして，受容体の近くにアセチルコリンを分解する酵素が存在し，この酵素の働きによってアセチルコリンの効果が消滅することも証明された。このように，アセチルコリンは神経細胞で合成され，シナプスにおいて情報伝達という機能を果たした後に，分解酵素によって分解されるという局所完結型の物質としてのプロフィールを持つことも明らかにされた。

　レーウィを始めとする研究者達によって，アセチルコリンが神経伝達物質であることの証明が1つ1つ築き上げられてきた。彼が実験した足跡そのものが，ある化学物質が神経伝達物質であるための必要十分条件，つまりは神経伝達物質の定義そのものであるとも言える。今日考えられている神経伝達物質の定義とは，神経終末に局在し，そこに貯蔵されていなければならず，それは神経の刺激により分泌される。また局所に合成系が存在しなければならない。効果器（受容体）に作用し，神経を電気刺激した時と同じ効果が得られなければならない。また，局所に不活性化のメカニズムも備わっていなければならない。ただし最近は，神経伝達物質の定義が少し緩やかになってきている。全ての条件が実験的に証明される以前から，神経伝達物質として扱われることも珍しくなくなってきている。

　現在では，ヒトの脳内に存在する神経伝達物質は50種類以上あると言われている（**表1-1**）。さらに現在もいくつかの候補物質があげられているし，今後も未知の神経伝達物質が発見される可能性は大きいと思われる。神経伝達物質と考えられているものは，大きく分けて3種類に分類される。

表 1-1　神経伝達物質のおもな種類

アミノ酸	グルタミン酸
	アスパラギン酸
	ガンマアミノ酸（GABA）
	グリシン
アミン類	ヒスタミン
	（モノアミン類）
	セロトニン
	（カテコールアミン類）
	ドーパミン
	ノルアドレナリン
	アドレナリン
ペプチド類	コレシストキニン
	エンケファリン
	サブスタンスP
	ソマトスタチン
	バソプレッシン
	内因性オピオイド様物質
その他	（プリン類）
	アセチルコリン
	アデノシン三リン酸（ATP）
	（気体）
	一酸化窒素（NO）
	一酸化炭素（CO）

　1つはアミノ酸であり，もう1つはそれを修飾した物質（モノアミンなど）である。さらにもう1つはアミノ酸が鎖状につながったペプチド（このようなものは神経ペプチドと呼ばれている）である。つい最近になってガスである一酸化窒素（NO）や一酸化炭素（CO）なども神経伝達物質の1つと考えられるようになってきている。

　次に神経伝達物質の定義に沿って，神経伝達物質がどのようにシグナルを伝達していくのかを解説していく。

神経伝達物質は神経終末においてスタンバイしている

　顕微鏡の発達によって，神経終末に高濃度に袋状の器官が存在することが知られるようになった。当初からこの袋の中に神経伝達物質が蓄えられているのではないかと想像されていた。今日，この袋状の器官は，シナプス小胞と呼ばれている。シナプス小胞は細胞膜と同様に脂質二重層によって作られ，その直径はおよそ 50 nm（1 nm は 1 m の 100 億分の 1）である。1つのシナプス小胞内に存在する神経伝達物質は 1 種類に限られている。その濃度は，浸透圧の範囲でほぼ上限に近く，通常は 50〜150 mM（1 M は 1 リットルの溶媒に 6.02×10^{23} 個の溶質が溶けていることを意味している）と言われている。

　シナプス小胞にはATP依存性（ATPをエネルギー源として用いている）の水素イオンポンプがあり，H^+ を取り込んでいる。そのためシナプス小胞内には高密度に H^+ が存在する。H^+ によってシナプス小胞内は正に帯電している。この電気的勾配（電気エネルギー）を利用して，それぞれの神経伝達物質に特異的なキャリアが，シナプス小胞内に神経伝達物質を取り込んでいる。そのためシナプス小胞は，周囲の細胞質に比べて 10〜1000 倍高い濃度の神経伝達物質を保存できる。副腎髄質に存在するクロム親和性細胞は非常に浸透圧が高いため，そこにある分泌顆粒ではカテコールアミンが 500 mM という大変な高濃度で存在している。またシナプス小胞内の液体は高い H^+ 濃度によって酸性になっている。取り込まれた神経伝達物質は，シナプス小胞内が酸性であるために陽電荷が負荷される。陽電荷を負荷されて極性を持った神経伝達物質は，シナプス小胞膜を通過して細胞質内に拡散することができなくなる。またシナプス小胞内の pH が低いことは，神経伝達物質の酸化防止にも役立っている。

　神経伝達物質が高濃度に詰まったシナプス小胞は，シナプシン I というタンパク質を介して，アクチンという糸状のタンパク質に係留されている（図

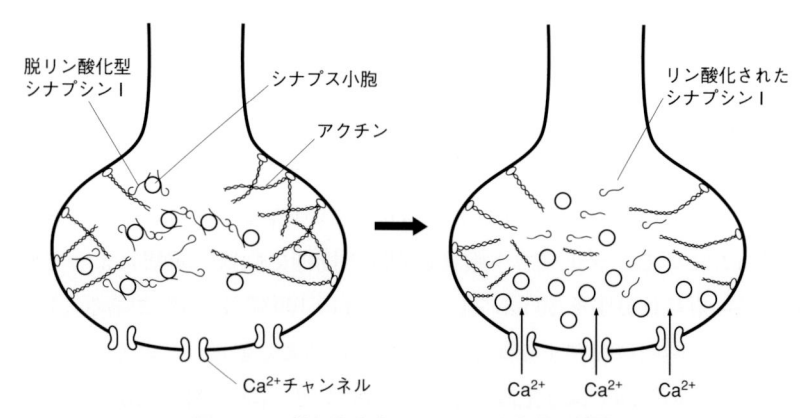

図1-15 神経終末内のシナプス小胞体の移動

シナプス小胞はシナプシンIを介して，アクチンに係留されている（予備プールの形成）。Ca^{2+}が細胞内に流入すると，それによって活性化されるリン酸化酵素（CaMK）の働きによって，シナプシンIがリン酸化を受ける。リン酸化を受けたシナプシンIは，シナプス小胞から外れる。自由になったシナプス小胞は予備プールから放出部位へと移動する。（高倉公朋他監修：最新 脳と神経科学シリーズ第4巻；最新の伝達物質—受容体の分子機構と関連神経疾患，メジカルビュー社，1996を参考に作図）

1-15)。アクチンは細胞骨格に関与しているタンパク質でもあることは前述した。シナプス小胞がアクチンに係留されているのは，予備プールを形成するためと考えられている。

　シナプシンIには，酵素によってリン酸化を受ける部位がある。シナプシンIをリン酸化する主な酵素はカルシウム・カルモジュリン依存性タンパク質リン酸化酵素（これをCaMKと略す）と環状アデノシン1リン酸（これをcAMPと略す）依存性リン酸化酵素である。CaMKはCa^{2+}によって活性化され，cAMP依存性リン酸化酵素はcAMPによって活性化される。シナプシンIがリン酸化されると，このタンパク質のコンフォメーションが変化して，シナプス小胞やアンカー分子への親和性が低下する。こうなると，シナプス小胞はアンカー分子に係留されている状態から解放され，いよいよ予備プールから前線基地に送られて，分泌直前の待機状態になる。

Ca^{2+}の流入によって神経伝達物質は一斉に放出される

　最前線に送られた神経伝達物質は，Ca^{2+}の流入を引き金として放出される。このことを初めて明らかにしたのも，前出のカッツである。彼はミレディと共同で以下のような実験を行った。アセチルコリン神経を電気刺激すると，シナプスからアセチルコリンが分泌された。ところが外液からCa^{2+}を取り除くと，電気刺激してもアセチルコリンは放出されなくなった。次に，この状態で外液にCa^{2+}を供給すると，再びアセチルコリンが分泌されるようになった。

　Ca^{2+}が神経伝達物質の放出にどのように関わっているのかについて，これまでに以下のようなことがわかっている。軸索を伝わってきた活動電位が神経終末に達すると，局所の細胞膜に脱分極を引き起こす。神経終末には，膜電位に依存してCa^{2+}を細胞内に取り込む電位依存性カルシウムイオンチャンネルが豊富に存在している。このチャンネルを介してCa^{2+}が細胞内に一気に流入し，これが引き金となってシナプス小胞膜が細胞膜と融合して，内部に蓄えられていた神経伝達物質が一気にシナプス間隙へと放出される。

　ところで，顕微鏡の発達によって，神経終末に高密度にシナプス小胞が存在していることが知られていたことは前述した通りである。しかし，実際に神経伝達物質がその中に存在するかどうかは，いかにすぐれた顕微鏡を持ってきても見ることは不可能であった。この疑問を解決したのもカッツであった。彼はデル・カスティロと共同で以下のような実験を行った。

　神経細胞を電気刺激すると大量の神経伝達物質が一度に放出されてしまう。そこで伝達物質の放出に必須であるCa^{2+}をブロックする目的で，外液にMg^+を加えてみた。まず巧みにMg^+とCa^{2+}の濃度をコントロールして，両イオンを競合させると，神経伝達物質の放出量をコントロールできることがわかった。外液のMg^+濃度を連続的に上げていくと，電気刺激した時に神経終末に流入するCa^{2+}の量は，理論的には連続的に減少するはずであ

る。もし神経伝達物質が1分子ずつ放出されるのであれば，流入するCa^{2+}の量が連続的に減少した場合，放出される神経伝達物質の量も連続的に減少するはずである。しかしMg^+濃度を連続的に上げて実験してみたところ，神経伝達物質の放出量は階段状に非連続的に減少した。このことから，彼らは神経伝達物質が1分子ずつ放出されるのではなくて，あるまとまった単位で放出されることが立証できたと考えた。今日では，例えばアセチルコリンについて言えば，1つのシナプス小胞に約1万前後の分子が含まれていて，これが1つの単位として放出されるということがわかっている。

　神経伝達物質が放出される時は，シナプス小胞が細胞膜と融合することによって，中に含まれていた神経伝達物質が開放され，細胞外（主にシナプス間）に拡散していく（エキソサイトーシス）。エキソサイトーシスのメカニズムをイラスト的に示すと図1-16のようになる。神経終末の電位依存性カルシウムイオンチャンネルに近接して，シンタキシンとシナプトブレビンというタンパク質が存在していると考えられている。シンタキシンは細胞膜側の膜タンパク質で，シナプトブレビンはシナプス小胞膜側の膜タンパク質である。この両者が結合することによって，シナプス小胞は細胞膜のすぐ間近に存在することが可能となっている（実際にはシンタキシンとシナプトブレビン以外にも多数のタンパク質が関与していることが，最近になってわかってきている）。このようにして最前線に存在するシナプス小胞によって，いつでも放出可能な神経伝達物質がプールされている。その近傍の細胞膜に脱分極が生じると，電位依存性カルシウムイオンチャンネルを通じてCa^{2+}が流入し，それをきっかけにしてシンタキシンとシナプトブレビンのコンフォメーションが変化する。こうなるとシンタキシンとシナプトブレビンは解離してシナプス小胞は自由となる。自由になったシナプス小胞が細胞膜に融合することによってエキソサイトーシスが起こる。シナプス小胞が融合するメカニズムの詳細は，現在でも不明である。おそらくいくつかのタンパク質が協同して，シナプス小胞膜と細胞膜に小さな孔を空け，その孔同士を融合させることで神経伝達物質はシナプス間に開放されると考えられている。

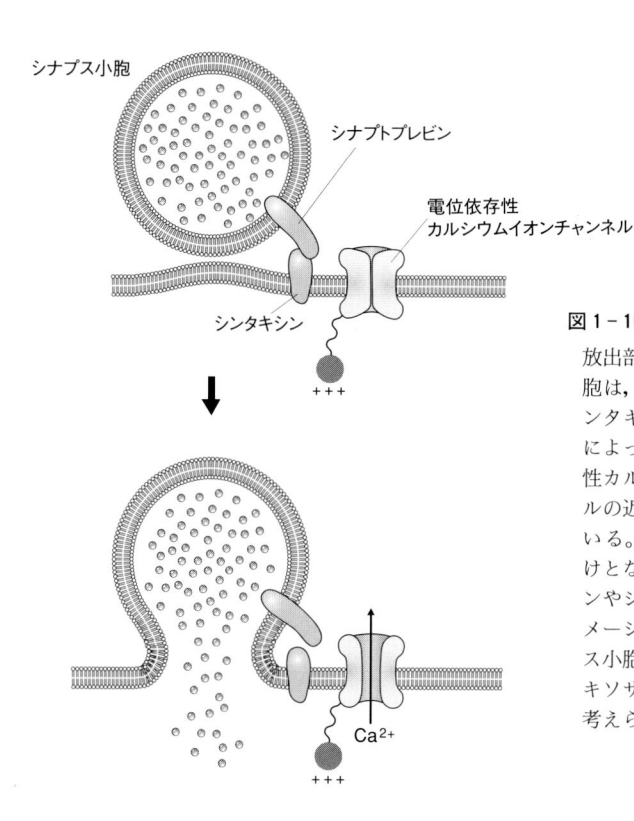

図 1-16　エキソサイトーシス　放出部位におけるシナプス小胞は，シナプトブレビンとシンタキシンというタンパク質によって，細胞膜と電位依存性カルシウムイオンチャンネルの近傍につなぎ止められている。Ca^{2+}の流入がきっかけとなって，シナプトブレビンやシンタキシンのコンフォメーションが変化し，シナプス小胞が細胞膜と融合してエキソサイトーシスが起こると考えられている。

　ここで注目したいのは，エキソサイトーシスの引き金がCa^{2+}の流入であるということと，シナプス小胞が細胞膜の直前にプールされているということである。この2つの事実によって，電位依存性カルシウムイオンチャンネルが開いてから，わずかに1万分の1秒程度の時間でエキソサイトーシスが起きることが可能になっている。流入したCa^{2+}は，細胞内のCaMKを活性化し，それによってシナプシンⅠがリン酸化され，コンフォメーションが変化する。そうなると予備プールに係留されていたシナプス小胞は，アンカー分子から解き放たれて，最前線に送られ，次の放出に備えられるようになる（図1-15）。

　細胞内に取り込まれたCa^{2+}は，一旦役目が終わった後は素早く取り除か

れる必要がある。なぜならば，そうしなければ次の活動電位に対応できないし，1つの刺激でいつまでも神経伝達物質を放出し続けてしまうことになる。神経終末のCa^{2+}は，イオンポンプによって素早く細胞外に排出されるか，もしくは細胞内のカルシウム貯蔵小胞に取り込まれる。Ca^{2+}が取り除かれる前に，次の脱分極によって新たなCa^{2+}の流入が引き起こされた場合，残存していたCa^{2+}との相加効果により，通常に比べ大量の神経伝達物質が放出されることになる。このことが，神経の発火が繰り返されたときに化学伝達物質の放出量が大きくなる現象（この現象は短期的促通と呼ばれている）と関係していると考えられている。

神経終末から放出される神経伝達物質の量は，Ca^{2+}濃度と相関している。このことは全か無かであった軸索における活動電位のシグナルが，神経終末においては量的変動を伴うシグナルに変わったことを意味している。

神経伝達物質は神経終末部で作られている

神経伝達物質の定義によると，それは神経終末に生合成系が存在しなければならない。なぜであろうか。

その問いに答える前に，神経細胞の輸送システムについて簡単に述べる。通常，細胞内でタンパク質が合成されるのはDNAの存在する核の周辺である。神経細胞には，細胞体で合成されたタンパク質を始めとする高分子化合物を，軸索を通して神経終末まで輸送する軸索輸送と呼ばれているシステムが発達している。

軸索内を物質が移動している可能性については20世紀の初め頃から予想されていた。1900年代の半ばになって，ワイスとヒスコーは，軸索を結紮すると細胞体側が膨らむことを発見した。彼らはその現象を，何らかの物質が神経細胞体から神経終末に向かって運ばれているためであると説明した。現在は軸索輸送のメカニズムについて詳しくわかっていて，それには早い輸送と遅い輸送の2種類があることが知られている。しかし，早い輸送と言っ

ても,その進むスピードはせいぜい1日数百mm程度である。したがって,神経伝達物質そのものの補給などにはとても敏速には対応できない。そのため,神経伝達物質の生産は,主に神経終末部で行われている。

セロトニンを例にとって,神経終末における神経伝達物質の生合成について説明する(**図1-17**)。ヒトはセロトニンの原料であるトリプトファンを合成できないので食物として外部から取り入れている。消化酵素によって分解されたタンパク質の構成要素の1つであるトリプトファンは,腸管で吸収された後,血液脳関門上のキャリアによって脳内に取り込まれる。神経終末部へのトリプトファンの供給は,主にグリア細胞によってなされる。神経終末には軸索輸送によって運ばれてきたトリプトファン水酸化酵素が存在し,

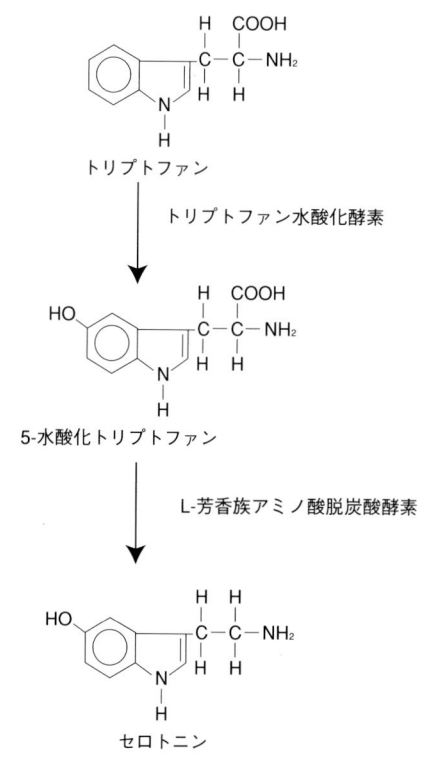

図1-17 セロトニンの合成
神経終末に取り込まれたトリプトファンは,トリプトファン水酸化酵素によって5-ヒドロキシトリプトファンになる。それからL-芳香族アミノ酸脱炭酸酵素によって脱炭酸されてセロトニンになる。

これによってトリプトファンは一旦 5-水酸化トリプトファンになる。トリプトファン水酸化酵素はテトラヒドロビオプテリンという酵素を補酵素としているが，この酵素は CaMK によってリン酸化を受け活性化される。すなわち神経終末における Ca^{2+} の取り組みは，セロトニンの放出のみならず，その生合成系をも活性化させている。5-水酸化トリプトファンは芳香族アミノ酸脱炭酸酵素によって 5-水酸化トリプタミン（この物質の別名がセロトニンである）に合成される。

　ちなみに，5-水酸化トリプタミンがセロトニンと呼ばれている理由は，この物質がもともと血管平滑筋を収縮させる物質として発見されたからである。血清（serum）と収縮（tonic）を合わせてセロトニンという名前がつけられたのである。ところで食事中のタンパク質に含まれるトリプトファンの約 90% は腸でセロトニンに代謝されてしまう。腸管においてセロトニンは平滑筋を収縮させる作用がある。セロトニン関連の薬物が消化器症状を起こしやすいのは，このことに関係していると考えられている。腸で吸収されたセロトニンのうち，肝臓で代謝されずに血中に入ったものは大部分が血小板に取り込まれる。セロトニンは出血の際に血小板から放出され，血管を収縮させて止血する働きを担っている。血液脳関門にはセロトニンのキャリアがないので，血中のセロトニンは脳内に入れない。脳内で作用しているセロトニンは神経細胞が合成したものである。全身のセロトニンのうち，脳内で合成されるものは 1〜2% にすぎないと言われている。

早い化学伝達はシナプス後細胞にイオンの流入を引き起こす

　神経伝達物質の定義によれば，それは効果器（受容体）に作用し，神経を電気刺激した時と同じ効果が得られなければならない。
　シナプス間隙に放出された神経伝達物質は，シナプス後細胞にある受容体に結合する。受容体にはイオンチャンネルが共役しているもの（このようなタイプの受容体はチャンネル共役型受容体と呼ばれている）と細胞内タンパ

ク質のリン酸化などの調節を行っているもの（このようなタイプの受容体は，代謝型受容体と呼ばれている）がある．イオンチャンネル共役型受容体に神経伝達物質が結合すると，受容体のコンフォメーションが変化し，それによって共役しているイオンチャンネルが開く．細胞膜を通ってイオンが通過することにより，新たな電位を生じる．この時シナプス後神経細胞に発生する電位は，シナプス後電位と呼ばれている（図1-5）．セロトニン受容体は，サブタイプによってはイオンチャンネルと共役しているものと，代謝型のものの両方がある．一般に代謝型受容体の情報処理には時間がかかる（リガンドが受容体に結合してからリン酸化が始まるまでに数百ミリ秒かかる）ので，この受容体を介した化学伝達は「遅い化学伝達」と呼ばれることがある．遅い化学伝達に関しては後で述べる．それに対し，イオンチャンネル共役型受容体を介したタイプの化学伝達は，情報処理が早い（リガンドが受容体に結合してからイオンが流入するまでの時間はわずか数ミリ秒）ので「早い化学伝達」と呼ばれることがある．

　陽イオンが流入した場合，シナプス後電位はプラス側にシフトする．この状態は活動電位が生じやすいので興奮性のシナプス後電位と呼ばれている．逆に陰イオンが流入すると細胞膜は過分極する．こちらは抑制性のシナプス後電位と呼ばれている（**図1-18**）．

　しかし，シナプス後神経細胞に陽イオンが流入して膜電位が脱分極しても，シナプス近傍の局所では活動電位を生じない．その理由は以下のように考えられている．まず，受容体の存在する樹状突起や細胞体は，軸索のように細くないので，流入したイオンが拡散してしまい脱分極の効率が極めて悪い．また，細胞体や樹状突起にはイオンチャンネルが高密度に存在しないから，細胞膜が脱分極しても，それに伴ったイオンの流入も起きにくい．軸索で活動電位が生じるのは，電位依存性ナトリウムイオンチャンネルが高密度に存在するからである．

　それでは，シナプス後細胞に流入したイオンはどうなるのであろうか．これらのイオンは細胞体を拡散し，最終的に軸索起始部に出会う．軸索起始部

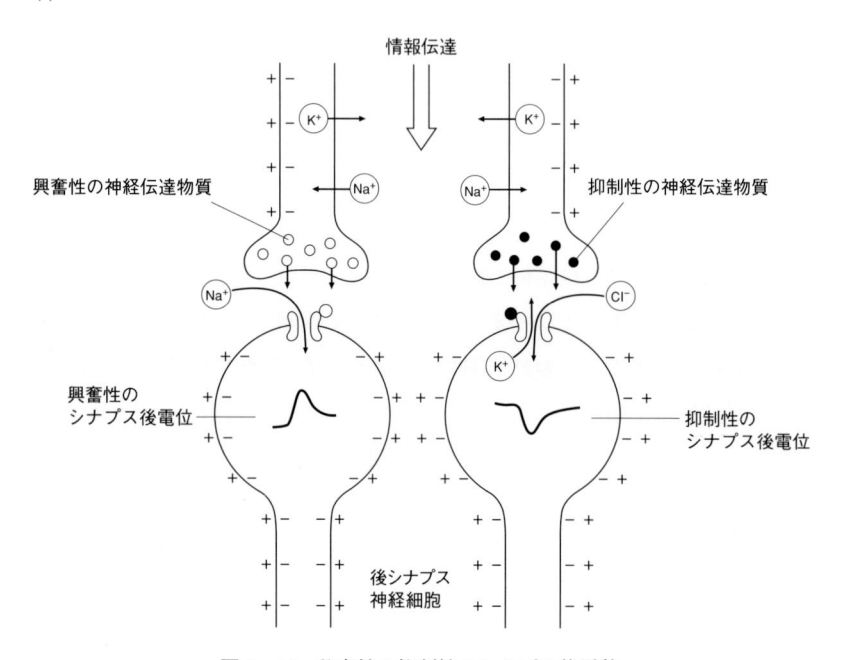

図 1 - 18 興奮性と抑制性のシナプス後電位

興奮性の神経伝達物質が受容体に結合すると，陽イオン（Na^+であることが多い）が流入し，シナプス後神経細胞に局所的な脱分極を生じる。一方，抑制性の神経伝達物質の場合は，陰イオンであるCl^-などの流入やK^+の流出などによってシナプス後細胞に局所的な過分極を生じさせる。

は，尻窄みに狭くなっているのでイオンが高密度に集合し，しかも電位依存性ナトリウムイオンチャンネルが高密度に存在する。軸索起始部の電位が閾値に達した時点で，この神経細胞自身が発信する活動電位が新たに生まれる。

　ここで注目したいのは，一旦生じた活動電位が全か無の情報であったのに対し，シナプスにおける電位は量的な幅をもっているということである。すなわち，1つの受容体に共役したイオンチャンネルから流入するイオンの量が活動電位を生じるのに不十分であっても，多数のイオンチャンネルが集まれば活動電位を生じることができる。また，逆に受容体の数が少なくても，神経伝達物質が大量にシナプス間に存在すれば，活動電位を引き起こすのに十分な量のイオンを細胞内に取り込むことができる。

ところで，前述のように一般的な神経細胞は約1000前後のシナプスを形成している。しかも，それぞれが同じ神経伝達物質を介した情報とは限らないので，興奮性と抑制性の両方のシナプス電位が同時に生じる場合もある。つまり多くの神経伝達物質によってもたらされる情報を，電位のスケールで統括して，情報を受け取った神経細胞自身が新たな活動電位という情報として発信し，そして他の神経細胞にそれを伝達している。つまり神経細胞は，単に電気的シグナルの中継を行っているのではなく，個々が情報を独自に処理している。それが，細胞レベルにおける神経細胞の個性と言えないだろうか。人間の個性も，元を辿ると，1つ1つの神経細胞の個性の上に成り立っているのかもしれない。

ちなみに，神経系に作用する薬物の中には，神経伝達物質と競合して受容体に結合し，共役しているイオンチャンネルの働きを阻害したり（このような薬物はアンタゴニストと呼ばれる），逆に不足している神経伝達物質の代わりに受容体に結合して，共役するイオンチャンネルの働きを活性化したり（このような薬物はアゴニストと呼ばれている）して，シナプス間の神経伝達物質の濃度を調整する薬物などがある。

神経伝達物質のうち，早い化学伝達に関わっているのは，主にグルタミン酸，アセチルコリン，グリシン，ガンマアミノ酪酸（GABA）などのアミノ酸である。このうち，グルタミン酸とアセチルコリンは興奮性シナプス後電位を引き起こし，一方グリシンとGABAは抑制性シナプス後電位を引き起こす（表1-1）。

第3章で詳しく解説するが，現在もよく処方されている医薬品であるベンゾジアゼピン系薬物は，GABA受容体に作用して，GABAの効果を高めることによって作用を発揮すると考えられている。GABA受容体は塩素イオンチャンネルと共役している。GABAが受容体に結合することによって神経細胞内にCl^-が流入し，抑制性シナプス後電位を引き起こす。ベンゾジアゼピン系薬物は催眠薬あるいは不安を鎮める薬物として用いられている。不眠状態や不安状態は，単純に言うと神経系の過活動に関連していると考えら

れているので，ベンゾジアゼピン系薬物がGABA受容体の活性を高めて，抑制性シナプス後電位を引き起こすことによって神経活動を鎮静化させているという仮説は広く受け入れられている。

　セロトニンも一部の受容体を介して早い化学伝達に関与している。セロトニン受容体のサブタイプは，多数あることが知られているが，そのうちイオンチャンネルと共役しているのは，セロトニン3受容体のみである。他のサブタイプについては後述する。セロトニン3受容体はNa^+チャンネルやK^+チャンネルと共役していて，興奮性のシナプス後電位をもたらす。また，局所の脱分極が近隣の電位依存性カルシウムイオンチャンネルを開き，神経細胞内にCa^{2+}の流入を引き起こす。このCa^{2+}が細胞内に二次的な変化を引き起こすと考えられている。セロトニン3受容体は大脳皮質と呼ばれる大脳の表層部位や，大脳の内側部にあって情動に関係していると考えられている海馬や扁桃体と呼ばれる部位（脳の各部位については第2章で述べる），あるいは末梢神経（交感神経，副交感神経，腸神経系，知覚神経）や脊髄に存在する。セロトニン3受容体が具体的にどのように精神活動と関わっているかについては，まだ詳しくはわかっていない。しかし，多くの精神病の発症メカニズムに関与しているのではないかと推測されている。

遅い化学伝達は細胞内に様々な変化を及ぼす

　一昔前の科学者達は，神経細胞が化学伝達を行う最も大きな理由は，シナプス後電位を興奮性と抑制性に分けるためだと考えていた。しかし1950年代に，サザーランドがホルモンに反応した細胞内で，cAMPが増えることを発見してから状況は変わってきた。cAMPはほとんどの細胞で発見され，もちろん神経細胞においても同様であった。多くの神経伝達物質の働きによって，神経細胞内でcAMPの含有量が増減することが観察された。サザーランド自身，cAMPは細胞内で何らかの情報を伝達する役目をしていると考えた。ファーストメッセンジャーとしての神経伝達物質がもたらした

情報を，細胞内の次なる効果器に伝える2番目の伝達物質という意味で，彼はcAMPをセカンドメッセンジャーと名付けた。今日ではさらにセカンドメッセンジャーからの情報を次へ伝えるサードメッセンジャーや，そのさらに次なる情報伝達物質であるフォースメッセンジャーなどの存在も知られている。これらの物質を介した細胞内における連鎖的な情報伝達系（細胞内情報伝達系）は，今日最も熱心に研究されている分野のひとつである。

ところで神経細胞は非常に可塑性に富んでいる。ここでいう可塑性とは，状況に応じて細胞が形態や機能を臨機応変に変化させる能力のことを指す。例えば，ある神経細胞から他の神経細胞へのシグナル伝達が繰り返されると，両神経細胞間のシナプスの数が増えて両者の情報伝達がより密になる。また繰り返しシグナルを受ける側の神経細胞は樹状突起を張りめぐらせる。逆にあまり使われない神経細胞は，軸索も樹状突起も成長しない。

神経細胞が形態的に変化するには，その構成成分であるタンパク質の合成量が増加されなければならない。例えば，細胞の形態を支える細胞骨格の合成や，軸索が延長する時は，軸索内輸送に携わるタンパク質の合成が必要になる。シナプスが形成されれば，エキソサイトーシスに関連するタンパク質や受容体などのタンパク質も新たに必要となる。これらタンパク質レベルでのダイナミクスは，何らかの外的情報に対する結果として現れる。しかし，外部から伝わった情報に応答してタンパク質を合成するまでの間にどのような情報伝達が行われているのかに関しては，最近までほとんどブラックボックスであった。このブラックボックスを解く鍵になったのがcAMPであった。

cAMPはアデニル酸シクレースという酵素の働きによってATPを原料として作られる。ATPはミトコンドリアで作られ，通常はエネルギー源として用いられる物質であることは前述の通りである。細胞内にcAMPの産生を促すような情報は，Gタンパク質共役型受容体という代謝型受容体の一種を介して伝えられる（図1-19）。Gタンパク質はα, β, γの3つのサブユニットから成る三量体を形成している。このうちαサブユニットにはグアノシン3リン酸（GTP）が結合していて，それによって機能が調整され

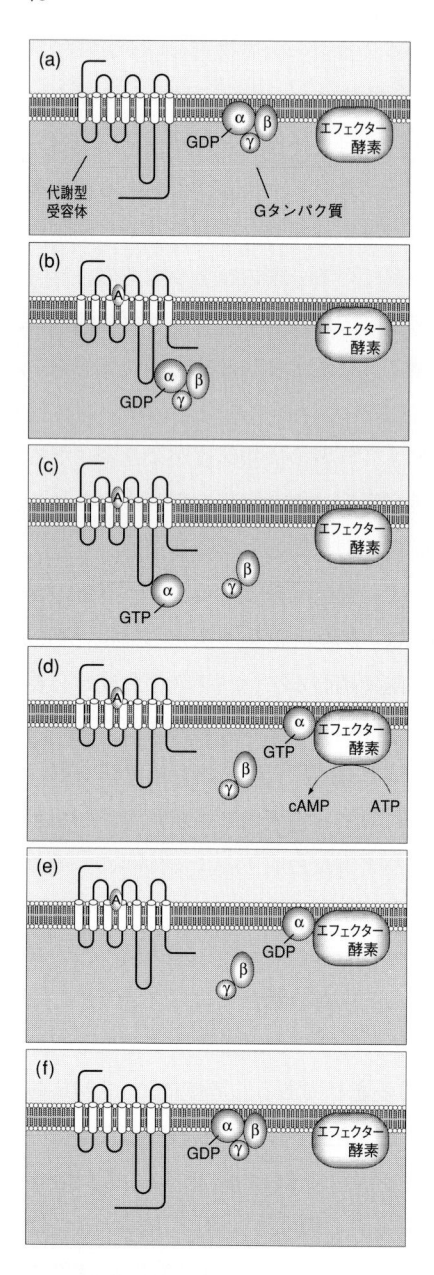

図1-19 Gタンパク質の触媒周期
(a) Gタンパク質は，不活性化された状態ではαサブユニットにGDPが結合した3量体である。(b) アゴニストⒶが受容体に結合すると受容体が変化を起こしてGタンパク質と結合し，(c) Gタンパク質のαサブユニットは，結合していたGDPをリン酸化してGTPに変換し，さらに$\beta\gamma$サブユニットを切り離して活性型になる。(d) 活性型のαサブユニットはエフェクターの酵素へ拡散していき，それを活性化する。αサブユニットは，それ自身の持つGTP分解作用によってGTPがGDPに加水分解されるまで，複数のエフェクターを活性化する。(e) もし受容体がまだアゴニストによって活性化されているなら，この周期を繰り返すことができる。(f) そうでなければ周期は不活性化した状態に戻る。(ニコルスDG／青島均訳：神経情報伝達のメカニズム，シュプリンガー・フェアラーク東京，1997を参考に作図)

ている。Gタンパク質は不活化状態ではαサブユニットにグアノシン2リン酸（GDP）が結合している。神経伝達物質が受容体に結合するとGタンパク質が受容体と結合しGDPがGTPへ変換される。GTPに変換されるとGタンパク質はαサブユニットと$\beta\gamma$サブユニットによる二量体の2つに解離する。この状態でのαサブユニットは活性型であり，近隣の酵素をリン酸化し活性化させる。ちなみに1つの受容体でおよそ10～20のGタンパク質を活性化すると言われている。Gタンパク質によって活性化される酵素は，アデニル酸シクレースとホスホリパーゼCである。

　Gタンパク質自身がGTP分解酵素の作用も持っている。そのためGタンパク質と結合したGTPは3～15秒後にはGDPに加水分解されるのだが，その間複数の酵素を活性化する。αサブユニット–GDP複合体は再び$\beta\gamma$サブユニットと結合し元の三量体に戻る。当初$\beta\gamma$サブユニットは，αサブユニットを細胞膜に固定するための単なるアンカー分子で，それ自身には重要な働きはないだろうと考えられていた。しかし最近は$\beta\gamma$サブユニットがαサブユニットの活性を調整したり，神経細胞の成長や生存に関与していること，またタンパク質の機能を調節していることなどが次々にわかってきている。

　Gタンパク質のサブタイプは約20種類以上あると言われているが，そのうち主なものはGs, Gi, Gqタンパク質である。GsタンパクのsはstimuIation（刺激）の略で，アデニル酸シクレースを活性化することから，そう命名されている。Giタンパク質のiはinhibition（抑制）を意味し，アデニル酸シクレースを不活性化する。GqタンパクはホスホリパーゼCを活性化する。セロトニン受容体のサブタイプのうち，セロトニン1A，1B，1D，1E，1F受容体はGiタンパク質と共役しており，セロトニン4，6，7受容体はGsタンパク質と共役している。セロトニン2A，2B，2C受容体はGqタンパク質と共役している（**表1–2**）。Giタンパク質と共役している受容体にセロトニンが結合すると，解離した$\beta\gamma$サブユニットの二量体が，活性化しているGsタンパク質由来のαサブユニットと結合して三量体を形成し，

表1-2

各セロトニン受容体サブタイプと共役するGタンパク質

セロトニン受容体サブタイプ	Gタンパク質
セロトニン1A, 1B, 1D, 1E, 1F	Gi
セロトニン2A, 2B, 2C	Gq
セロトニン4, 6, 7	Gs

その機能を抑制する。Gタンパク質共役型受容体に結合するリガンドは100以上あることが知られている。セロトニンなどの神経伝達物質の他に，光や香りなどの感覚に関する情報もこのタイプの受容体を介して伝わっている。

　Gタンパク質共役型受容体は二次構造として7つのヘリックスを持つという共通点がある。ヘリックスの部分は疎水性で細胞膜を貫通しているので，Gタンパク質共役型受容体は7回膜貫通型の受容体と呼ばれることもある（図1-19）。そしてヘリックスの間をループがつないでいる。このタイプの受容体は電位の変化に感受性を示すアミノ酸を持たないため，電位の変化によって機能が影響を受けることはない。その代わり，細胞質側のループのうち2番目と3番目のループは陽電荷を帯びていて，この部分がGタンパク質の活性-不活性のサイクルに深く関わっていると考えられている。

セカンドメッセンジャーはさらなる反応を引き起こす

　Gsタンパク質によって活性化されたアデニル酸シクレースによって，cAMPが作られる（図1-20）。cAMPは細胞内でcAMP依存性タンパク質リン酸化酵素を活性化する。cAMP依存性タンパク質リン酸化酵素は二量体を形成していて，それぞれ調節サブユニットと触媒サブユニットからで

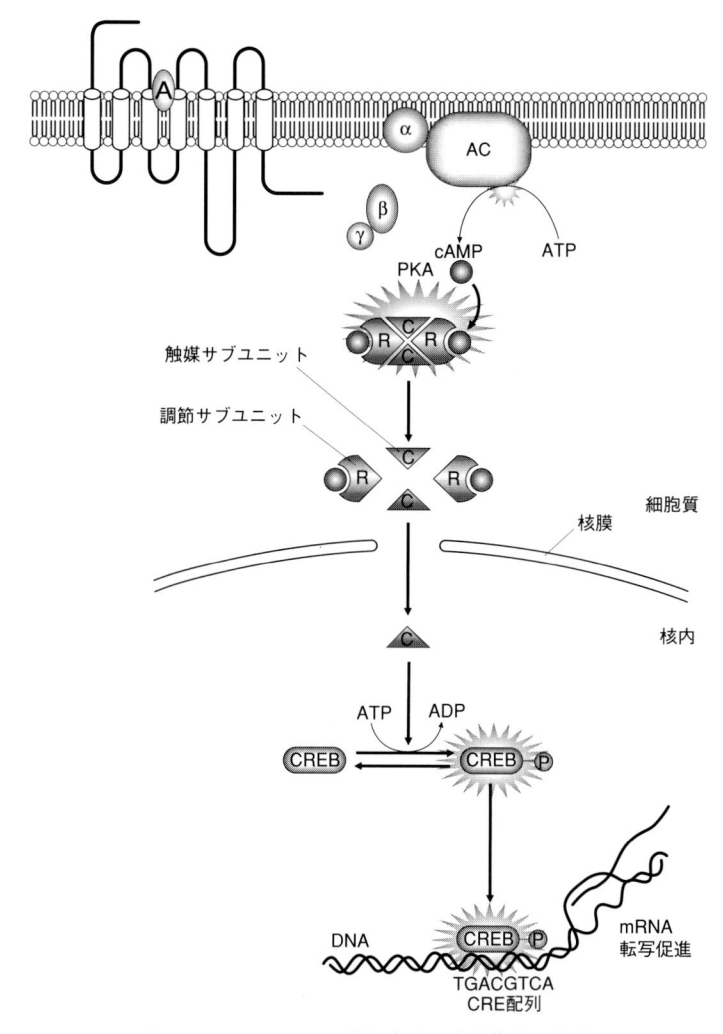

図1-20 Gsタンパク質を介する生理作用の発現

Gsタンパク質が活性化されるとアデニル酸シクレース（図中ではAC）によってcAMPが産生され，cAMP依存性タンパク質リン酸化酵素（図中ではPKA）に結合する．すると，cAMP依存性タンパク質リン酸化酵素の触媒サブユニットがフリーとなって細胞質から核内へ移動する．核内に入った触媒サブユニットは，CREBをリン酸化する．リン酸化されたCREBはDNA上のCREに結合し，遺伝子の発現を活性化する．（大塚吉兵衛他：医歯薬系学生のためのビジュアル生化学・分子生物学，日本醫事新報社，1997を参考に作図）

きている。調節サブユニットにcAMPが結合すると，タンパク質のコンフォメーションが変化し，結合していた触媒サブユニットが遊離する。遊離した触媒サブユニットは神経細胞の核内に移動し，cAMP応答エレメント結合タンパク質（CREBと呼ばれている）をリン酸化する。リン酸化されるとCREBは活性型となり，遺伝子上のcAMP応答性エレメント（CREと呼ばれている）に結合する。CREにCREBが結合すると遺伝子の転写が促進され，タンパク質の合成が活発になる。またリン酸化されたCREBは，タンパク質脱リン酸化酵素によって脱リン酸化されて不活性型となるのだが，cAMP依存型タンパク質リン酸化酵素の触媒サブユニットは，タンパク質脱リン酸化酵素をリン酸化することによって不活性化する。このようにして触媒サブユニットはCREBを不活性化されにくくもしている。

Gqタンパク質によって活性化されたホスホリパーゼCはホスファチジルイノシトール2リン酸（PIP_2）を加水分解する（図1-21）。PIP_2は，神経細胞膜の構成分子であるホスファチジルイノシトール（PI）がPI-リン酸化酵素によってリン化されることによって合成される。PIは神経細胞膜を構成しているリン脂質のうちの数％を占め，PIP_2になっているのは，そのうちの10％以下であると言われている。ホスホリパーゼCによって，PIP_2はジアシルグリセロールとイノシトール3リン酸（IP_3）に加水分解される。非極性のジアシルグリセロールは細胞膜にとどまり，極性のIP_3は細胞質にとけ込んでいく。IP_3の受容体はミトコンドリアや小胞体に存在している。IP_3が受容体に結合すると，共役していたカルシウムイオンチャンネルを通して，ミトコンドリアや小胞体内に貯蔵されていたCa^{2+}が細胞質内に放出される。Ca^{2+}はCaMKを活性化することによって，細胞内の各種タンパク質をリン酸化する。IP_3受容体もCaMKによってリン酸化されコンフォメーションの変化をきたし，IP_3との親和性が低下する。これによって細胞質内でCa^{2+}濃度が過剰に上がることを自己フィードバック的に抑制していると考えられる。またIP_3受容体はcAMP依存性タンパク質リン酸化酵素によってもリン酸化を受ける。

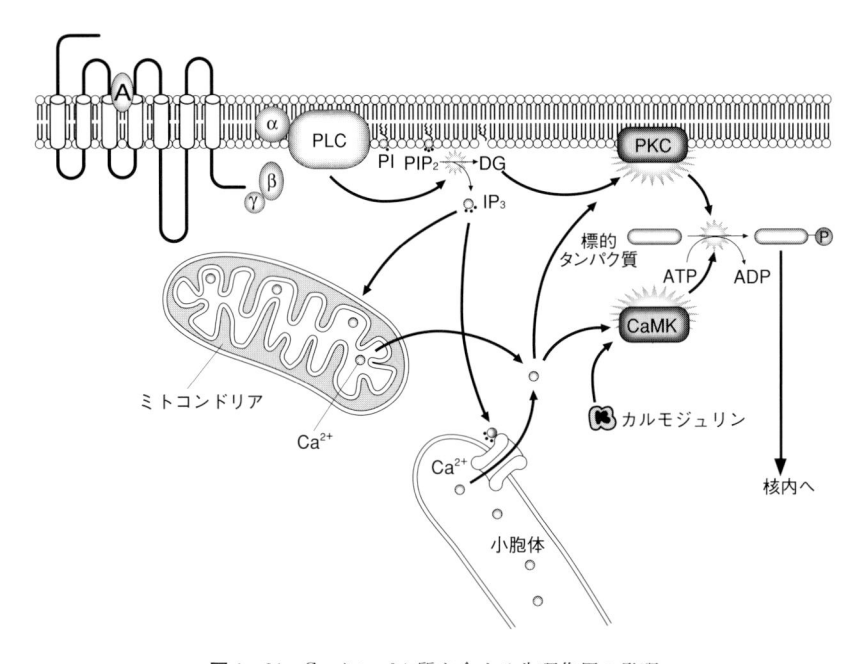

図 1-21　Gq タンパク質を介する生理作用の発現

Gq タンパク質が活性化されると，ホスホリパーゼ C を活性化する。ホスホリパーゼ C（図中では PLC）は PIP_2 を IP_3 とジアシルグリセロール（図中では DG）に分解する。IP_3 は小胞体あるいはミトコンドリアの受容体と結合して Ca^{2+} を細胞質内へ放出させる。放出された Ca^{2+} によって，CaMK が活性化される。ジアシルグリセロールは，タンパク質リン酸化酵素 C（図中では PKC）を活性化する。活性化された CaMK やタンパク質リン酸化酵素 C は様々なタンパク質をリン酸化して，その活性に影響を与える。（大塚吉兵衛他：医歯薬系学生のためビジュアル生化学・分子生物学，日本醫事新報社，1997 を参考に作図）

　一方，細胞膜にとどまったジアシルグリセロールは，タンパク質リン酸化酵素 C と呼ばれる酵素の Ca^{2+} に対する親和性を上げる。これによってタンパク質リン酸化酵素 C は，生理的状態の Ca^{2+} 濃度でも十分に活性化されるようになる。タンパク質リン酸化酵素 C は，多くの細胞膜タンパク質をリン酸化してその機能を調整している。

化学的情報は受け取った細胞内で利用される

　デェーレは，神経細胞から放出されるアセチルコリンの作用が，筋肉ではニコチンによって代用されるのに対し，自律神経系ではムスカリンによって代用されることを発見した。約１世紀近く前のことである。デェーレは，この現象を，「アセチルコリンの受容体が２種類あって，それぞれに対してニコチンとムスカリンが結合することによって，アセチルコリンと類似の作用を引き起こしたのだ」と説明した。それ以後の実験によって，彼の仮説が正しかったことが証明されている。ラングレイによって提唱された受容体の概念は，当初はリガンドを鍵とすれば受容体は鍵穴として例えられていたように，デェーレ以前の学者は，リガンドと受容体は１対１の関係にあると信じていた。デェーレの発見は，１つの鍵に対し鍵穴がいくつも存在することを初めて証明した点で意義深い。

　今日までに，主に遺伝子解析によって，１つの神経伝達物質に対する受容体の数は多種類あることが知られている。なぜ受容体が何種類もあるのかについては，生物の進化の過程で，突然変異によって作られた新しい受容体と，それまで使われていて残存した受容体が共存してきたという説明がなされている。したがってセロトニンのように，進化的に古い神経伝達物質ほど，その受容体のサブタイプが沢山あるというわけである。

　以前の学者達は神経伝達物質を放出する細胞が，どのような情報を伝えたいかによって，神経伝達物質に何を使用するのかを選んでいると考えていた。そのため神経伝達物質の種類によって，特定の情報が伝えられるのではないかという研究が盛んに行われた時期があった。しかし，その成果はあまり実りのあるものではなかった。強いて言えばドーパミンが快楽を伝える物質であるかもしれないということがわかったくらいである。しかしそれさえも，はっきりとはしていない。むしろ，同じ神経伝達物質を受け取っても，受け取った側の細胞がどんなタイプの受容体を発現しているかによっていろ

いろな処理ができる，ということの方が大きな意味を持っていると考えられるようになってきた。受容体が多種類存在するということがわかってきたことによって，科学者達は，神経伝達物質を放出する側のシナプス前神経細胞が化学的伝達の主導権を握っているという考えを徐々に捨てるようになってきている。

　伝達された情報をきっかけとして，それを様々な形に変換していく細胞内情報伝達系が詳細に解明されてくるにつれて，情報は受け取った神経細胞が主体となって処理しているという考えがより一層強まってきている。なぜなら，神経伝達物質がセロトニンであろうが，アドレナリンであろうが，ドーパミンであろうが，その情報はシナプス後細胞内ではGタンパク質を介して，cAMPの産生量が高まるか低下するかというワンパターンの反応に一旦変換されてしまうからである。極端なことを言うと，代謝型の受容体を持つ細胞は，情報を好きなように細胞内の代謝に利用していて，神経伝達物質が何であろうとあまり関係ないのかもしれない。イオンチャンネル型の受容体に関しても，受け取る側の細胞で受容体の数を増減したり，細胞内のタンパク質リン酸化機能を利用して，受容体の親和性を調節することができる。またこのことは，1つ1つの神経細胞が電気的シグナルの調節と形態的変化に伴う配線の変更などの可塑性に富んでいて，単なる電気回路の部品に過ぎないのではないということを物語っている。

　それでは，なぜ神経伝達物質が何種類も存在するのであろうか。ひとつの可能性としては，進化の過程で脳が分業を始めたことに関係しているかもしれない。ある部位で放出された神経伝達物質が漏れ出して，他の部位の受容体に結合してしまうと，目的でない作業まで開始されてしまうからである。そうならないように，各部位で異なる神経伝達物質を使っているのではないかと考えられている。また，アミノ酸類とモノアミン類というように神経伝達物質をグループに分けてみると，その役割分担がある程度なされているようである。それについては次章で述べる。

化学的シグナル伝達は様々な調節を受けている

　神経伝達物質を介した情報は，細胞レベルでは受け取った側の神経細胞に主体性のある処理がなされることを前項で述べた。一方，シグナルを送る側の神経細胞としては，放出する神経伝達物質の量を調節することで，何らかのメッセージを伝えているのかもしれない。ところで，神経伝達物質の放出量は様々な段階で調節を受けている。その調節方法の1つとして，抑制性の神経が他の神経の終末部分にシナプスを作り，その神経終末から神経伝達物質が放出されるのを抑制することがある。このような神経伝達物質の放出量に対する抑制的な調節のことを，シナプス前抑制と呼んでいる。

　図1-22は抑制性の神経が，興奮性の神経伝達物質の放出を減少させている模式図である。図の抑制性の神経をGABA神経とすると，そのメカニズムは次のように説明される。興奮性神経の神経終末部にあるGABA受容体が活性化されると，共役しているイオンチャンネルを通してCl$^-$が細胞内に流入する。すると膜電位は脱分極の方向に振れるので，電位依存性カルシウムイオンチャンネルを通して流入するCa^{2+}の量が減少する。そのためCaMKによってリン酸化を受ける係留タンパク質の数が減少し，しかもシナプス小胞体のエキソサイトーシスに関わるタンパク質もリン酸化されないために，神経伝達物質の放出量が減少する。このように，ある神経伝達物質が，異なる神経伝達物質系の神経機能に影響を与えることを神経伝達物質の相互作用と呼ぶ。

　セロトニンの役割のうち重要なものの1つとして，興奮性の神経終末にシナプスを形成し，神経終末から放出される神経伝達物質の量を高めることがある。このようにシナプスの前で神経伝達物質の放出量を調節し，結果的に興奮性のシナプス後電位を高めるメカニズムのことをシナプス前促通と呼んでいる。シナプス前促通のメカニズムをセロトニンを例にとって示す。興奮性神経の神経終末部にあるセロトニン受容体が活性化されると，Gsタンパ

第1章　神経細胞とセロトニン　57

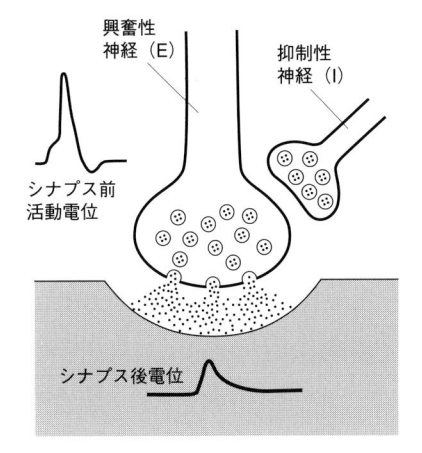

興奮性神経のみの刺激　　**興奮性と抑制性の両刺激**

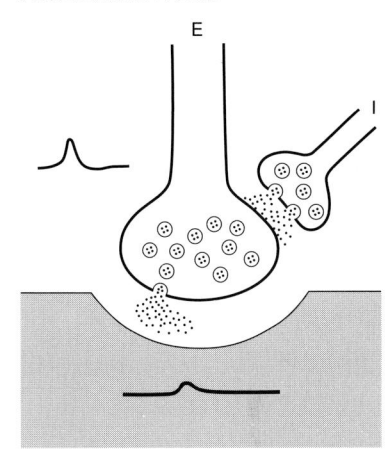

興奮性神経（E）
抑制性神経（I）
シナプス前活動電位
シナプス後電位

図1-22　シナプス前抑制

抑制性の神経（I）が，興奮性の神経（E）の終末部にシナプスを形成している。抑制性の神経伝達物質が放出されると，興奮性神経の終末において Cl^- の流入あるいは K^+ の流出が引き起こされる。それによって興奮性神経の局所における脱分極が阻害され，Ca^{2+} の流入量が減る。結果的に興奮性の神経伝達物質の放出量が減り，シナプス神経細胞に引き起こされるシナプス後電位が減少する。
（ホールZW／吉本智信他監訳：脳の分子生物学，メディカル・サイエンス・インターナショナル，1996を参考に作図）

ク質が活性化されアデニル酸シクレースの活性化を経てcAMPが合成される。次にcAMP依存性リン酸化酵素が活性化し電位依存性カリウムイオンチャンネルのセリンやスレオニンがリン酸化を受ける。リン酸化されたチャンネルのコンフォメーションが変化するとその機能が低下し K^+ の流出が減少する。すると細胞膜の再分極が遅れ活動電位の時間が長くなる。その結果，電位依存性カルシウムイオンチャンネルの活性化が長引き Ca^{2+} の流入が増加する。そのため神経伝達物質の放出量が増加する。

また神経伝達物質を放出する神経細胞そのものが，シナプス間の神経伝達物質の量を察知して，その放出量をコントロールするメカニズムも存在する。セロトニン神経の終末部には，セロトニン1B，1D受容体が存在していて，シナプス間に放出されたセロトニンと結合する。すると，共役している

電位依存性カルシウムイオンチャンネルの活性が低下して，神経終末部に流入するCa^{2+}の量が減り，結果的にセロトニンの放出が自己フィードバック的に抑制される。ちなみにセロトニン1B，1D受容体はGiタンパク質と共役しているが，セカンドメッセンジャーを介さないで，Giタンパク質が直接電位依存性カルシウムイオンチャンネルに作用しているのではないかと考えられている。

　神経伝達物質を受け取る側の神経細胞も情報量を調節している。例えば，同じ刺激が繰り返されたとき，それに順応して反応が鈍くなる。この現象は脱感作と呼ばれている。脱感作は大きく2種類に分けられる。リガンドと結合した受容体そのものが自分自身にフィードバック的に制御をかけている同種脱感作と，リガンドが結合した受容体がセカンドメッセンジャーなどの細胞内情報伝達系を介して同一細胞内に発現している他の受容体の機能を抑制する異種脱感作がある。

　同種脱感作はGタンパク質を介してタンパク質リン酸化酵素を活性化するきっかけを作った受容体自らが，リン酸化を受けることによってコンフォメーションが変化し，リガンドとの親和性が低下することによって起きると考えられている。また，別のメカニズムとして，リン酸化された受容体はGタンパク質と切り離されて細胞内に取り込まれることによって受容体としての機能が消失する。この場合，タンパク質脱リン酸化酵素の働きによって，再び受容体は細胞膜上に浮上して活動を再開することができる。しかし，長期間リガンドと結合した受容体は，細胞内に取り込まれた後に消化されることがある。そうなると受容体の機能は回復しない。この現象はダウンレギュレーションと呼ばれている。

　異種脱感作の典型的な例は，リガンドが結合した受容体と共役しているGsタンパク質を介してアデニル酸シクレースが活性化され，続いてcAMPが合成され，さらにcAMP依存性タンパク質リン酸化酵素が活性化されることによって起きる。この酵素が，同じ細胞内に発現している受容体のセリンやスレオニンをリン酸化して，受容体のコンフォメーションを変化させる。

このようなセカンドメッセンジャーを介した脱感作は，リガンドが受容体に結合してから数分以内に生じると言われている。

放出された神経伝達物質はすばやくシナプス間から取り除かれる

その定義によれば，一旦放出された神経伝達物質は，速やかにシナプス間から取り除かれなければならない。神経伝達物質がいつまでも受容体と結合していたのでは，臨機応変なシグナル伝達に対応できないからである。

シナプス間に放出されたアミン類やアミノ酸は，それぞれに特異的なトランスポーターと呼ばれるタンパク質によって，シナプス前細胞に速やかに取り込まれる。トランスポーターは細胞膜を12回貫通するという共通の構造を持っている（図1-23）。受容体と同様に，細胞内ループ上にcAMP依存性タンパク質リン酸化酵素などの働きによってリン酸化を受ける部位があることから，その機能がフィードバックされるメカニズムが存在すると考えら

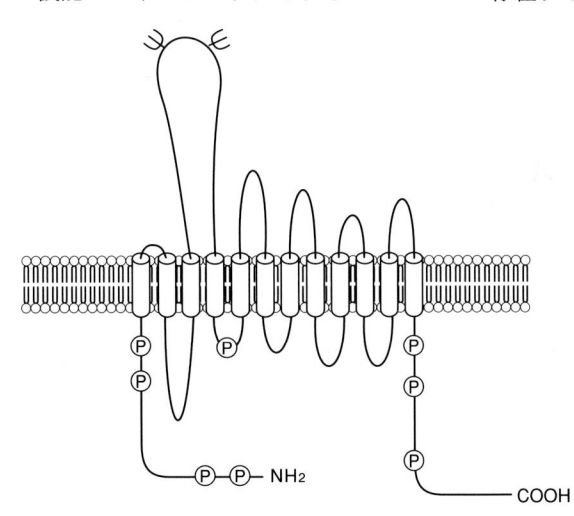

図1-23　セロトニントランスポーターの二次構造
セロトニントランスポーターは，シナプス間に放出されたセロトニンをシナプス前神経細胞に取り込む装置である。図の円筒状の部分はヘリックスを表し，全部で12カ所ある。Ⓟはリン酸化を受けやすい部位を示している。

れている。セロトニンの場合，現在までにトランスポーターのサブタイプは知られていない。サブタイプがないということは，たくさんのサブタイプを持つ受容体とは違って機能が細分化されていないことを示唆している。

シナプス前神経細胞に取り込まれたセロトニンの一部は，再びシナプス細胞に取り込まれて分泌まで待機する。残りのセロトニンはミトコンドリア膜上に存在するモノアミン酸化酵素によって酸化され失活する。

一般的な抗うつ薬はセロトニントランスポーターやノルアドレナリントランスポーターに直接結合して，その働きを阻害する。また，モノアミン酸化酵素の働きを阻害する抗うつ薬も存在する。

参考文献

1) 大塚吉兵衛, 安孫子宣光：医歯薬系学生のためのビジュアル生化学・分子生物学, 日本醫事新報社, 1997年.
2) 岡田節人：生物学の旅—始まりは昆虫採集—, 新潮社, 2000年.
3) ギルバート HF／太田英彦, 原諭吉訳：ベーシックコンセプト生化学, 朝倉書店, 1994年.
4) 久野宗監修：細胞工学別冊　脳を知る, 秀潤社, 1999年.
5) クフラー S, ニコルス JG, マーチン AR／金子章道, 小幡邦彦, 立花政夫訳：ニューロンから脳へ（第3版）, 廣川書店, 1998年.
6) 高倉公朋, 宮本忠雄監修：最新 脳と神経科学シリーズ第4巻；最新の伝達物質—受容体の分子機構と関連神経疾患, メジカルビュー社, 1996年.
7) 田中千賀子, 西塚泰美編：生体における情報伝達, 南江堂, 1993年.
8) デルコミン F／小倉明彦, 冨永恵子訳：ニューロンの生物学, トッパン, 1999年.
9) 融道男監修：神経伝達物質受容体, 最新医学社, 1995年.
10) ニコルス DG／青島均訳：神経情報伝達のメカニズム, シュプリンガー・フェアラーク東京, 1997年.
11) 野村総一郎：うつ病の動物モデル, 海鳴社, 1984年.
12) ハイマン SE, ネスラー EJ／融道男, 澁谷治男監訳：精神医学の分子生物学, 金剛出版, 1997年.
13) 畠中寛：モノとしての「脳」ニューロンの生と死の謎, 講談社, 1994年.
14) 東田陽博編：最新医学からのアプローチ6 イオンチャンネル・1, メジカルビュー社, 1993年.
15) ヒューズ A／西村顕治訳：細胞学の歴史—生命科学を拓いた人びと, 八坂書房, 1999年.
16) ホール ZW／吉本智信, 石崎泰樹監訳：脳の分子生物学, メディカル・サイエンス・インターナショナル, 1996年.
17) 松村道一：ニューロサイエンス入門, サイエンス社, 1995年.
18) 芳賀達也, 三品昌美, 植村慶一, 宮本英七編：脳における情報伝達—神経機能素子と素過程, 共立出版, 1998年.
19) レーニンジャー AL, ネルソン DL, コックス MM／山科郁男監修, 川崎敏裕編：レーニンジャーの新生化学（第2版）上・下, 廣川書店, 1993年.

第2章
システムとしての脳とセロトニン

「人間は考える葦である」
——パスカル——

　考えることが人の人たるゆえんであることは広く受け入れられた思想である。しかし，遺伝子だけを比べると，ヒトとサルは約97％が同じである。ハツカネズミと比べてみても約95％が同じである。したがって，ヒトとしてのアイデンティティは遺伝子レベルでは語りつくせない。ヒトだけが高度な精神活動を行えるのは，神経細胞の集合体として進化した脳のシステムに支えられていると思われる。

前章では，シグナルを受けとった神経細胞が次の神経細胞にそれを伝えるまでに，細胞内でどのような活動が行われるかについて，またセロトニンがシグナル伝達にどのように関わっているかについて見てきた。しかし，個々の神経細胞だけを見ていたのでは，どんなに詳しいことがわかったとしても，それだけの知識で精神を理解するのは難しい。なぜならヒトの脳は100億とも1000億とも言われる神経細胞からなる高度に発達したシステムであり，精神あるいは心と呼ばれるものは，脳全体の活動を通じて生まれてくると考えられるからである。
　脳を解剖すると，肉眼的にもいくつかの部位に分かれていることがわかる。そして，各部位が連絡を取り合っている。脳がこのような構造をしているということは，それぞれの部位で何らかの分業がなされていることを想像させる。脳を高度に分業化されたシステムとして理解することは，精神や心を理解する上での次なるステップである。本章では，システムとしての脳を理解するとともに，そこにセロトニンがどのように関係しているのかについて解説していく。

脳のおおまかな構造と機能

　脳は，半球型ヘルメットのような形をした大脳と，その後下部にある小脳の２つに大きく分類される（**図2-1**）。そのうち精神活動と深く関係しているのは，大脳の方である。小脳は，主に無意識のうちに行っている運動，例えば体を平衡に保つことなどに関係している。広義の脳には脳幹・脊髄と呼ばれる臓器も含まれる。脳幹・脊髄は，大脳に突き刺さった棒のような形をしており，その主な役目は脳からのシグナルを末梢臓器に伝えたり，逆に末梢神経からの情報を脳に伝える役目をしている。

　大脳は，外見的にはほぼ左右対称の２つの大脳半球から成る。大脳の外側部分は大脳皮質と呼ばれている。高等動物ほど大脳皮質が発達していて，ヒ

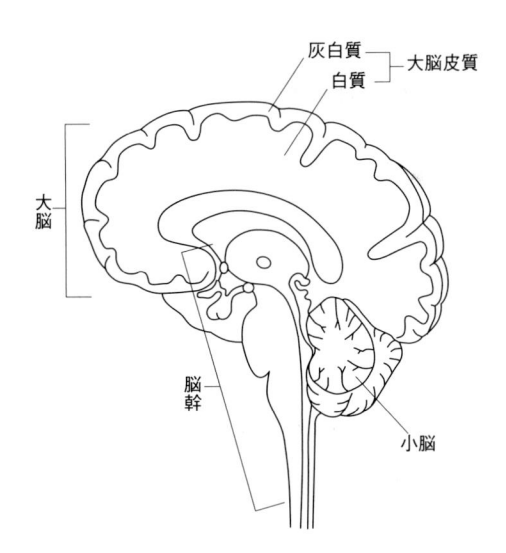

図2-1　脳の断面図
脳は大きく大脳，小脳，脳幹の３つの部位に分けられる。大脳の外側から見える部分は大脳皮質と呼ばれ，大脳皮質は表面部分の灰白質とその内側にある白質に分類される。灰白質には神経細胞の細胞体が密に存在してる。大脳は部分的には前頭葉，頭頂葉，後頭葉，側頭葉に分類される。（図2-2参照）

トの場合は大脳皮質が脳の大部分を占めている。大脳皮質は大きく4つの部分，前頭葉，頭頂葉，後頭葉，側頭葉に分けられる（**図2-2**）。表面からは見えないが，大脳皮質の下に埋もれたかたちで大脳辺縁系と大脳基底核が存在している。（**図2-3**）。大脳基底核は運動の調整に関して中心的な役割を担っている。

哲学者のカントによると，ヒトの精神活動は知・情・意の3つの要素から成るとされている。各要素は明瞭に区別はできないものの，大脳の領域である程度役割分担されている。意を司っている部位は主に前頭葉であると考えられている。頭頂葉，後頭葉，側頭葉は主に知を司っている。情に関係しているのは，大脳辺縁系とその周辺の一部の大脳皮質である（図2-2）。

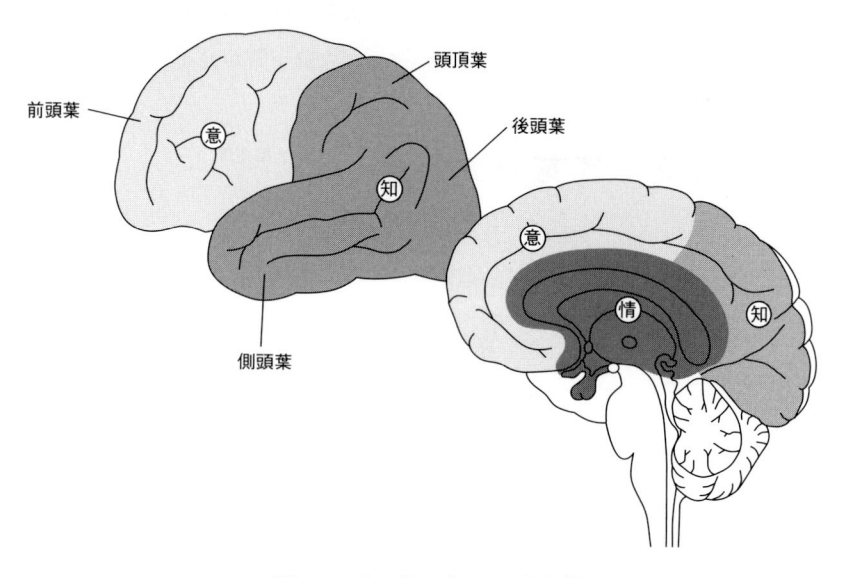

図2-2　知・情・意を司る脳部位
脳は精神活動を大まかに分業している。意を司るのは主に前頭葉，知に関係しているのは頭頂葉，後頭葉，側頭葉と考えられている。また情を司っているのは大脳皮質の内側に位置する辺縁葉と考えられている。（早石修他編：精神活動の流れを遡る，メディカル・ジャーナル社，1995を参考に作図）

大脳皮質にはそれぞれ決まった役割を分担している領域がある

　脳の働きは多岐にわたっている。脳はほとんどの生命活動に関して中枢的役割を果たしていて，最終的に身体の大部分を制御していると言っても過言ではない。そのうち精神活動を除いて特に大切なのは，身体を動かすこと（運動），外界からの情報を受け入れること（感覚）である。運動や感覚を司っている脳の領域は，はっきりと場所が決まっていて個体差はほとんどない。例えば，体を動かす指令を出している神経細胞の集団は，指1本といえ

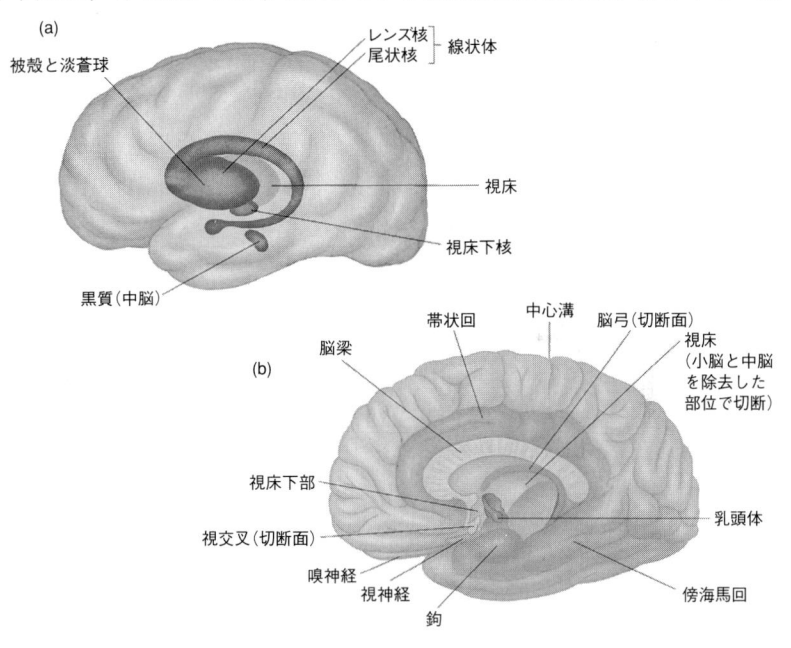

図2-3　大脳辺縁系と大脳基底核
(a) 大脳基底核；大脳の内部を透視した図。黒い部分が大脳基底核である。視床は大脳基底核ではないが，位置関係がわかりやすいように示してある。
(b) 大脳辺縁系；大脳を左右に分割して右脳を内側からのぞいた図。黒い部分が辺縁系あるいは辺縁葉と呼ばれる部分である。どの部分が辺縁系に含まれるかについては，学者の間でも確固とした統一見解が得られていない。（デルコミンF／小倉明彦他訳：ニューロンの生物学，トッパン，1999より）

どもほとんど個体差はなく，脳のほぼ同じ位置に存在している。精神活動を理解する上でも，運動や感覚に関する脳の解剖学的な役割分担を知ることは，少なからず役に立つ。なぜならば，運動や感覚と精神活動は切っても切れない関係にあるからである。

　前頭葉には，運動野と呼ばれる領域が存在している（**図 2 - 4**）。運動野は大きく 2 つに分類されていて，後方部分は一次運動野と呼ばれ，前方部分は運動前野と呼ばれている。直接全身の筋肉（骨格筋）に向けて指令を出しているのは，一次運動野である。骨格筋が大脳の指令に従って収縮あるいは弛緩することによって全身運動が営まれている。運動前野では，運動のプログラミングなどが行われる。運動選手が，実際に体を動かさずに，頭の中で自

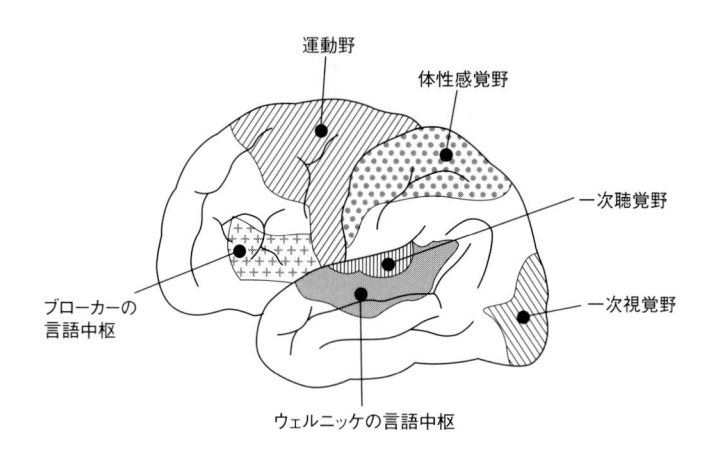

図 2 - 4　大脳皮質の役割分担（左側脳）

大脳皮質は，場所によって決められた作業に関わっている部位がある。それらの部位が局所的に損傷を受けると，関連する特定の機能が失われる。前頭葉には運動野と呼ばれる部位があり，ここからは全身の骨格筋に司令が出されている。頭頂葉には体性感覚野がある。ここには全身からの体性感覚に関する神経組織が入力されている。後頭葉には一次視覚野がある。ここには網膜からの情報が入力されている。側頭葉には一次聴覚野があり，聴覚に関する情報が入力されている。また左側の大脳皮質には，上記に加えて言語中枢が存在する。そこは言葉を理解したり話したりするのに重要な役割を果たしている。それ以外の白い部分は連合野と呼ばれている。連合野は上記の領域とは違って，局所的に役割が分担されていない。ヒトでは連合野が特に発達しているため精神活動と深い関わりがあると考えている研究者は多い。

分の理想のフォームや試合展開などをシュミレーションするイメージトレーニングという訓練方法がある。イメージトレーニングを行う時には，運動前野の神経細胞が自発的に発火を起こす。それに引き続いて一次運動野が発火する。どのようにして運動前野で自発的に発火が起きるのかについては，まだ詳細にはわかっていない。また左側の前頭葉には，ブローカーの言語中枢と呼ばれる部位も存在する。この領域は，運動性の言語表現に関与している。この領域が障害を受けると，言葉の意味はわかっても，言語を使って表現することができなくなる。

　頭頂葉，後頭葉，側頭葉には感覚野と呼ばれる領域がある。感覚野は感覚に関する情報が入力される場所である。嗅覚と味覚の一部を除く感覚情報は，一度視床という部位に集められる。ここには視覚，聴覚，味覚の他に，全身の皮膚感覚や筋肉の腱などの深部感覚や小脳からの平衡感覚などに関するものまで，ほぼ全ての感覚情報が入力される。視床は脳幹部の中で最も大脳部分に近い場所に位置していて，感覚情報はここを中継してから大脳皮質の感覚野へと出力される。

　頭頂葉にある感覚野には，体性感覚に関しての情報が集められる。体性感覚とは，全身で感じる触覚・痛み・温度に関する感覚のことである。また味覚に関する一次感覚野（一次味覚野）も頭頂葉にある。一次感覚野とは感覚器からの情報が，初めて入る大脳皮質の領域のことである。視覚情報は後頭葉にある一次視覚野に，聴覚情報は側頭葉にある一次聴覚野に入力される。嗅覚に関する情報も側頭葉に入力される。感覚野に入ってきた情報は，この段階ではまだ精神活動と呼べるようなレベルでの情報処理はなされていない。また左側の側頭葉にはウェルニッケの言語中枢と呼ばれる領域がある。この領域は聴覚野の神経とシグナルの交換をしていて，聞き取った言葉を理解することに関連している。

大脳皮質は各領域で連絡しあっている

　大脳皮質を縦に割ってみると，肉眼でやや黄色がかって見える表面部分と，その内側にある白色の部分とに区別できる。黄色い部分は灰白質と呼ばれ，神経細胞の細胞体が高密度に存在している。そこから延びた軸索が集合しているのが白色に見える部分で，こちらは白質と呼ばれている（図2-1）。灰白質を染色して拡大してみると，6つの層に分かれていることがわかる（**図2-5**）。各々の層にある神経細胞は，大脳皮質の他の領域にある神経細胞や，あるいは同じ領域内の細胞同士で互いにシグナルを送りあっている。神経細胞がシグナルをやりとりする間に，情報はより高度な処理を受けると考えられている。

　運動野と感覚野は，場所によって明確に役割が分担されている領域であることは前述した通りであるが，大脳皮質の大部分は明確な役割分担のされていないファジーな領域である。これらは連合野と呼ばれている（図2-4）。連合野は，大脳皮質の様々な領域や辺縁系と情報交換を行っていて，数多くの情報を統合したり，情報を意識や情動と結びつける作業などを行っていると考えられている。ヒトの場合，生後間もなくして連合野内の神経回路ができあがるが，その時点ではほとんどが未使用である。その後様々な精神活動を営むなかで神経回路が使われていき，

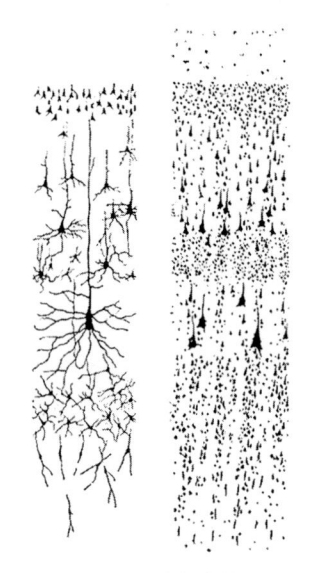

図2-5　大脳皮質の層構造
大脳皮質をゴルジ染色（左）及びニッスル染色（右）して顕微鏡で拡大した図。大脳皮質の細胞構築は基本的に6層になっている。（久野宗監修：細胞工学 別冊 脳を知る，秀潤社，1999より）

次第に個人個人に特有のネットワークが作られていくと考えられている。

大脳の中で行われている神経線維（軸索の集合をこのように呼ぶことがある）の連絡の様子を，ヒトの視覚情報を例にあげて説明しよう（**図 2 - 6**）。網膜から入った視覚情報は，一旦外側膝状体という神経核（神経細胞の細胞体の集まった場所のことを神経核あるいは核と呼ぶ）を中継してシグナルを強化した後に，まず後頭葉の一次視覚野に入る。そこで一度情報処理を受けたシグナルは，一次視覚野のすぐ前方にある視覚連合野にある神経細胞に送られる。視覚連合野では物体の色，形，動きなどを感知する神経細胞が互いに情報を交換している。例えば赤い物体に反応する神経細胞と丸い物体に反応する神経細胞が同じ位相で発火すると，その物体が赤い丸として認知されると考えられている。視覚連合野で処理された情報はさらに内嗅皮質と呼ばれる部位に集められ，網膜上に写し出された物体が何であるのか情報が統合

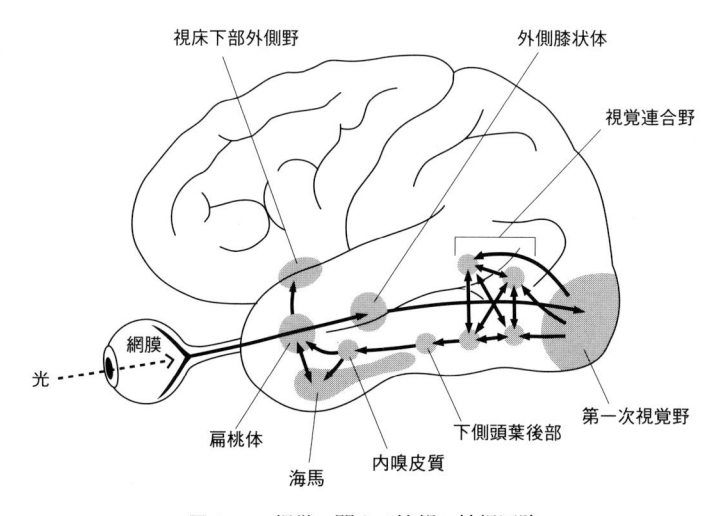

図 2 - 6　視覚に関する情報の神経回路

網膜から入力された神経情報は，外側膝状体を経て第一次視覚野に入力される。視覚情報は大脳皮質内で数回中継されるうちに次第に統合され，最終的に1つの物体として認知されると考えられている。扁桃体ではそれに情動的意味づけがなされる。（早石修他編：精神活動の流れを遡る，メディカル・ジャーナル社，1995を参考に作図）

される。内嗅皮質には視覚以外の外部情報も集められており，ここでまとめられた感覚情報は大脳辺縁系（海馬，扁桃体）へと送られる。このように視覚に関するシグナルは，皮質下の脳部位に送られるまでに，大脳皮質間で数回以上シナプスを形成している。ちなみに運動野から骨格筋に情報が伝えられる時は，多くの場合脊髄でたった1回シナプスが形成されるだけである。

連合野は高度な情報処理をする領域であるため，当然ながら高等動物ほど大きな連合野を持っている。例えば，ほとんど連合野を持たないトンボのような肉食昆虫の場合，視覚に関しては，動き以外の情報はほとんど正確に処理されていないと言われている。色はもちろんのこと，形や数や大きさもいいかげんにしかわかっていないらしい。しかし，トンボが飛行中に蚊を捕えるにはその情報で十分であろうと考えられている。ヒトの場合は大脳皮質のおよそ3分の2を連合野が占めている。さて，ヒトが認知している視覚情報は，どこまで現実の世界を反映しているのであろうか。

自発的な意志は前頭葉から生まれる

第一次世界大戦では，弾丸によって，脳の局所に損傷を受ける兵士が続出した。彼らの脳は，損傷部位以外は問題なく機能しているように思われたため，脳の各部位がどのような働きをしているかを知る上で貴重な資料を沢山残してくれた。そのうち，前頭葉に損傷を受けた兵士に特徴的だったのは，意欲を失ってしまうことだった。彼らは自発的に動くことが少なくなり，明らかに受け身的な態度をとるようになった。多くの症例が，前頭葉が自発的に活動することに関係していることを物語っていた。

また，精神医療の悲劇的な歴史としてよく語られる，ロボトミーという治療方法がかつて存在した。ロボトミーは，難治性の精神分裂病患者さんの前頭葉を，何と外科手術的に切り離すという代物だった。この方法の創始者とされるポルトガルの神経学者モリスは，1935年にロンドンで開かれた国際神経学会で「前頭葉を切り離されたチンパンジーが，著しく従順になり，そ

れまで心理学的な課題をやり損なったときに荒れ狂っていたのが，驚くほどに平静でいる」という発表を聞いて，この治療方法を思いついたといわれている[32]。

ロボトミーは，いわゆる人をロボットにするという意味合いでネーミングされているように，前頭葉を切断された人は，自発的に動くことはほとんどなくなってしまった。しかし重度の精神分裂病の患者さんが荒れ狂うのは，ある意味では苦しさの自己表現でもある。神経心理学的な研究が進んだ現在の視点からロボトミーを振り返ると，この治療方法は，精神で病んだ患者さんに残された自発性さえも奪ってしまったとも言える。本書を読み進むうちに，読者もこの治療がもたらした副作用の大きさを理解されると思う。しかし一方でロボトミーは，周囲の人たちに大きな安心を与え，パンク寸前だった精神病院の隔離病棟を余裕のある状態にし，医療費も軽減させたというように，あくまで表面上にすぎなかったのだが社会的には貢献した。ちなみにモリスは1949年にノーベル賞を受賞している。

情動は大脳辺縁系から生まれてくる

脳幹の一番上方にあって大脳と接している部分は間脳と呼ばれているが，大脳辺縁系は間脳をとりまくような場所に位置している。ヒトの脳では，分厚い大脳皮質に囲まれて，外側から大脳辺縁系を見ることはできない（図2-3）。ただし，どの部分までを大脳辺縁系に含めるかに関しては，学者によって多少意見が分かれている。大脳辺縁系の周囲にある帯状回や海馬傍回と呼ばれる大脳皮質の一部までを含めた部分が情動に深く関与していることから，これらをまとめて辺縁葉と呼ぶこともある。

ロボトミーを受けた患者さんの予後を調査してみると，患者さんは受動的にはなるものの，怒りや不機嫌といういわゆる情動（この場合，高度な精神活動を伴う感情と言えるかどうかは難しい）を表現することについては，特に障害されているようには見えなかった。似たようなことは動物を用いた実

験でも確認された。大脳皮質を切除されたネコでも，なでられるとうれしそうに喉をゴロゴロと鳴らしたり，棒でつつくと恐怖の表現と考えられている身を守るための攻撃行動をとる。同じく大脳皮質を切除されたイヌでも，主人を見てじゃれたりしっぽを振るという喜びの行動は残っている。情動を消失するのは，大脳皮質よりもさらに下位の，大脳辺縁系に傷害を受けた動物で観察される現象である。

　てんかんという病気があるが，この疾患に罹った患者さんは，突発的に全身あるいはその一部にけいれん発作をきたす。重症例では発作を繰り返し，呼吸が止まったり，発作中に事故に遭うなど大変危険である。原因は，大脳辺縁系の一部である海馬（海馬については後述する）やその周辺の神経細胞が，自発的に発火することによる。そのためどうしても薬剤に反応しない重症例には，手術で海馬を破壊するという治療が施されてきた。ところで脳の中には知覚神経がないので，開頭手術は必ずしも全身麻酔を必要としない。そのため，脳外科手術の最中に，患者さんは意識があり話をすることもできる。神経心理学者達は脳外科医と協力して，手術の最中に脳のいろいろな場所を電気刺激しながら，患者さんがどのように感じたかをインタビューすることによって，脳の局所的な役割に関する貴重なデータを集めることができた。てんかんの手術中に，大脳辺縁系のあちこちを弱い電流で刺激すると，心地よい感じや逆に不快な感じなど多彩な情動が湧いてくることがわかった。このことからヒトが認識する様々な情動も，動物と同じように辺縁系から生まれてくるらしいということがわかってきた。

　ここで情動について少し解説を加えると，それは一言で心の動きと表現されることが多い。心の動きのベクトルがどの方向に向くかで，ヒトは快あるいは不快を，もう少し細分化すると喜怒哀楽のいずれかあるいはその混合状態を体験する。それでは，読者はどんな時に心を動かすであろうか。単純な人は，ちょっとお腹が空いただけでいらいらするだろう。多くの人は，美しい異性を見て心をときめかすだろう。神経質な人は，周囲の雰囲気を察しただけで気持ちが重くなることもあるだろう。また人知れずいいことをした時

は，すがすがしい気分を得ることができるだろう。このような心の動きが，脳というシステムにおいて，神経細胞間でシグナルのやりとりがなされる中で生まれてくることが，最近になって少しずつ証明されてきている。

視床下部は情動を行動に変換する

　脳の各部位がどのような役割を果たしているのかを調べるために，ネコやサルの脳に微小な電極を埋め込んで，弱い電流を流すという実験が盛んになされた時期があった。いわゆる電気刺激実験と呼ばれるものである。この方法で脳のあちこちを電気刺激してみると，刺激されたネコやサルは，それまでは普通にしていても，突然いらいらしたように歩き回ったり，あるいは恐怖におびえたような仕草をしたり，攻撃したりと様々な行動をとる。

　動物が脳に電気刺激を受けた時，上記のような行動をとる場所は，大脳皮質や大脳辺縁系の一部である扁桃体あるいは扁桃体のさらに下方の視床下部と呼ばれる部位であった。大脳皮質，扁桃体，視床下部の3つは，神経細胞で連絡し合っているので，その神経経路を切断して同様の電気刺激を行ってみた。すると，視床下部との神経連絡を断たれた大脳皮質や扁桃体を電気刺激しても，上記のような行動は見られなかった。しかし，同じ動物の視床下部を電気刺激すると，正常な動物を電気刺激したのと同様の行動が出現した。このことから，視床下部が情動を行動に結びつけている脳部位と考えられるようになった（図2－7）。ちなみに扁桃体は情動に対する意味づけを行う場所と考えられている。扁桃体については後で述べる。

視床下部から欲求は生まれる

　ヒトの場合，視床下部は脳の総重量の約0.5％以下にすぎない。小さな領域ではあるが，そこには多数の神経核が存在している。それぞれの核は，生体の恒常性などに関わる重要な情報に関与している。

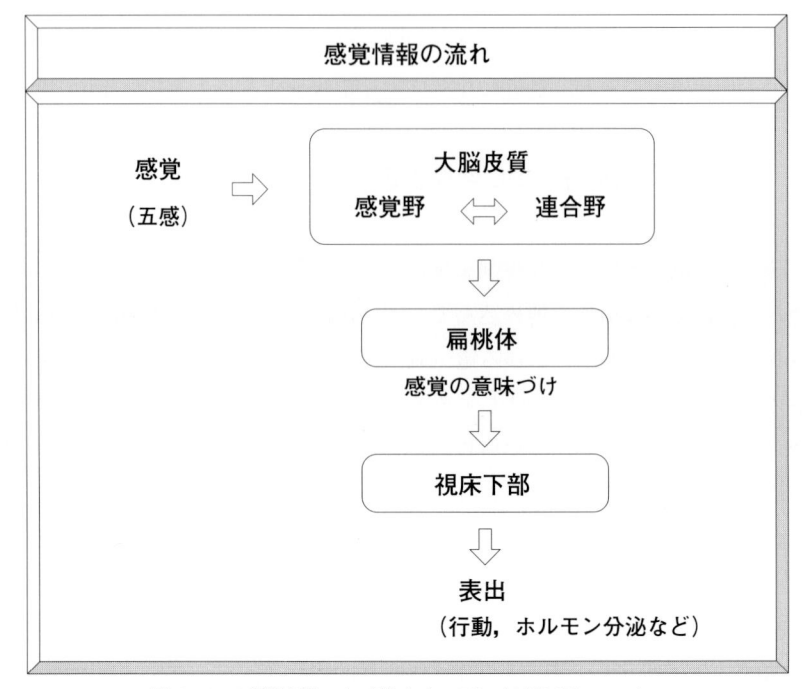

```
┌─────────────────────────────────────────┐
│           感覚情報の流れ                │
│                                         │
│              ┌─────────────────┐        │
│   感覚   ⇒  │    大脳皮質     │        │
│  (五感)      │ 感覚野 ⇔ 連合野 │        │
│              └─────────────────┘        │
│                      ⇓                  │
│              ┌─────────────────┐        │
│              │     扁桃体      │        │
│              └─────────────────┘        │
│                感覚の意味づけ           │
│                      ⇓                  │
│              ┌─────────────────┐        │
│              │    視床下部     │        │
│              └─────────────────┘        │
│                      ⇓                  │
│                    表出                 │
│           (行動，ホルモン分泌など)      │
└─────────────────────────────────────────┘
```

図 2-7　感覚情報から感覚表出に至る神経回路のモデル

大脳皮質に入った感覚情報は，連合野に送られて処理された後に扁桃体に送られるか，あるいは直接扁桃体に送られる。扁桃体では感覚情報に喜怒哀楽あるいは快不快などの情動的意味づけを行う。視床下部では，扁桃体からの情報に応じて，行動あるいはホルモンなどの内分泌系を介して情動を表動する。

　脳は血液脳関門によって，外部から隔離されていることは前述した通りである。しかし，視床下部は例外である。ここでは，神経細胞が直接血液と接していて，体液の状態を監視している。そのため，視床下部は「脳の窓」とも呼ばれている。脳が体液の状態を直接知ることは，生体内の環境を一定に保つために必要なことである。

　ヒトは塩辛いものを食べた後に水を飲みたくなる。このような本能的とも言える欲求（このような欲求は専門用語でdrive＝動因と呼ばれている）を作り出しているのは，視床下部である。視床下部の正中部には室傍核と呼ば

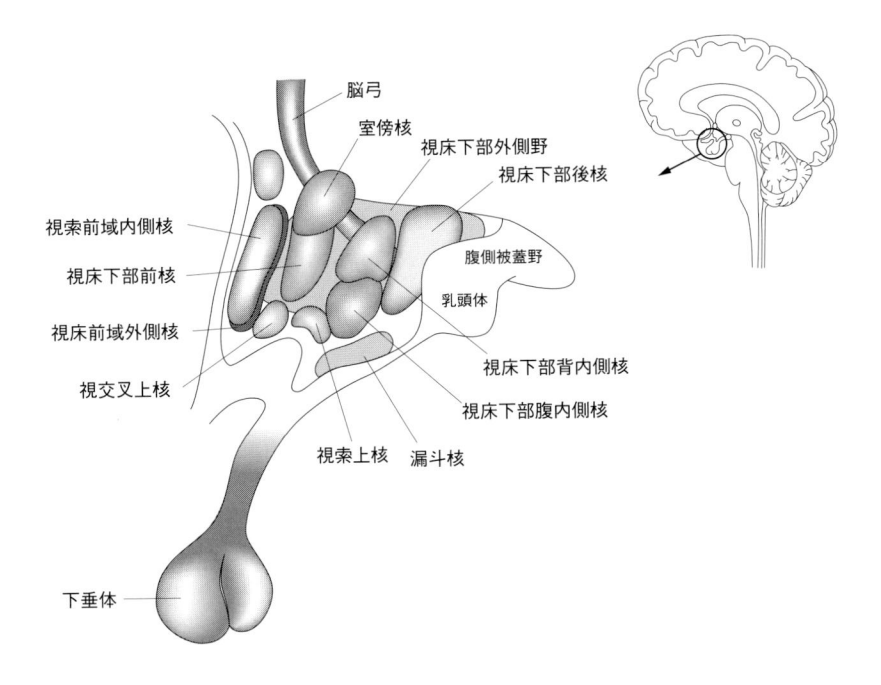

図 2-8 視床下部とそこに存在する核
視床下部は視床の下に位置する重さ約 4 g の小さな部位であるが，体全体の状態（電解質，体温，リズム）を一定に保つことや，性行為，食事などの本能的行動を引き起こす中枢である。室傍核は体液中の電解質をモニタリングして，必要があれば下垂体にシグナルを送って，そこからホルモンを分泌させることによって電解質のバランスや血圧を一定に保っている。外側野は摂食中枢である。ここは，血中のグルコースや脂肪の濃度をモニタリングして，食行動をコントロールしている。視交叉上核には体内時計が備わっていて，睡眠―覚醒リズムを作っている。視床下部前部は性行為と関係している。（NHK 取材班：驚異の小宇宙・人体Ⅱ；脳と心（別巻）ビジュアル脳と心のデータブック，日本放送出版協会，1994 を参考に作図）

れる核がある（**図 2-8**）。室傍核にある神経細胞は，化学受容体を介して電解質のバランスを監視している。塩辛いものを食べると血中のナトリウム濃度が上昇する。水分を摂ることは血中のナトリウム濃度を下げることに役立つ。そのため血中ナトリウム濃度の上昇を感知することが，飲水欲求を生みだす第一歩と考えられている。そのレベルでは，欲求はまだ意識にのぼって

いない。視床下部で生まれた欲求シグナルは，側座核（これについては後述する）を経て大脳基底核に送られる。大脳基底核は大脳皮質の下にあって，辺縁系の外側に位置している。大脳基底核に入ったシグナルの一部は，運動野へ伝えられて飲水行動を引き起こす。残りのシグナルは，直接全身の筋肉に向けて運動調節を行っていると考えられている（図 2 - 9）。

　また室傍核からの軸索は下垂体と呼ばれる部位に延びている。下垂体は脳の指令を神経細胞を介してではなく，ホルモンを介して全身の臓器に伝える役目をしている。ナトリウム濃度が高い時は，下垂体から「尿を作るな」というメッセージを含んだホルモンを分泌する。このホルモンを受け取った腎臓では尿を作ることを休む。このことは，血中のナトリウム濃度が上昇するのを防ぐのに役立っている。なぜなら，尿が作られると体内の水分量が減って，相対的に血中のナトリウム濃度が上昇するからである。高血圧の人が塩分を控えなければならないのは，塩分を摂ると体内の水分量が増えて，さらに血圧が上昇するからである。なぜナトリウム濃度を一定に保つ必要があるのかというと，イオンの濃度が細胞の活動にとって非常に大切だからである。そのことについては第 1 章で神経細胞を例にあげて説明した。

　食事をしたいという欲求も視床下部から生まれてくる。視床下部の外側部にある外側野は，摂食中枢とも呼ばれている（図 2 - 8）。ここでは血中のグルコース濃度などをモニタリングしている。グルコース濃度が減少すると大脳基底核を経るなどして運動野にシグナルが送られ，摂食行動が起きる。

　食欲（飲水欲）とともに，三大欲求と言われる睡眠欲や性欲も，視床下部から作り出される。睡眠には視交叉上核が深く関わっている（図 2 - 8）。左右の網膜から各々延びた神経線維（視神経）は，一度視床下部の直下でクロスして左右の後頭葉に到達している。視神経がクロスしている場所を視交叉と呼んでいるが，視交叉上核はそのすぐ上にあり，そこには視覚情報が入ってくる。また，視交叉上核には体温に関する情報も視床からインプットされる。視交叉上核は，これら日照時間や外気温などの情報をもとに，日内リズムを作り出していると考えられている。また性欲は内側視索前野から発せら

れる。

　空腹と満腹に伴う情動変化は，動物が進化の過程で，より効率よく生存するために獲得したものであろう。視床下部から生じる欲求とそれに伴う情動

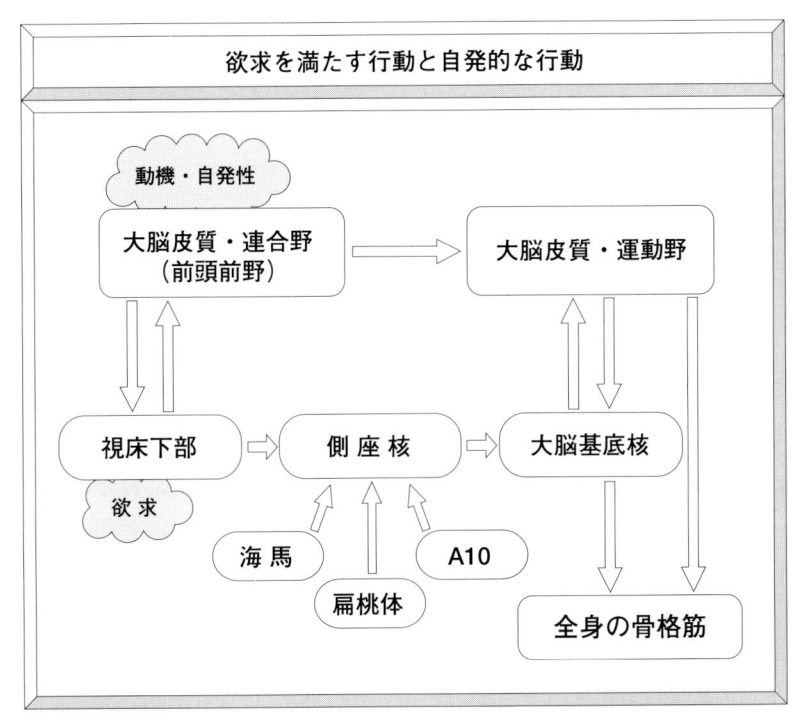

図2-9　欲求を満たす行動と自発的な行動を引き起こす神経回路のモデル
欲求は視床下部で生じると考えられている。生じた欲求は側座核を経て大脳基底核に伝えられる。大脳基底核から運動野に情報が伝えられて，行動が起きる。また一部のシグナルは大脳基底核から直接骨格筋に伝えられる。側座核には海馬，扁桃体，A10細胞からも情報が入力される。そのため視床下部から生じた欲求は，記憶や情動などの影響を強く受ける。
一方自発的な欲求は前頭前野から生まれると考えられている。前頭前野は記憶（特にワーキングメモリー）や思考，あるいは高度な感情などに関連しているという証拠がいくつかあるからである。前頭前野からのシグナルは運動前野に送られ，運動のプログラミングがなされた後に運動野に送られ，そこから行動を起こす直接的な命令が出される。なお視床下部と前頭前野は神経線繊が行き来しているので，高度な動機や自発性と生理的な欲求は相互に影響しあっていると考えられる。

表出は、両者が視床下部という共通部位で作られることから、最も単純な精神活動と言えるかもしれない。

　視床下部からの神経線維は、大脳基底核を介して直接運動関連領域に送られる以外に、前頭前野と呼ばれる前頭葉にある連合野にも送られている。前頭葉は前述のように自発性と関連している場所でもある。前頭前野にて「お腹が空いた」「喉が渇いた」「なんだかエッチな気分だ」という感覚が意識化されて、さらに「食べたい」「飲みたい」「セックスしたい」という意識と結びついた動機が生じると想像される。つまり前頭前野は欲求に基づいた行動と動機づけを伴う自発的な行動という2つの行動を結びつけている場とも言える（図2-9）。

　また前頭前野には、多くの感覚野からの情報が入ってくるので、状況が揃わないと動機は制御される。例えば、オスのチンパンジーの内側視索前野を電気刺激しても、目の前にメスのチンパンジーがいなければ性行為を行おうとはしない。逆に高等動物（ほとんどヒトの場合に限られているが）の場合は、状況によって前頭前野が性的欲求を発信することもある。確かフランスの小咄だったと記憶しているが、神様が生物を創造した後に、彼らに1年に何回性行為を行ってよいかを許可する場面が出てくる。きちんと整列して順番を待っている動物達に向かって、神様は、「蛇か、おまえは年に1回だな」「犬か、おまえは年に5回でよかろう」などと厳粛に告げていた。しかし人間は時間に遅れて来て、挙げ句に「ねえ、何回できるの何回できるの」としつこくせがんだために、神様は怒って「おまえは好きにしろ」と怒鳴ったという。神様が決めたためかどうかはわからないが、下等動物の性行為は、日照時間などの視床下部に入る情報によって決定されているために、時期や回数が限定されている。高等な動物になると、体臭などの感覚器から入る情報の影響が強くなる。ヒトに至っては、外界からの情報が何もなくても、状況や想像だけでも性欲をかりたてることができる。そのようなことが可能なのは、高等動物ほど視床下部と前頭前野とのつながりが発達し複雑化していて、発達した前頭前野が視床下部に働きかけて三大欲求を満たす行動

をコントロールしているからであろう。若い女性によく見られるダイエットのために食欲を抑え込むという行動は，前頭前野が視床下部の欲求を完全に押さえ込んでしまった例と言えよう。前頭葉が食欲を抑制する理由は，人によって様々である。ある人は，女性という性を否定するために豊満な肉体になるのを拒み，他のある人は，やせている方が異性にもてるからと考えて食欲を抑える。なかには自らに何らかの罰を与えるために食欲を抑える人がいるかもしれない。視床下部からの欲求が行動に直結している下等動物に比べ，人の欲求処理が個性的で時に難解なのは，複雑な前頭葉の個性が視床下部の本能に反映されているからなのかもしれない。

視床下部から発せられる欲求が満たされると満足感が得られる

　下等動物の場合は，視床下部からホルモンが分泌されて体内バランスが保たれることで事が終わってしまうかもしれない。水槽の中の熱帯魚が餌を食べた後に，満足そうな表情を浮かべるのを見ることはない。彼らにも満腹感があるかもしれないが，その表現は高等動物に比べると乏しいと言えよう。イヌやネコの場合は，食事の後に明らかに満足そうな表情をみせる。火がついたように泣いていた赤ん坊も，お母さんのお乳を飲むと幸せそうに眠ってしまう。このような欲求が満たされた後に現れる情動は，喜怒哀楽のうち喜びを解明する手がかりになるのではないかと古くから考えられてきた。そこで，視床下部から喜びという情動が発信されるという証拠を見いだそうとして，多くの研究者が実験を行ったがうまくいかなかった。
　しかし多くの学者が挑戦して失敗してきた試みが，ある実験の失敗をきっかけに予期せぬ進展をみせたのだった。神は，研究者が考えるようには生物を創造していないので，生物学の大発見が少なからず偶然の恩恵をこうむっているのは当然のことかもしれない。1953年に，オールズとミルナーという2人の研究者も，偶然の大きな恩恵を受けた。彼らは，ラットの中脳を電気刺激して，覚醒と迷路を抜け出すまでの時間との関係を調査していた。あ

る日彼らは，一匹のラットが電気刺激を受けた場所へ何度も何度も繰り返し近づこうとするのに気がついた。そのラットは，あたかも自ら望んで繰り返し電気刺激を受けているようであったという。このラットの脳を剖検したところ，電極は目的の場所からはずれて中隔野という場所（これについては後述する）に入っていた。

その後オールズは，ラットが自分でペダルを押すことによって，電極に微弱な電流が流れる装置を作った。そしてこの電極を中隔野に入れてみたところ，ラットは何度も何度も繰り返してペダルを踏んだ。この行動は，自分で自分の脳を刺激することから脳内自己刺激行動と呼ばれた。ラットがペダルを押し続ける理由は，押すことによって何らかの報酬が得られるからだと考えられた。

オールズの作った装置を用いて，電極を脳内のあちこちに入れてみると，辺縁系とその周囲にかなり広い範囲で脳内自己刺激行動が見られることがわかった。このうち最も顕著だったのは視床下部外側野であった。ところで，この部位は視床下部の欲求を動機に変換させる場でもあると考えられている。それは視床下部外側野を電気刺激すると，飲水，摂食，保温，性などに関する行動を誘導することができるからである。これらの実験的事実を考えあわせると，脳内自己刺激行動は，「視床下部によって作られた動機を実行した時にもらえる報酬（満腹感，エクスタシーなど）を得るための行動」ではないかという推測が成り立つ。

また，脳内自己刺激行動は，側座核においても見られる。側座核は視床下部に存在する小さな核であるが，ここは視床下部からの欲求シグナルを運動野に伝えるまでの中継点である（図2‐9）。側座核には，海馬や扁桃体と呼ばれる記憶や物事の好き嫌いを判断する中枢（海馬と扁桃体については後で述べる）からもシグナルが送られてくる。さらに興味深いことに，側座核には間脳の下にある中脳と呼ばれる部分にあるA10という神経核からも神経線維が入力されている（図3‐3‐1参照）。そしてA10からの神経線維は，側座核の細胞とシナプスを形成しながらも，そこを貫通してさらに前頭前野

などに神経線維を送っている。そのため，この経路を使って快楽が意識されるようになるのではないかと考えている研究者もいる。A10の神経細胞はドーパミン（アミン系神経伝達物質の1つ）を神経伝達物質として用いているため，ドーパミンが快楽物質ではないかという説もある。

　しかし，脳内自己刺激行動と実際の生理現象の間には，一致しない点がある。まず1つは，生理現象であれば，ある時点で欲求は満たされ行動は停止される（例えば満腹になれば，それ以上食事をとることはない）が，脳内自己刺激行動はとりとめもなく続く。また報酬の程度が，脳内自己刺激行動の方が数倍強い。このような両者の違いは，未知なる神経回路の介入によるものなのか，あるいは脳内自己刺激行動の解釈自体に問題があるのか，あるいは他の理由によるものなのかはまだよくわかっていない。脳内自己刺激行動の特徴は，モルヒネなどの麻薬を自己投与するラットに見られる行動パターンとよく似ている。そのため，欲求を満たされた時，内因性のモルヒネ様物質（オピオイド）が分泌されて快楽が得られると考えている学者もいる。この説を唱える人たちは，視床下部‒扁桃体‒大脳皮質という経路が満足感に関係していると考えている（図2‒10）。視床下部で欲求が満たされたことが感知されると，その情動は一度扁桃体に送られる。扁桃体は次の項で述べるように，快と不快を判断する場所である。扁桃体で快という判断が下されると，そこから快シグナルとして内因性オピオイドが分泌されるというメカニズムが想定されている。ちなみに視床には全身の感覚が伝わることは前述した通りであるが，全身感覚の中には痛みや苦しさというネガティブな感覚も含まれる。慢性的な痛みが続くと，だんだん慣れてきてあまり痛みを感じなくなったり，マラソン選手が長い距離を走っているうちに，だんだん苦しみが薄れ，逆に少しハイになるランナーズハイと呼ばれる現象がある。これらの現象にも扁桃体から発せられる内因性オピオイドが関与しているという説がある。これらの仮説は大変魅力的で，多くの傍証もあるが，肝心の内因性のオピオイドの実体はまだよくわかっていない。

```
┌─────────────────────────────────────────┐
│         内部環境の情報の流れ              │
├─────────────────────────────────────────┤
│                                         │
│      ┌─────────────────────────┐        │
│      │ 大脳皮質（感覚野，連合野）│        │
│      └─────────────────────────┘        │
│         ⇑      ⇑      ⇑                │
│      内因性モルヒネ様物質？              │
│           ドーパミン？                   │
│              ⇑                          │
│         ┌────────┐                      │
│         │ 扁桃体 │                      │
│         └────────┘                      │
│              ⇑                          │
│         ┌────────┐                      │
│         │ 視床下部│                     │
│         └────────┘                      │
│              ⇑                          │
│         血液からの情報                   │
│                                         │
│     （電解質，ホルモン，化学物質など）    │
└─────────────────────────────────────────┘
```

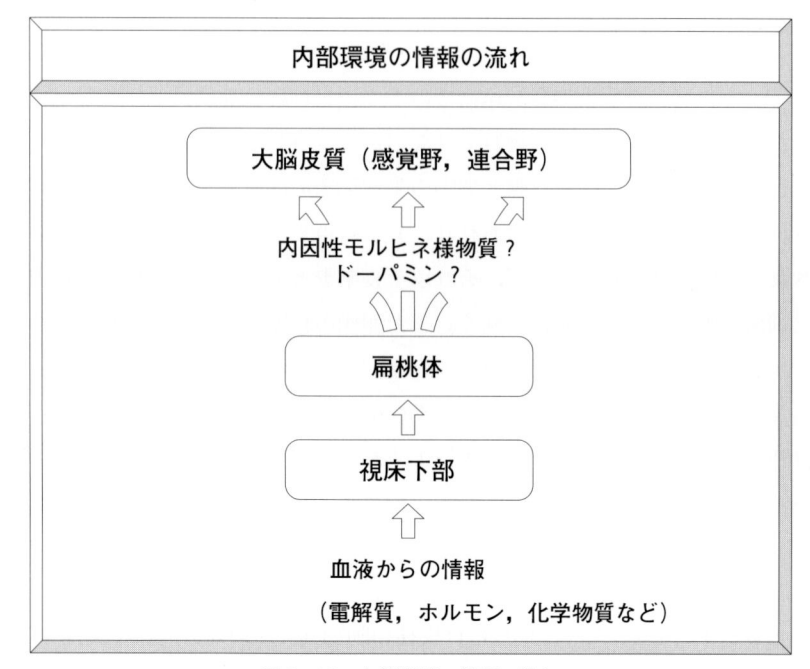

図 2-10　内部環境の情報の流れ

血糖値や血中の電解質濃度などに関する情報は視床下部において感知され，それは扁桃体を経て感覚野を中心として大脳皮質に広く伝えられる。視床下部は自らが発した欲求が満たされると，扁桃体を介して快楽（満足感）の情報を発すると考えられている。この快楽情報を伝達している化学物質は現在のところ特定されるに至っていないが，A10細胞由来のドーパミンや未知の内因性モルヒネ様物質などが候補としてあげられている。

感覚情報は扁桃体で価値判断される

　クリューバーとビューシーは，両側側頭葉を破壊した赤毛ザルに大変おもしろい一連の異常行動が現れることを発見した。1937年のことである。彼らは後にクリューバー・ビューシー症候群と呼ばれるこの一連の症状をまとめた（表2-1）。特に興味をひかれるのは，正常なサルであればヘビを恐れて逃げたり威嚇したりするのに対し，両側側頭葉を破壊されたサルは，何ら

表 2-1

	クリューバー・ビューシー症候群
精神盲	ものの意味がわからなくなる。例えば食べられるものと食べられないものの区別がつかなくなる。
口唇傾向	何でも口に入れてしまう。手よりも口で確かめようとする。この行為は半ば強制されているようにも見える。
性行動の亢進	オスやメスの区別さえなくなり，さらには他の動物種に対しても性行為を行う。
情動反応の低下	怒りや恐怖を感じるような状況でも平然としている。

恐れを見せることなくヘビに近づいて，ついには手に取ってしまったりする。正常なサルのメスは交尾の相手を選り好みし，何回かプロポーズをされてから相手を受け入れたりするのだが，両側側頭葉を破壊されたサルは，何の見境もなく（ないように見えるだけかもしれないが）交尾する。それどころか同性間で交尾したり，さらには異種の動物間でもおかまいなく交尾をしてしまう。正常のサルでは目の前にいろいろな食べものをおかれた時，バナナなどの一番好きなものを手にする。しかし，両側側頭葉を失ったサルは手当たり次第にものを口にしてしまう。さらには食品以外のものまで口に入れて嚙んでしまう。

　ヒトではサルのように実験的に脳を壊すことはもちろん許されない。しかし，前述のてんかん患者のように医学的目的でどうしても脳の一部を切除したりしなくてはならない時がある。そのような患者さんが手術後に失った機能について調べることは，神経心理学的に大変貴重なデータをもたらしてくれる。クリューバー・ビューシー症候群がヒトで初めて報告されたのは，あるてんかん患者さんの手術後の状態に関してであった。テルシアンとダレーオレは両側の海馬を破壊する際に両側側頭葉を切除されたその患者さんに（当時の技術では脳の内側にある海馬を破壊するためには，その外側にある側頭葉はどうしても犠牲にせざるを得なかった），手術後，記憶障害ととも

にクリューバー・ビューシー症候群に類似の人格変化が生じたことを報告した。これによってクリューバー・ビューシー症候群は，ヒトでも出現する可能性があることが明らかになった。

その後の研究でクリューバー・ビューシー症候群は，実は側頭葉の障害ではなく，その内側にある扁桃体と呼ばれる部位を，両側とも破壊することによって出現することがわかった。動物の両側扁桃体のみを局所的に壊して，その行動を詳細に検討した結果，さらに詳しいことがわかってきた。扁桃体のない動物は，視覚情報を認知する能力に障害はなかった。また視床下部を電気刺激された時に見せる情動表出にも問題はなかった。しかしおもしろいことに，この2つが明らかに分離していたのである。膨大なデータを分析した結果，扁桃体は情動のベクトルづけをする場所であると結論づけられた。正常なサルがヘビを見た時は，視覚によるヘビの認知→ヘビは怖い動物→逃げる，恐れる，という一連の反応をする。しかし，クリューバー・ビューシー症候群のサルは"恐ろしい"という情動のベクトルづけができなかったために，平気でヘビを手にとるというような行動をしてしまうのである。

例えばサルがスイカを見たとする。サルがスイカを食べて甘いという情報を過去に受けていたとすると，このサルの扁桃体にはスイカを見た時に反応する神経細胞が存在していて，スイカを価値のあるものとして認識する。この時スイカに塩をぬっておくと，サルは一度スイカを口にするが，当然すぐに吐き出してしまう。おもしろいことにこの行為を繰り返すと，サルがスイカを見た時に反応していた扁桃体の細胞が徐々に反応しなくなり，ついには全く反応しなくなってしまうという[13]。その時サルは，スイカに見向きもしなくなるという。視覚情報に関する神経回路は，扁桃体に入る直前に側頭葉にある内嗅皮質でシナプスを形成している（図2-6）。内嗅皮質の神経細胞も当然スイカに対して反応するが，それに塩がぬられていても反応に変化はない。つまり，扁桃体の神経細胞が反応しなくなったサルにも，視覚情報としてのスイカは同じように伝わっているわけである。ただし扁桃体で反応しなくなった段階では，スイカは単に赤い半円球の物体としてしかサルに認知

されず，あたかも周囲の風景の単なる一部分として見過ごされてしまうに違いない。

われわれが普段視覚を通して認識している世界は，実は扁桃体にある神経細胞が反応した物だけなのかもしれない。渋谷のハチ公前で恋人を待っている時，大勢の人混みの中から好きな人を見つけだすことができたり，満員のスクールバスの中でも片思いの異性の声だけを聞き取ることができるのは，扁桃体がそれに重い価値づけをしているからかもしれない。失恋した時も，相手の想い出に塩をぬりつけてすぐに忘れることができれば，などとつい考えてしまう。

海馬は記憶の中心的場所である

辺縁系にあって，視床をとり囲むタツノオトシゴのような形をした部分がある（図2-11）。タツノオトシゴは英語でシー・ホースと呼ばれるため，

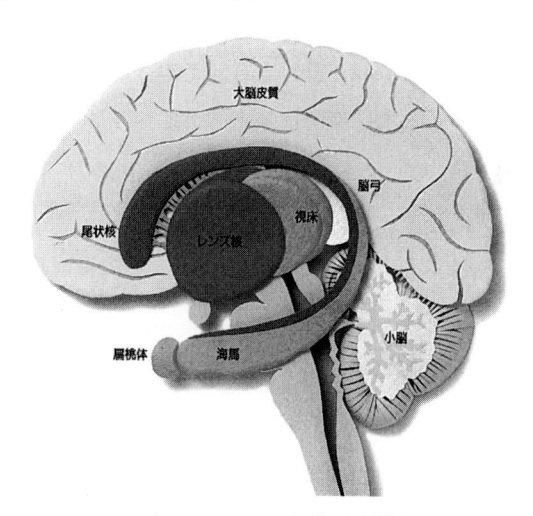

図2-11　海馬とその周辺組織の透視図
海馬は辺縁系の一部で，記憶の形成に大きな役割を果たしている。世界でただ1人両側海馬の全摘手術を受けた人は，手術後に重度の前向性健忘症に悩まされた。（NHK取材班：驚異の小宇宙・人体Ⅱ；脳と心（第3巻）人生をつむぐ臓器─記憶─，日本放送出版協会，1993より）

日本語ではこれを直訳して海馬と呼んでいる。

　1950年代，神経学者であったミルナーは，てんかんの治療のために両側の海馬を切除されたH.M.という患者さんについて，おもしろい現象を発見した[21]。H.M.氏は16歳頃からひどいてんかん発作に悩まされていた。そのため27歳の時に手術を受けたのだが，その後，彼は重度の健忘症に悩まされることになってしまった。彼は手術後に出会った人のことは，毎日会っていても顔さえも覚えられない。自分が何を話したのかをすぐに忘れてしまうため，同じ話を何度もする。すぐにストーリーを忘れてしまうために，本を読もうとしても前に進めない。しかし，彼は一見普通に話すことも，話を理解することもでき，知能テストの成績も正常の範囲内であった。さらに，手術前の知り合いの顔はわかったし，過去の出来事は生き生きと思い出すことができた。H.M.氏のように，あるライフイベントをきっかけに，その後の記憶を失うことを前向性健忘症という。

　H.M.氏の頭の中で起こっていることを動物実験で再現してみる。マウスを毎回同じ迷路の中に入れ，出口に来ると餌が食べられるという訓練をすると，正常なマウスであれば，徐々に迷路を抜けるのが上手になり，最後にはほとんど間違えることなく抜け出ることができるようになる。いわゆる学習効果である。しかし両側の海馬を切除したマウスの場合は，毎日同じ迷路に入れても，いつまでたっても抜け出し方を覚えることができない。ただし，今まで経験したことのない初めての迷路に入れられた時は，正常なマウスでも海馬を切除されたマウスでも，抜け出すまでの時間はほとんど変わらない。

　読者は，遊園地の中にある鏡の国というアトラクションに足を踏み入れたことがあるだろうか。壁が鏡になっている迷路なのだが，普通の迷路と違って行き止まりの壁と通路の区別がつきにくい。そのため，そこに入り込んだ人は，高度な状況判断をすることができず，まるでマウスのように半ば手探りで進んで，行き止まりにつき当たると方向を変え，さらに手探りで進むということを繰り返して何とか出口まで行き着くわけである。つまり，初めて

迷路に入った時は，その場その場の行き当たりばったりの記憶のみを頼りに出口を探すしかない。しかし，一度ぶつかった方向にまたすぐに戻る人はいない。それはある出来事について約1〜2分間の短い間だけは，記憶が保たれるからである。他の例としては，神経衰弱というトランプゲームがあげられる。一度めくられたカードの数字を人は1〜2分は覚えていられるものである。これを何の気なしに（あるカードだけ集中して覚えるというような作戦を立てずに）やっていると，めくられた枚数が増えてくるにつれて，次々とカードの数字を忘れていってしまう。しかし，さっきめくられたばかりの数字は覚えている。このような短時間保たれる記憶のことを短期記憶と呼ぶ。初めての迷路に足を踏み込んだ時は，この短期記憶を頼りに出口を探すしかない。マウスの場合は，短期記憶は海馬の中でおよそ2週間保持されると言われている。そのため毎回同じ迷路に入れられた正常マウスは，徐々に短期記憶をつなげて出口を探すのが上手になる。一方，海馬を破壊されたマウスの場合は，短期記憶をつなぎあわせることができず，毎日毎日その場限りの短期記憶に頼らざるをえない。

　ミルナーはH.M.氏の症状をさらに詳しく調べてみたところ，彼は学習に関する全ての機能が傷害されているわけではなかった。スポーツに関しては，H.M.氏は普通の人と同じように技能を獲得することができた。ということは，スポーツに関する学習は，どうやら海馬とは関係なさそうである。スポーツの技術は無意識のうちに習得されるのに対し，人の顔を覚えたり，本を読んだりすることは意識して行う作業である。つまり海馬は，意識にのぼるような記憶にだけ関連していると考えられる。意識にのぼる記憶は，研究者によって異なった呼び方をされていて，例えば「認知的記憶」あるいは「陳述的記憶」などと呼ばれている。これに対し，意識にのぼらない記憶は「手続的記憶」あるいは「非陳述的記憶」などと呼ばれている。

　幼児は，何度も何度も繰り返し訓練しているうちに，無意識のうちに歩行が上手になる。歩行と関係しているのは，主に小脳にある神経細胞である。訓練という繰り返しの刺激によって，小脳にある特定の神経細胞がシナプス

伝達を強化し，新たなネットワークを作っていくことにより歩行を習得していくのだと考えられている。つまり手続的記憶が作られる時には，神経細胞が機能的だけではなく形態的にも変化する。形態的変化が形成されるのには時間がかかるが，一度完成すると半永久的に保存される。そのため手続的記憶の獲得には時間がかかるが，一度覚えてしまうとほぼ一生ものである。シナプス間のシグナル伝達の強化については第1章にいくつか例を挙げてある。シナプス前促通などがそれにあたる。

　下等動物では意識して学習するということはないであろうから，認知的記憶は，おそらく動物が進化の過程で習得したものであろう。確かに意識して覚えるということは，無意識に記憶するよりもはるかに効率的と思える。実際に認知的記憶の形成に大きな役割を担っている海馬には，記憶を効率よく形成するための巧みなメカニズムが備わっている。

　まず第1に，海馬には大脳皮質の各感覚関連領域から，情報が入力される。このことが，記憶を形成するために大変役立っている。たとえば，駅の名前を順番に覚える時，単純に名前だけを繰り返し頭の中で想い出して記憶していくよりも，電車から見える風景と結びつけた方が記憶に残りやすい。これは言語中枢からの入力シグナルに，視覚関連領域からの情報を相互作用させることによって，記憶が強化されるからである。次に，このことを神経細胞のレベルで考えてみる。

　まず海馬の構造を見てみると，それは寿司の太巻きのような2層のループ構造をしている（図2-12）。その中を神経細胞と軸索が規則正しく並んでいるために，どこをスライスしても太巻きのように断面は同じ模様をしている（図2-13）。海馬の断面を特徴づけている細胞体あるいは軸索の集合には，それぞれ名前がつけられている。細胞体の集合は3つあって（実際はもう少し複雑だが，ここでは理解しやすいように簡略化して話をすすめたい），情報が入力される方向から順に，歯状回，CA3，CA1と呼ばれている。歯状回へ連絡する軸索の集合は貫通繊維と呼ばれている。そこからCA3へは苔状繊維，CA3からCA1へはシェーファー側枝と呼ばれる神経線維

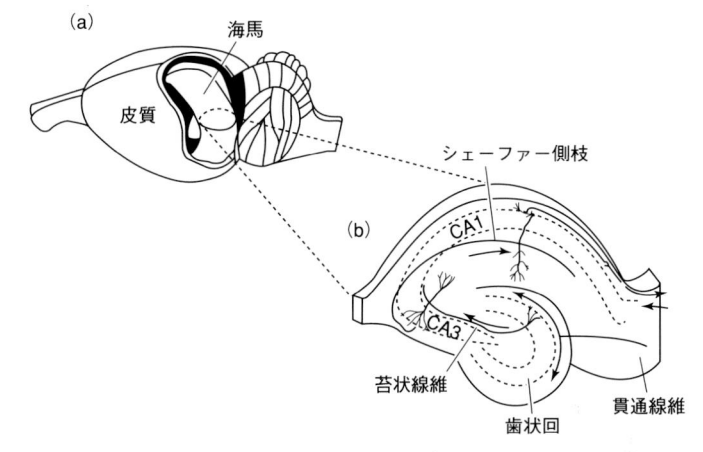

図 2-12　ラットの海馬
(a) ラットの海馬はヒトの海馬に比べて脳の中で大きな比率を占めている（図2-11参照）。動物が進化するほど，辺縁系と比較して新皮質（大脳皮質のうち辺縁葉以外の部分）の割合が大きくなる。
(b) 海馬の断面図。図のように海馬は2層に折り畳まれている。歯状回，CA3，CA1には細胞体がぎっしり詰め込まれ，層状態になっている。内嗅皮質からの情報は貫通線織を通じて歯状回に入力され，次にCA3，さらにCA1の神経細胞体に送られる。このように海馬に入った神経回路は，3回シナプスを形成した後に再び側頭葉へと送られる。（ホールZW／吉本智信他監訳：脳の分子生物学，メディカル・サイエンス・インターナショナル，1996を参考に作図）

で連絡している。このように海馬の中で神経細胞は3回シナプスを形成している（図2-12）。

　海馬で3回シナプスが作られる理由については，まだ不明な点が多い。ただおもしろい現象が知られている。大脳皮質の感覚関連領域から側頭葉にある内嗅皮質に情報が集められる時点では，感覚野と内嗅皮質の場所との間には位置的に強い相関関係が存在する。つまり，感覚野のある場所を刺激すると内嗅皮質の決まった場所が反応し，その隣の感覚野を刺激すると，内嗅皮質も隣の場所が反応するという具合である。しかし，情報がいったん海馬に入ってくると，その相関関係は失われてしまうという。どの感覚野からの情報であっても，海馬ではある特定の神経細胞群が反応するというわけではなく，情報が徐々にミックスされてくるらしい。歯状回→CA3→CA1とシナ

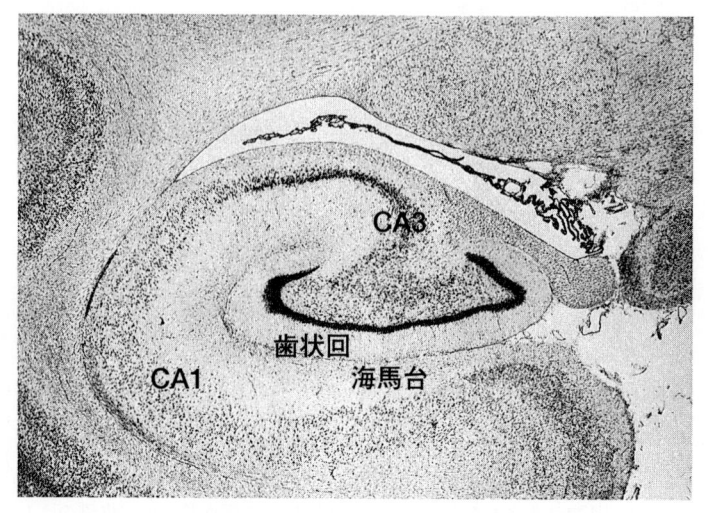

図 2-13　アカゲザルの海馬断面
アカゲザルの海馬を水平方向にスライスして染色したもの。(カーペンター MB／近藤尚武他訳：神経解剖学（第 8 版），西村書店，1995 より)

プスを経るにつれてその傾向は強まるという。このことから海馬では，複数の感覚器からの情報を織り混ぜて，1 つの記憶にしているのではないかと推測されている。実際に歯状回や CA 1 に存在する神経細胞には，多くの大脳皮質領域やその他の脳部位からの情報が入力されている（**図 2-14**）。

　また，知らなくて人前で恥をかいたり，褒められてとても嬉しかったというような強い感情と結びついた出来事は，たった一度の経験であっても長く記憶に残る。これは海馬が扁桃体と連絡しているからである。扁桃体から発せられた情動に関する強い刺激が海馬に入力されるからであろう。

　人から嫌な思いをさせられた時は，その時の感情を伴ってその事件をいつまでも忘れられない。それは，その人の頭の中で神経回路ができあがってしまったからである。しかし，嫌な思いをさせた方は，被害者ほどには強い感情を伴っていないためか，あっけらかんと忘れてしまうものである。被害者の悲劇とはそんなところから生まれるのかもしれない。

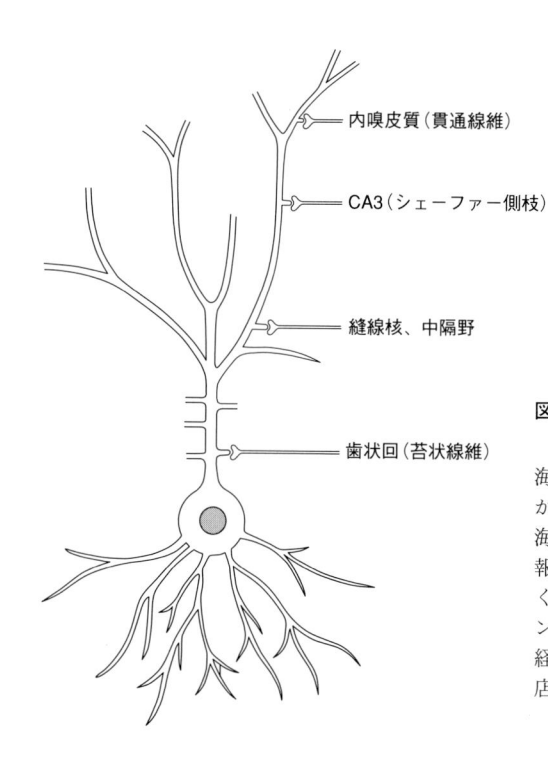

図 2-14 海馬のCA1領域に入力する神経

海馬の神経細胞には様々な領域からの情報が入力されている。海馬の神経細胞は，これらの情報を統合して記憶を形成していくと考えられている。（カーペンター MB／近藤尚武他訳：神経解剖学（第8版），西村書店，1995を参考に作図）

ラベル：内嗅皮質（貫通線維）／CA3（シェーファー側枝）／縫線核、中隔野／歯状回（苔状線維）

海馬は長期増強現象を利用して短期記憶を保持する

　海馬の中で，短期記憶はおよそ数週間保持されている。しかし，海馬には1分間に約10万とも言われるほどの大量の情報が入力されるので，その全てに対して神経回路を形成して記憶していくことは不可能と思われる。それでは，海馬はどのようにして短期記憶を保存しているのであろうか。
　細胞レベルで，短期記憶が保持されるメカニズムを解明する手掛かりになったのは，長期増強という現象の発見である。長期増強とは，シナプスを形成する神経細胞に繰り返し電気刺激を加えると，シナプス後細胞の発火時間が長くなる現象である。
　長期増強に関係している神経伝達物質は，アミノ酸の一種であるグルタミ

ン酸である。グルタミン酸受容体の1つのサブタイプであるNMDA型受容体は、通常はマグネシウムイオンによってグルタミン酸の結合がブロックされている。しかし、繰り返しの刺激によって細胞膜電位が上昇すると、陽電荷同士が反発してマグネシウムイオンがはずれる。その結果グルタミン酸がNMDA受容体に結合できるようになる。NMDA受容体はカルシウムイオンチャンネルと共役しているため、グルタミン酸が結合すると細胞内にCa^{2+}が流れ込み、それによってCaMK（第1章を参照されたい）が活性化される。活性化されたCaMKの働きによって、タンパク質が数週間リン酸化される。この期間は海馬での短期記憶の保持期間とほぼ一致している。そのためリン酸化されたタンパク質が、何らかの作用を施して短期記憶の保持に役立っているものと考えられている。しかし、CaMKはかなり非特異的に多数のタンパク質をリン酸化させるので、どのタンパク質が短期記憶の保持と関係しているのかはまだよくわかっていない。

　ところで通常の長期増強は、シナプス前細胞の繰り返しの興奮によってシナプス後細胞にもたらされるという同一シナプス間で見られる現象である。このような長期増強は連合性長期増強と呼ばれ、海馬以外の脳部位でも見られる現象である。海馬では直接シナプスを形成している細胞同士以外にも、その近傍の細胞が長期増強の形成に加担している。細胞体同士が距離的にくっついていると、1つの神経細胞が脱分極された時、近隣の神経細胞もわずかながらに脱分極される。そのような弱い脱分極の積み重ねが、本来のシナプスを介したシグナルに加算されることによって長期増強が容易に作られる。このように、シナプスをはさんだ細胞同士だけでなく、周辺の細胞の力も借りて発火時間が長びく現象は、非連合性長期増強と呼ばれる。これは海馬の歯状回とCA3領域で特徴的に見られる現象である。海馬では細胞体が密に接して整列しているために、染色すると断面が金太郎飴のようにどこで切っても同じ模様に見えるわけだが（図2‐13）、このような構造によって非連合性長期増強が引き起こされやすくなっている。

　何かを覚える時に、例えば風景と駅の名前というように、同時にいくつか

の情報がインプットされたほうが覚えやすいのは，非連合性長期増強が関係しているのかもしれない。また，小脳において運動機能が習得される場合も長期増強が用いられている。ただし，小脳では連合性長期増強が主役である。認知的記憶が手続的記憶に比べて習得が早いのは，非連合性長期増強を利用しているからかもしれない。

長期記憶は大脳皮質にある神経細胞のネットワークに保存される

　ここでもう一度 H.M.氏の症状を思い出していただきたい。彼は新しいことは記憶できなかったが，海馬を失う以前の出来事は生き生きと思い出すことができた。彼の記憶には運動技能に関するもの（手続的記憶）だけでなく，明らかに意識にのぼるものも残されていた。つまり手術前に獲得した認知的記憶に関しては，それを保持する能力は障害されていなかった。
　両親や子供の顔や声あるいは恋人の口癖や仕草などは，意識すればいつでも想い出すことができる。また運転中に進入禁止の道路標識を見れば，その意味を理解して他の道へと回ることができる。このように脳の中に刻み込まれていて，必要な時に取り出すことのできる記憶は長期記憶と呼ばれている。長期記憶は，運動機能のようにほぼ一生ものである。長期記憶は海馬で行われている長期増強のような一時的なものではなく，脳のどこかに保存されていると考えられる。それでは，子供の頃の記憶や消えることのない深い想い出は，いったいどこに永久保存されているのであろうか。
　ペンフィールドというカナダの脳外科医は，1940～50年代にかけて，多数の患者さんの脳を電気刺激するうちに，側頭葉を電気刺激された患者さんの一部で，過去の記憶がよみがえることを発見した。そこで彼は，側頭葉が記憶と関係しているという説を提唱した。おもしろいことに，側頭葉の電気刺激によって惹起されたそれらの記憶は，時間や場所の感覚を伴わない夢のような体験であったという。われわれが過去を思い出す時は，時間や場所の概念はしっかりしているので，このような認識が記憶に付随されるのは，側

頭葉以後の神経回路における作業なのかもしれない。

　ただしペンフィールドの結果は，必ずしも追試できないという意見の科学者達もいる。もっと疑い深い人達は，ペンフィールドは幻覚を起こさせていただけだと主張した。側頭葉と記憶の関係に関しては，現在でも不明な点が多い。しかし，ひとつの共通概念としてペンフィールドやそれ以後の研究者によって報告された症例の多くが，音楽や声などの聴覚に関する記憶を思い出していたことから，側頭葉は主に聴覚の記憶に関与しているのではないかという見方もある。いずれにせよ，現在に至るまでの多くの研究結果を総合すると，側頭葉のうち，前方内側部分にある鉤状回と呼ばれる領域は，少なからず記憶と関係していることは確からしい。鉤状回に何らかの原因で障害を負った数多くの症例で，過去の記憶が消失してしまうことが報告されている。

　それでは，脳の中で記憶（認知的記憶）が形成されるまでの流れをサマライズしてみたい（図2－15）。まず感覚器を経て感覚野で処理された情報は，連合野に送られてさらに高度に処理された後に内嗅皮質に送られる。そこから海馬に送られた情報は，海馬の中で短期記憶として保持される。その間に強化されたものだけが，側頭葉にある鉤状回に送られる。そこから内嗅皮質を経て，もとの連合野へと情報の流れが作られる。大脳皮質では，海馬からの入力によってシナプス間の神経伝達が強化される。

　ロボットでも，迷路を記憶することができる。彼らはシリコン内を電流が流れる回路のみを中枢システムとして持っている。ロボットは迷路を覚えるにつれてシリコン内で反応する回路を形成していく。一度回路が形成されると，ロボットはいとも簡単に迷路を抜けてしまう。記憶された迷路の途中に障害物を置くと，迷路を抜けるための電気回路が混乱し，いろいろなシリコン部位で電気活動が起きる。エンジニア達は，この状態をロボットが当惑した状態だと考えている。さらに踏み込んで，この電気回路が混乱した状態を最も原始的な自我の目覚めだと考えている人もいる。

　ところで実際の脳がどのようなメカニズムによって記憶を長期間保持する

```
┌─────────────────────────────────────────┐
│          記憶が形成されるまで              │
│                                          │
│              感覚野                      │
│               ↓                          │
│   大脳皮質   連合野                      │
│               ↓  ↑                       │
│              内嗅皮質 ← 鉤状回            │
│                                          │
│         歯状回                           │
│          ↺                               │
│       CA3    CA1                         │
│                        海馬              │
└─────────────────────────────────────────┘
```

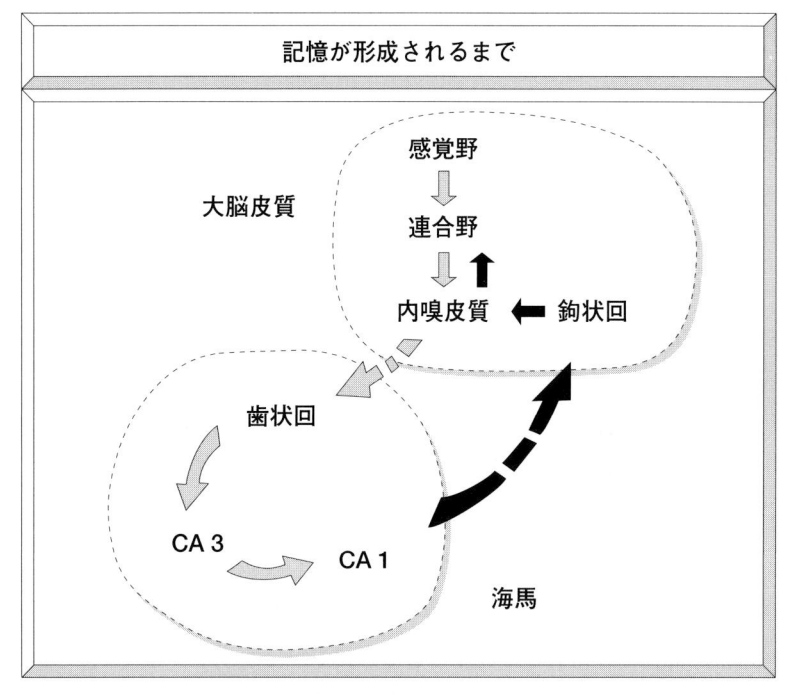

図 2 – 15 認知的記憶が形成されるまで

大脳皮質で処理された感覚情報は海馬に入力される。そしてその中で長期増強という現象を利用して一時的に保存される（図の白い矢印）。海馬には長期増強が効率よく起きるような構造が備わっている（詳細は本文を参照）。海馬に一時保存された記憶のうち，強い刺激を伴ったものや繰り返し学習されたものなどは鉤状回→内嗅皮質→連合野とシナプスを作り，新たな神経回路を形成する（図の黒い矢印）。こうなると記憶は半永久的なものになる。海馬からの神経線維は，もとの感覚野まで戻ると考えている研究者もいる。

のかは，長い間研究者の興味をひきつけてきた。昔からある1つの仮説によると，例えばおばあちゃんを記憶するおばあちゃん細胞があって，おばあちゃんを見た時にその細胞が反応することによって「ああ，おばあちゃんだ」と想い出すことができるという。しかし，実際はおばあちゃんだけに反応する細胞は見つかっていない。むしろ記憶を想起させるようなものを見た時に，鉤状回では複数の細胞が反応するという。またおばあちゃんの写真を見

た時に反応する細胞群が,おじいちゃんの写真を見た時も反応する。このことは,脳があるものを記憶する時は,いくつかの細胞がグループになって記憶するという方法をとっていることを想像させる。この考え方は,ネットワーク理論の学者からも支持されている。ネットワークを使えば,1つの神経細胞をいくつもの記憶に参加させることによって,細胞が1つ1つ記憶するよりも比較にならないほど大量の情報を蓄えることができるからである。脳は大量の情報を記憶するために,類似の情報を1つのグループにまとめるという作業を行っている可能性がある。ネットワーク理論にある一般化と呼ばれるものである。一般化して記憶しているために,ヒトは黒いネコが「ニャオー」と鳴くのを記憶すると,白いネコも「ニャオー」と鳴くことを予想できるのだと考えている研究者もいる[20]。

　ヒトがいわゆる記憶違いをするのも,一般化と関連しているのかもしれない。刑事事件の裁判では,目撃証言の信憑性をめぐって争われることがよくある。普段テレビドラマで強盗が黒い服を着ているのを見ていると,実際の犯人も黒い服を着ていたように間違って記憶されてしまうことがある。このようにヒトの記憶は大変曖昧である。そのため,犯人を見た時に,目撃者が何をしていたか,あるいは周囲の状況をどの程度正確に記憶しているかなどが,裁判の参考になる。周囲の記憶の中に間違いがあることが指摘されてくると,目撃者も徐々に自分の中の先入観に気づくようになる。これは一般化が悪く作用した例である。

　しかし一方で,ヒトは大きな記憶違いを起こさない。そのことも一般化と関係しているのかもしれない。ヒトがまだ生存競争の真っただ中にいた頃は,大きな記憶違いがないことの方が,詳細を記憶するよりも大切であったと思われる。例えばある場所に行って危険な目にあったとする。生きぬくために大事なのは,全く同じ場所に近づかないことではない。同じような場所に近づかないことである。

　ところで,ヒトが物事を考える時,必要な記憶だけを取り出してくる。このように思考や行動を行う時に,必要なものとして取り出された記憶のこと

を，ワーキングメモリーと呼んでいる。ワーキングメモリーが活用されている場所は前頭前野である。ワーキングメモリーを説明するために，脳をパソコンに例えると，大脳皮質はハードディスクであり，前頭前野はデスクトップのようなものと言えよう。実際に仕事をする時は，ハードディスクの中から必要な情報だけをデスクトップ上に呼び出しておいて作業をする。この時必要な書類を，ハードディスクのどこにしまったのかを忘れては，仕事が始められない。そこでパソコンユーザーは，必要な時に必要な書類を取り出せるように，関連する書類をひとまとめにしてフォルダに入れて保存する。情報量が増えた場合は，関連するフォルダをひとまとめにして，それをさらにフォルダに入れて保存する。このようにグループ化して保存するということは，大量の情報を整理して保存するのに大変都合がよく，快適に作業（思考，行動など）を開始するためにも必要なことである。

　また，神経細胞がグループで記憶をしているとすれば，記憶の保持のためにも有利であるかもしれない。なぜなら，おばあちゃんの記憶が1つのおばあちゃん細胞にだけ保存されていたとすると，何らかの原因でその細胞が死滅した場合，大切なおばあちゃんの記憶も完全に消滅してしまうからである。

　記憶のネットワーク理論を裏づける生物学的証拠もいくつかある。例えば海馬の長期増強に伴って，鉤状回でCREB（第1章を参照）のリン酸化が行われているという報告がある。CREBのリン酸化によって細胞骨格を作るためのタンパク質の合成が誘導されるとしたら，記憶が形成される時に，新たな神経細胞間のネットワークが生まれるということの傍証になるだろう。しかし，CREBは非特異的に多数の遺伝子の発現を誘導するので，今のところはCREBのリン酸化がネットワーク作りに関係しているかどうかは推測の域を出ない。

　ところで，ある出来事を記憶したり，何かを想い出すという作業が，神経細胞から成るネットワークの中から作り出されるという理屈が，何となく受け入れ難い人も多いと思う。少なくとも第1章でみたように，神経細胞の軸

索を電気的シグナルが伝わって，シナプスで化学物質が放出されて，さらに活動電位が起きて，次に伝わるということがいくら繰り返されても，想い出がその中で形成されたり，蘇ったりするなどということが起こりうるのだろうかという疑問が湧いてきたとしても当然であろう。それに対する1つの答えとして，アメリカ合衆国の科学ジャーナリストであるジョンソンは，「記憶のメカニズム」という著書の中で次のように述べている。「モールス信号は電線を伝っていったが，ヘルツやマルコーニは，電磁波を用いればメッセージは空中を伝っていくことを証明した。さらに，エジソンの発明した蓄音機によって，私たちは音声を，金属箔をかぶせた管の上に刻まれた曲線として蓄え，何度でも繰り返し再生することができるようになった。そしてさらに，ラジオ，テレビ，テープレコーダーの発明によって，電磁気のパターンを用いれば，音声も画像も，伝達したり保存したりできることが明らかになった。脳が電磁波を放射していることが発見されたときには，何か物理的な媒体（それが1巻のテープであれ，ひとかたまりのニューロンであれ）に情報を蓄えるという考えは，それほど突拍子のないものではなくなっていた」[20]。

海馬は情動にも関係している

ある日，筆者が勤務する病院に，「猫ちゃんが死んで生き甲斐をなくした」という中年の女性が来院された。彼女は強い抑うつ感情を伴っていたため，数日後に入院となった。病棟での主治医は若い医師が担当していたのだが，偶然に筆者を見かけたその患者さんは泣きながら近づいてきて，「主治医を交代してくれ」と訴えられた。話を聞いてみると，主治医に「猫ちゃんのことを早く忘れなさい」と言われたらしく，「あの先生は患者の気持ちがわからない」と言うのである。彼女の頭の中では，猫ちゃんとの日々がひときわ強固な神経細胞のネットワークとして存在していて，それは誰にも分解することのできない永久的なもののように思われた。若い医師のとるべき態

度は，そのネットワークの中に自分も入りこむことであったのだ。つまり猫ちゃんの想い出話を，黙って聞いてあげた方がよかった。そうすればいつしか猫ちゃんのネットワークにその医師が入りこんで，女性は猫を想い出す時，いつも話を聞いてくれた医師がいたことを一緒に想い出すようになる。そうなれば彼女を深い悲しみに陥れた猫ちゃん回路は，徐々に緩和されていくだろう。失恋の深い痛みを癒す一番のいい薬は，新しい恋人を見つけることなのである。

　ところで，記憶の話が長くなっていることを不思議に思う読者もいるかもしれない。しかし，私はもう少し記憶の話をすすめたい。というのは，前述の猫ちゃんの症例にみられるように，記憶が情動ひいては精神障害にいかに深く関係しているかということを，臨床経験を積んだ精神科医であれば誰でもよく知っているからである。

　最近，幼児虐待問題が話題になっている。被害者である子供達は，なかなか精神的健康を取り戻せない。これは長い間にネガティブな学習を繰り返されたことによる気の毒な結果である。それとは対照的に，たった一度でも大きなショックを受けると，人は精神的にまいってしまう。神戸大震災の後に，同地区でうつ病が多発したのはよく知られた事実である。また，アルコール依存症の父親を見て育った女性は，独裁者的父親に服従してしまう母親を見ながら育つ間に，偏った妻のあり方を学習してしまうため，自らの夫をアルコール依存にしてしまう確率が高いという学説もある。いじめっ子は，両親に愛情を持って接してもらえなかった人が多く，そういう子供は他人に対する思いやりを学習できなかったために，いじめっ子になってしまうことがあるという。同じような例は枚挙にいとまがない。このように精神科を受診する人たちは，その生活史（どのような環境に生まれ育ったか）が少なからず現在の症状に影響しているので，患者さんの心境に配慮しつつ，できる限り多くの情報を入手するというのは，精神科治療の鉄則である。このことを生物学的に言い換えると，人の記憶は情動に大きく関わっているので，情動を理解するのにはその人の記憶を検討することが必要不可欠ということに

なる。

　心理学者として名高いフロイトも，元々は神経科学者であっただけに，精神疾患の病因論としては漠然とした精神論しか存在しなかった当時にあって，画期的と言えるほど科学的な理論を確立した。彼の理論によると，神経症の発症には記憶が大きく関与している。特に幼児期の記憶は，両親との関係の中で強固に形成されるものの，成長してしまうとあまり意識されることがない。しかし脳の中でどこかにしまいこまれた両親との記憶が，本人に意識されないうちに精神活動に影響を与えている。これが現実の生活を営む上で矛盾がなければ問題ないが，何らかの矛盾を含んでいる場合に様々な症状として出現するという。ただし現在の目からフロイトの理論を再検討すると，彼は数ある無意識の欲求のうち，性欲に対してあまりに重きを置きすぎたという批判がある。しかし，彼の理論の本筋は，今日でも脳の研究をしている研究者にとって，1つの究極の研究課題であることに変わりはない。

　記憶と情動を神経心理学的に結びつける1つの発端になったのは，パペッツの研究である。彼は狂犬病にかかったイヌの脳を詳しく調べていた。そして狂犬病に特徴的な病理所見（顕微鏡で観察した時に見られる細胞の病的な変化のこと）が，海馬において強く見られることを発見した。狂犬病は，わずかな刺激にも怒りをあらわにするというように，明らかに情動的な異常をきたす病気であることから，パペッツは海馬が情動に関係していると考えた。

　パペッツは海馬を中心とした神経線維の経路を詳細に検討し，内嗅皮質から出て海馬に入り，さらに脳弓を通って乳頭体を経て視床前核に入り，さらには帯状回を経て内嗅皮質にもどる回路をパペッツの回路と名づけて，ここで情動的情報処理が行われていると考えた。1930年代のことである。その後の調査によって，パペッツの回路は，情動に直接関わっているというよりも，むしろ記憶に関係した回路であり，記憶を介して情動に影響を与えている回路であることがわかってきた。不安研究の大家であるグレイは，自らの学説（後で解説する）の中でパペッツの回路をとりあげている（図2-16）。

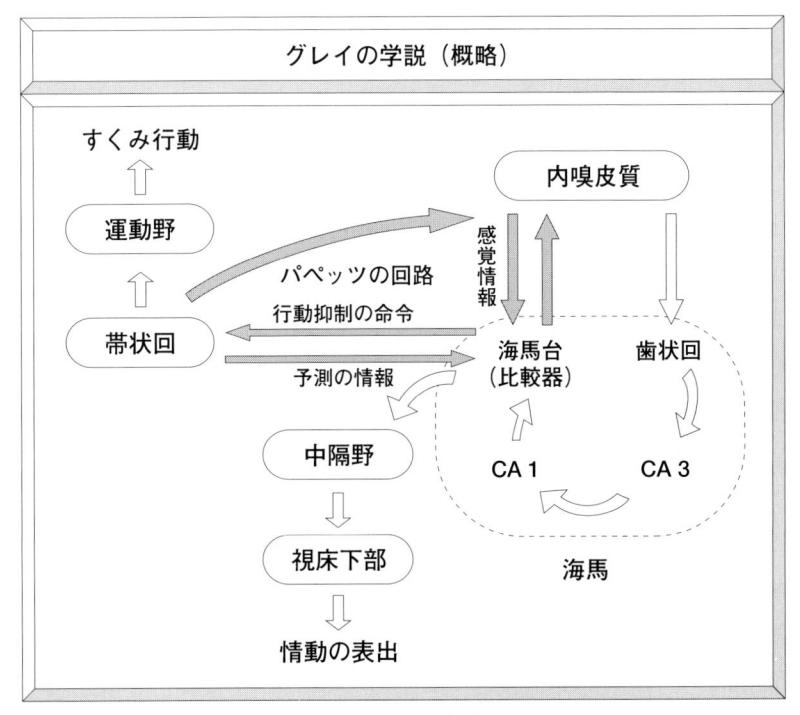

図2-16 グレイの不安学説（概略図）

グレイは，不安のモデルとして新奇性刺激に対するすくみ行動を重視した。彼は数多くの動物実験のデータを検討し，内嗅皮質→海馬台→帯状回というパペッツの回路（灰色矢印で示した回路）を含む神経回路がすくみ行動と関係していることを想定した。彼は，海馬台が記憶の情報と内嗅皮質から入った感覚器からの情報を比較して，新奇なものかどうか判断していると考えた。さらに彼の仮説によると，海馬台から帯状回に行動抑制の指令が出され，逆に帯状回から海馬台へと予想の情報が出されるとされている。そして新奇性に関する情報は海馬から出力され，中隔野を経て視床下部へと伝えられるとされている。

海馬は不安と関係している

神経心理学者の熱心な研究が実を結んで，喜怒哀楽のうち怒りや喜びに関しては，システムとしての脳の役割がかなり解明されてきた。彼らの次なる

興味は恐怖や不安に向けられた。しかし，それらを研究するためには，単なる電気刺激実験や脳の破壊実験だけでない，より綿密に計画された動物実験を行うことが必要であった。

電気ショックなどの不快な刺激を受けると，動物は，走り回る，ジャンプする，音声を発するなどの反応を示す。これらの反応は嫌悪刺激に対する恐怖の情動反応と考えられている。次に，動物にあらかじめブザーの音を聞かせるなどの条件提示をしてから電気ショックを与えるという操作を繰り返す。すると，動物はブザーの音を聞くだけですくんで動けなくなってしまう。このように，条件づけられた嫌悪刺激に反応して，動けなくなるという情動表出に至る系のことを「行動抑制系」と呼んでいる。ヒトも不安な時は，すくんでしまい行動を開始できないことから，行動抑制系は不安のモデルになりうると考えられている。

不安の話をすすめる前に，神経心理学的な動物実験と薬理学的な実験の限界についての話に少しおつきあい願いたい。というのは，これまで解説してきたような，怒りあるいは本能的欲求を満たされた時の満足感というような情動に比べ，不安はより高次元な精神活動と思われるからである。精神活動は高次元になるほどその分析が難しくなるので，実験結果に対する解釈はより慎重でなければならない。

動物を用いた神経心理学的な実験において，一番問題になるのは「動物の心がどこまでわかるのか」ということである。そこでキーワードになるのが感情移入という現象である。極端な例をあげると，同じ鳥が飛んでいる場面を見ても，恋愛中の女性の目には，幸せそうに飛んでいると映るかもしれないが，失恋した女性は悲しげに飛んでいると感じるかもしれない。このように観察者自身の感情を対象物にだぶらせてしまうことを感情移入と呼ぶ。科学的に分析するためには，できる限り感情移入のような主観的要素が排除された評価が行われなければならない。

しかし，観察対象の感情を測ることのできる，ある程度の共通概念は存在する。われわれは人間同士であれば，他人の表情を見て，その人がどんな気

分でいるのかを推測することができる。単純に笑っている人を見て，この人は喜んでいるのだろうかと疑い出したら，われわれは感情を共有できなくなるし，もしそうなれば共通概念ではない感情について研究することさえ無意味になってしまうであろう。同じように，犬が尾をふったり，猫が気持ちよさそうに喉をゴロゴロならしているのを見ると，喜んでいるのだなあということは想像できる。また，動物がどんな時にどんな行動をとるのかを観察することは，行動に伴う情動を理解するのに役立つ。例えば猫の攻撃行動には2つある。1つはエサをつかまえる時の捕食行動である。この時のネコは攻撃対象に向かって自分を目立たないようにして忍び寄る。全身の筋肉はリラックスし，心拍数も平常のままである。一方，ヘビを見せられたり，棒でつつかれたりしたネコは，背を丸め毛を逆立てて自分を大きく見せるようにし，牙をむいて自分の武器を相手に示す。この時全身の筋肉は緊張し，脈拍は速くなり，瞳孔は散大している。したがって同じ攻撃行動を示したとしても，その行動や生理的反応を観察すれば，そのネコが恐怖を感じていたのかどうか推測することは可能である。

　しかし，動物が不安を感じているかどうかを想像するのは難しい。動物の不安な表情を思い浮かべることは，それが高等動物であっても困難であるし，特徴的な生理反応も知られていない。

　一方，1950年代に開発された抗不安薬は，実際にヒトの不安を和らげる確実な効果がある。そのため抗不安薬は，不安を作り出す脳のメカニズムに，少なからず働きかけていることは間違いないと思われる。それでは，抗不安薬が動物の脳内のどこに作用しているのかを調べれば，不安に関与している脳部位を全て知ることができるのだろうか。しかし，残念ながら事はそんなに単純ではない。というのは，脳内で不安に関係している部位が沢山あったとしても，抗不安薬はそのうちのたった1つに作用するだけで臨床作用を発揮しているかもしれないからである。逆に抗不安薬が作用する部位の全てが不安に関係しているとも限らない。さらには，薬物は多様な作用を持っているため，直接に不安に対して効いているという保証さえもないのであ

る。その点についてグレイは「ストレスと脳」という著書の中で以下のように述べている。「抗不安薬は，筋弛緩作用，抗けいれん作用，鎮静作用や運動機能の協調不全などの作用を持つ。例えば神経細胞の発火活動や受容体機能などに何らかの変化が観察されても，この変化がこういった副作用に関連したものかあるいは今われわれが中心課題としている抗不安作用に関連したものかを言うのは簡単なことではない。したがって生物学的あるいは薬理学的研究方法をとる場合でも，動物モデルを用いた神経心理学的な研究方法を用いて得られた情報によって補足することが必要である（訳本をやや改変）」[16]。

このように薬理学的研究だけでは精神を理解することは難しいものの，モデル動物を用いた神経心理学的研究と組み合わせることにより，神経心理学的研究の結果に客観的な裏づけをする強力な武器になることはできる。第1章で述べた細胞レベルでの知識の蓄積も，神経心理学的研究成果と考えあわせることで価値が上がる。

また，つい最近では遺伝子工学のテクニックを動物モデルと組み合わせた研究が盛んに行われている。例えば，本来の遺伝子に代わって生まれつき機能しないNMDA受容体しか作り出せない遺伝子を持つマウスを作り（このようなマウスは遺伝子の機能がノックアウトされていることからノックアウトマウスと呼ばれる），これを迷路に入れて学習機能を調べたところ，明らかな記憶障害を持っていることが証明された。このことから，NMDA受容体と学習の関連がより確実視されてきている。この方法は，前述の薬理学的操作と組み合わせた動物実験の欠点をカバーしている。なぜなら遺伝子は確実に1対1の関係で目的とするタンパク質の機能と関係しているからである。

しかし，ノックアウトマウスを用いた実験方法にも問題がないわけではない。例えば生まれつきある機能を失った動物では，生存のために他のタンパク質が失われた機能を代償することが知られている。その代償作用をどのように評価するかは非常に難しい点である。しかもノックアウトされた遺伝子

が100％機能を失っているのを証明することも簡単ではない。いずれにせよ，ミクロのレベルから，システムとしての脳を理解しようとするレベルの研究まで，それぞれがそれぞれの欠点を補うことが，今後精神を理解していく上で必要と思われる。

　ここで話を不安の動物実験に戻したい。嫌悪系の条件反射によって，行動が抑制される状態が不安のモデルと考えられたことは前述した通りである。この仮説を強く支持する事実として，抗不安薬を条件提示前に投与しておくと，動物の行動は抑制されなくなる。

　前出のグレイはそれまでに蓄積されていた超大なデータを分析し，中隔核あるいは海馬を破壊されたラットでは，抗不安薬を投与されたラットと非常によく似たパターンで不安のモデルとされる嫌悪刺激に対する動物の行動抑制が阻害されることを見つけた。このように中隔-海馬系が行動抑制に関わっていることと抗不安薬の作用部位であることが推測されることから，グレイはこの神経経路を不安の中枢であると考えた[16]。

　グレイが海馬に注目したのは，さらに他の理由もあった。たった1回の刺激によって，ラットに嫌悪系の条件提示と類似の反応を引き起こすものがある。それは新奇性と呼ばれる刺激である。動物は，自分がいつも遊んでいるオモチャと似たような物を与えられると，興味深そうに寄ってきて早速試してみる。しかし，全く見たことのないような物をケージの中に入れられると，しばらくはすくんで動けなくなってしまう。ヒトでも，物珍しさと言える程度の新奇性は，快い刺激であるが，強い新奇性はかえって恐怖である。例えば，新しい街を歩くのは楽しみであるが，全く知らない土地に行くことは不安である。新奇性刺激は，不安のモデルとして妥当であると思われる。

　新奇性刺激は，物質のみならず環境変化によっても負荷することができる。生まれてからずっとケージの中で育ったラットをいきなり広い場所に置くと，彼らはどうしていいのかわからないというように一カ所にすくんでしまう。また，この時ラットに光を当てると，さらにすくみが強くなってしまう。これにはもともと本能的にラットは狭い場所が好きであるし，また，夜

行性で光が苦手という要素も関わっている。

　ロシアの研究グループが，新奇的な物を察知する脳のメカニズムに関して研究していた。彼らは新しい物を見た時にだけ反応する新奇性神経細胞を探しあてた。それらは海馬に最も多く存在していた。海馬には視覚刺激に対し常に反応する入力神経細胞と，同じ物を何度も見せられると次第に反応してくる推測神経細胞も存在している。そして，入力細胞が発火して推測細胞が発火しない時だけ新奇性細胞が発火するというしくみになっているという。

　以上の知見からグレイは，内嗅皮質と帯状回から神経線維が送られてくる海馬台（海馬支脚とも呼ばれる）が比較器として機能していると考えた。彼の説によると，内嗅皮質から感覚情報が入り，帯状回からは予想の情報が入力される。海馬台でこの２つのシグナルを比較して，新奇的であると判断された場合は帯状回に行動抑制の命令が出される。帯状回は運動前野，運動野と連絡しているので，この経路によってすくみ行動が起きる。さらに海馬台から連絡している神経経路を介して情動が表出される（図2‐16）。

　しかしグレイは，今日では不安に関与していると考えられている扁桃体と海馬の神経経路についてはあまり重視していなかった。電気ショックをかける前にブザーを鳴らすテストのことを条件づけ嫌悪刺激テストと呼ぶが，正常なラットの場合は電気ショックをかけられるケージに入れられるだけですくんでしまう。このような行動が見られるのは，以前の記憶に基づいて自分の置かれた状況を判断する能力がラットに備わっているからだと考えられている。しかし，扁桃体を破壊されたラットでは，ケージに入れられただけではすくみ行動は見られない。ところが，そのようなラットでも，ブザーを鳴らされるとすくみ行動をとる。一方，海馬台を破壊されたラットではケージに入れられた時もブザーを鳴らされた時もすくみ行動は起きない。これらのことから，海馬は過去の記憶を認知と結びつけて情報処理して，これを扁桃体に送り，扁桃体では海馬から送られた情報に関して，意味づけや状況判断を行っていると考えられている。

セロトニンは情動を調節している

　セロトニンは中隔－海馬系に働いて，すくみ行動に影響を与えていることがいくつかの実験で証明されている。そのことを説明する前に，ここで，神経伝達物質としてのセロトニンの特徴をもう一度想い出すことにしたい。そのために，話が少し第1章に逆戻りして，神経伝達物質の話から始めることをお許し願いたい。

　神経伝達物質には50種類以上あり，そのうち主なものは，アミノ酸とアミノ酸を化学修飾してカルボキシル基を持たなくなったアミン（広い意味ではアミノ酸もアミンの一員である），そしてペプチドの3種類であることは前述した通りである。その3種類のうち，大部分のシナプスで利用されているのはアミノ酸である（表1-1）。全部で20種類あるアミノ酸のうち，多くのものが神経伝達物質として使われていると考えられているが，その中で脳内で最も大量に存在しているのはグルタミン酸である。このアミノ酸は興奮性の神経伝達物質である。多くの大脳皮質からの神経伝達はグルタミン酸によって行われている。またグルタミン酸は長期増強にも関与していることは前述の通りである。一方，抑制性の神経伝達物質で最も多く利用されているのはGABAである。GABAは介在神経として広く脳内に分布している。GABAに関しては第3章の第2節で述べる。

　代表的なアミン系神経伝達物質は，ドーパミン，ノルアドレナリン，アドレナリン，そしてセロトニンである。アミンを利用している神経細胞の数は，アミノ酸を使っている神経細胞の約10,000分の1くらいだと言われている。セロトニンはアミン系神経伝達物質の1つであるが，アミン系の神経伝達物質の中でも最も脳内の含有量が多いのはドーパミンで，約半分を占めていると言われている。その次に多いのがノルアドレナリンとセロトニンだと言われている。

　セロトニンやノルアドレナリンの脳内分布が明らかになってきたのは

1960年代になってからである。その頃特殊な染色方法が開発されて，アミン神経系の線維が脳内のいかなる部位に延びているかが詳細に検討された。それによると，アミン神経系の起始部は，中脳とその周辺に局在している。そして中脳から脳の隅々にまで神経線維を張りめぐらしている。ちなみにノルアドレナリン神経の場合は，青斑核と呼ばれる神経核から出発して，大脳皮質，視床下部，中隔，脊髄などに神経繊維を延ばしている。情動に対する働きに関しては，ノルアドレナリン神経とセロトニン神経はオーバラップする部分が大きいと言われている。実際に両者は神経線維を互いに連絡し，相互に影響しあっている。アドレナリン神経は延髄に起始部を持ち，主に自律神経機能に関与していると考えられている。ドーパミン神経については第3章・第3節で詳しく述べる（図3-3-1）。ドーパミン神経の約80％は，運動調節に関係していると考えられている。しかし，ドーパミンが精神機能に与える影響も少なくない。多くの動物実験によって，ドーパミンがセロトニンやノルアドレナリンと対照的な役割を示すことが示されている。特に行動に関しては，多くの実験で，行動を亢進させる働きがあることが示されている。そのことから，ドーパミンは報酬系の神経伝達物質ではないかと推測されていることは前述の通りである。

　セロトニン神経系は，中脳に散在している縫線核という神経核を始点にして，アミン系神経の中でも特に広範囲に神経線維を延ばしている。縫線核からは大脳だけでなく脊髄へもセロトニン神経が延びているが，その役割ははっきりしていない。散在している縫線核のうち，正中縫線核と呼ばれるグループに属する神経からは，海馬や中隔野あるいは扁桃体に神経線維が延びている。背側縫線核と呼ばれるグループからは，視床，前頭皮質，線状体などに神経線維が延びている（**図2-17**）。また縫線核からセロトニン神経線維が青斑核に向けて出力されている。

　セロトニンの神経支配が明らかになった当時は，脳内の機能分担に関する解釈が大きく揺れた時期があった。例えば，視床下部にはいくつかの神経核があるが（図2-8），セロトニン神経は（ノルアドレナリン神経やアセチル

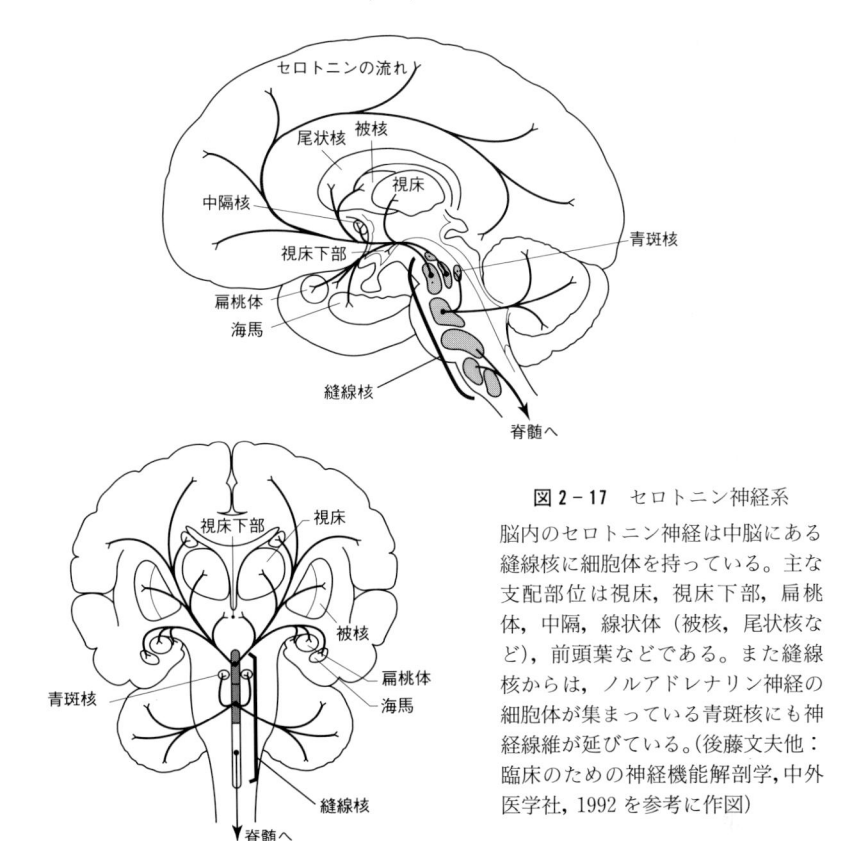

図 2-17　セロトニン神経系
脳内のセロトニン神経は中脳にある縫線核に細胞体を持っている。主な支配部位は視床、視床下部、扁桃体、中隔、線状体（被核、尾状核など）、前頭葉などである。また縫線核からは、ノルアドレナリン神経の細胞体が集まっている青斑核にも神経線維が延びている。（後藤文夫他：臨床のための神経機能解剖学, 中外医学社, 1992 を参考に作図）

コリン神経も同様であるが）それらを突き抜けていることが発見された。そこで、視床下部の各神経核が主体となって各々が担っている生理機能を実行しているのか、あるいはそれらの細胞はセロトニンをはじめとするモノアミン神経系の命令によって動いているのかという議論が当然ながら起こってきた。しかし、その問題は間もなくして、セロトニン神経の起始部である縫線核を選択的に破壊しても、視床下部の機能が保たれるということが証明されて、決着が付いた。

その後に行われた実験においても、セロトニン神経が脳内において特定の役割に携わっているという事実は発見されていない。しかしその一方で、セ

ロトニン神経系が脳神経に対して広く影響を与えていることが実証されてきている。例えば、正中縫線核のセロトニン神経を破壊すると、ラットですくみ行動を抑制することができる。この変化は、背側縫線核のセロトニン神経を破壊しても見られないので、中脳における非特異的な反応ではないことがわかる。逆に正中縫線核を電気刺激すると、すくみ行動が起きないような状況にもかかわらず、ラットはあたかも新奇性刺激を与えられたかのようにすくんでしまう。さらに、セロトニン神経系の機能を亢進させるような薬物を投与されたラットでも、すくみ行動によく似た行動が観察される。セロトニン神経系の機能を減弱させるような薬物を投与されると、新奇性刺激にさらされても、ラットはお構いなしに動き回る。つまり、セロトニン神経は、中隔-海馬系の神経に影響して、その作用を増幅している可能性がある。

　以上の知見は、セロトニンが不安に関与している可能性を示唆している。それでは、臨床的に明らかにヒトの不安を減弱する作用のあるベンゾジアゼピン系薬物は、セロトニン神経系と関係があるのだろうか。その疑問を解くために、ベンゾジアゼピン系薬物を動物に投与して、セロトニンの代謝回転を測定した研究者がいた。彼らによると脳内、特に大脳辺縁系においてセロトニンの代謝回転がベンゾジアゼピン系薬物によって抑制されたという。また、ベンゾジアゼピン系薬物が、縫線核における神経細胞の活動を抑制することも実験的に確かめられている。さらに、動物の行動に見られるベンゾジアゼピン系薬物の抗不安作用は、セロトニンを脳室内に投与することによって阻害される。このような実験結果から、ベンゾジアゼピン系薬物の臨床効果は主に「セロトニン神経系に介在するGABA神経の機能を亢進させることによって、セロトニン神経系の情報伝達を抑制することによるものではないか」と推測されるようになってきている。

　セロトニン神経系の起始部である縫線核は、中脳に広く散在しているので、その数を正確に数えるのは困難である。一方、ノルアドレナリン神経系の起始部である青斑核は、比較的まとまって存在しているので、そこに存在している細胞体の数はカウントしやすい。青斑核にあるノルアドレナリン神

経細胞の数はおよそ数千～数万個と言われている。縫線核にあるセロトニン神経は，青斑核のノルアドレナリン神経よりもさらに少ないのではないかと推定されている。このように数少ない神経の集団が，どうやって100億とも1000億とも言われる脳内の神経細胞に対して広範囲に影響することができるのだろうか。現時点での有力な意見は，まず第一にセロトニン神経が数多くのシナプスを作っていることに関係しているということである。普通の神経細胞が作っているシナプスの数は約1000であるのに対し，セロトニン神経のそれは約10万にも及んでいる。多くの細胞とシナプスを形成するということは1つの神経細胞が数多くの神経細胞に影響を与えることを物理的には可能にしている。またもう1つの意見として，セロトニンは放出されたシナプスだけに働くのではなくて，他の細胞にも影響を与えると言われている。ホルモンが血中を漂って標的臓器に行き着くように，セロトニンも脳内を漂って広範囲の神経に影響を与えるという学説がある。セロトニン神経のシナプスは，他のアミン神経と違って，シナプスがあまりタイトにできていないと言われている。そのために，セロトニンがシナプスから外に漏れて，遠くの神経細胞に発現しているセロトニン受容体に結合する可能性があるとも言われている。ある研究によると，セロトニンを放出する神経終末のおよそ10％しかシナプスを形成していないと報告されている。それが事実だとすると，セロトニンはシナプス後細胞に対して局所的に放出されるのではなくて，むしろ広範囲な脳に向けて分泌されているのではないかと推測することができる。しかし，最近になって，異なる方法を用いた研究が行われ，そちらの結果ではセロトニン神経終末の約90％がシナプスを形成しているとされている。この件に関してはまだまだ決着が付いていない。

　セロトニン受容体には数多くのサブタイプがあることは第1章で紹介した（表1-2）。それぞれがどのような生理機能と関係してるのかについて最近までにかなり研究が進んできている。それについて**表2-2**にまとめた。このようにセロトニンが多種にわたる生理機能に関係しているのは，受容体のサブタイプによって脳内分布が異なっているからだと考えられる。

表 2-2

セロトニン受容体サブタイプ

サブタイプ	脳内分布	関連する生理機能	関連する精神・行動
5-HT$_{1A}$ (細胞体・樹状突起の自己受容体)	海馬 大脳辺縁系	セロトニン症候群 セロトニンの合成 　(海馬の自己受容体) 血圧の低下(高血圧の場合のみ) 体温の調節(種属差がある) 痛覚 グルタミン酸遊離を抑制	不安、うつ、攻撃性 性行動の亢進 (♂ラット、ヒトは不明) 性行動の低下 (♀ラット、ヒトは不明) 摂食行動
5-HT$_{1B}$ (神経終末部の自己受容体)	海馬・線状体 小脳 大脳辺縁系 (齧歯類のみで発見されている)	勃起	摂食行動 攻撃性
5-HT$_{1D}$ (神経終末部の自己受容体)	黒質 海馬 縫線核 脳動脈	脳動脈収縮 (ヒトでは偏頭痛の原因)	
5-HT$_{1E,1F}$	大脳皮質 線状体・扁桃体	クローン化されたばかりで詳細は不明	
5-HT$_{2A}$	大脳皮質 線状体・海馬	血管平滑筋収縮 気管支・子宮収縮 血小板凝集 毛細管の透過性の亢進 中枢神経細胞内のフォスファチジルイノシトール代謝回転の亢進縫線核、側座核での発火頻度の亢進(ラット) 皮質での発火頻度の亢進 (モルモット) エンドルフィン、コルチコトロピン、黄体化ホルモン遊離 プロラクチンの遊離(サル)	LSDの幻覚作用に関与 (選択的セロトニン2A受容体遮断薬が抗精神病薬として期待されている) 食欲の低下 常同行動
5-HT$_{2B}$	消化器(特に胃底部) 心臓 腎 肺 脳	平滑筋収縮	片頭痛 不安 うつ 睡眠 摂食行動
5-HT$_{2C}$	脈絡叢 辺縁系 線状体	脳脊髄液の調節	摂食行動(拒食) 不安 強迫行為 睡眠 社会的接触の低下 片頭痛
5-HT$_3$	大脳皮質 海馬 扁桃体 末梢神経(交感神経,副交感神経,腸神経系,知覚神経) 脊髄	膜の脱分極 　Na^+とK^+濃度の上昇 　→Ca^{2+}濃度の上昇 (交感神経・副交感神経から神経伝達物質を遊離) 徐脈、血圧低下、嘔吐 呼吸関連反射	様々な精神病 不安 認知 記憶 薬物依存からの離脱 摂食

サブタイプ	脳内分布	関連する生理機能	関連する精神・行動
5-HT4	消化器（特に腸） 心臓 線状体 海馬・視床	嘔気 胃酸分泌 消化管収縮 心機能（頻脈）	感情 精神病（？） 協調運動 認知 視覚、聴覚 学習・記憶
5-HT5A, 5B	海馬など	クローン化されたばかりで詳細は不明	
5-HT6	尾状核 破殻	クローン化されたばかりで詳細は不明	
5-HT7	視交叉上核		概日リズム（選択的セロトニン7受容体遮断薬が抗精神病薬として期待されている）

注）表中ではセロトニンを5-HTと記した。

　抑うつ状態に関しては，残念ながら現在のところ神経心理学的な研究はあまり進んでいない。その大きな理由の1つは，適当な動物モデルがないことである。第3章で出てくるが，レセルピンという薬物は動物に投与するとあたかもうつ状態に陥っているかのように動かなくなる。レセルピンを投与されたヒトのうち，約10人に1人がうつ状態になることから，レセルピンを投与されたラットはうつ病の良いモデルのように思われる。しかし，レセルピンを投与されたラットの脳内では，セロトニンの代謝回転が遅くなることやセロトニンの貯蔵量が減少することが観察されるものの，それは脳内全体で観察される現象であるので，いったい脳のどの部位におけるセロトニンの枯渇がうつ状態に関係しているのかはさっぱりわからない。また，実験的にうつ状態を作り出す工夫もいろいろされてはいるが，残念ながら現在行われているいずれの方法も，忠実にうつ状態を再現しているとは認め難い。動物の行動から喜びや怒りを推測することは可能だとしても，落ち込んでいるかどうかを判断するのは大変難しいからである。また，脳の各部位を破壊したり電気刺激しても，局所的にうつ状態に結びついていそうな脳部位は見つかっていない。さらに，臨床的に明らかにうつ病に効果のある抗うつ薬は存在するが，抗うつ薬は健常人が服薬しても大した効果を示さないことから，正常なラットに投与しても，それによって観察される行動の変化にはあまり意

味がないように思える。そこで，うつ病のモデルラットに投与する実験が数多く試みられてきたが，抗うつ薬の種類によって反応が大分違い，共通した行動変化は見いだされていない。このように，うつ病の動物モデルは不安の動物モデルに比べ信頼性に乏しいと言わざるをえない。

　脳内において辺縁系が情動に関与していることを説明してきたが，セロトニン神経系は辺縁系に少なからず影響を与えていることから，セロトニンが情動に深く関わっている可能性は強いと言えよう。実際に，セロトニン神経系に作用する薬物が臨床的に大変有用であることも，そのことを裏づけている。次の章では，セロトニンが実際の臨床でどう扱われているかについてお話ししたい。

参考文献

1) 石浦章一編：わかる脳と神経, 羊土社, 1999年.
2) 伊藤眞次, 熊谷朗, 出村博：情動とホルモン, 中山書店, 1997年.
3) 伊藤正男監修,.松本元編:別冊日経サイエンス;脳と心, 日経サイエンス社, 1993年.
4) ウェイド N／木挽裕美訳, 養老孟司解説：心や意識は脳のどこにあるのか, 翔泳社, 1999年.
5) エーデルマン GM／金子隆芳訳：脳から心へ；心の進化の生物学, 新曜社, 1995年.
6) エックルス JC／伊藤正男訳：脳の進化, 東京大学出版会, 1990年.
7) NHK 取材班：驚異の小宇宙・人体II；脳と心3；人生をつむぐ臓器［記憶］, 日本放送出版協会, 1993年.
8) NHK 取材班：驚異の小宇宙・人体II；脳と心4；人はなぜ愛するか［感情］, 日本放送出版協会, 1994年.
9) NHK 取材班：驚異の小宇宙・人体II；脳と心（別巻）ビジュアル脳と心のデータブック, 日本放送出版協会, 1994年.
10) 大島清監修, 山下篤子訳：イミダス特別編集：ここまでわかった脳と心, 集英社, 1998年.
11) 大村裕, 中川八郎編, 堀哲朗著：ブレインサイエンスシリーズ6；脳と情動—感動のメカニズム, 共立出版, 1991年.
12) 苧阪直行：脳と意識, 朝倉書店, 1997年.
13) 小野武年：別冊日経サイエンス；脳と心, 1993年
14) カーペンター MB／近藤尚武, 千葉胤道訳：神経解剖学（第8版）, 西村書店, 1995年.
15) クリック F／中原英臣, 佐川俊訳：DNAに魂はあるか；驚異の伝説, 講談社, 1995年.
16) グレイ JA／八木欽治訳：ストレスと脳, 朝倉書店, 1991年
17) 計見一雄：脳と人間, 三五館, 1999年.
18) 後藤文夫, 天野隆弘：臨床のための神経機能解剖学, 中外医学社, 1992年.
19) 篠本滋：脳のデザイン, 岩波書店, 1996年.
20) ジョンソン J／鈴木晶訳：記憶のメカニズム；ニューロン・A1・哲学, 河出書房新社, 1995年.
21) Scoville WB et al : J Neurol Neurosurg Psychiatry, 第20巻, 1957年.
22) 立花隆：脳を極める, 朝日新聞社, 1996年.
23) チャーチランド PM／信原幸弘, 宮島昭二訳：認知科学, 産業図書, 1998年.
24) 中村重信編：神経伝達物質 update, 中外医学社, 1998年.
25) 日本生物学的精神医学会編:神経心理学と精神医学, 学会出版センター, 1996年.

26) ヒューズ A／西村顕治訳:細胞学の歴史;生命科学を拓いた人々,八坂書店,1999 年.
27) ブンゲ M／黒崎宏,米澤克夫訳:精神の本性について,産業図書,1982 年.
28) ポスナー MI, レイクル ME／養老孟司,加藤雅子,笠井清澄訳:脳を観る―認知神経科学が明かす心の謎,日経サイエンス社,1997 年.
29) 松村道一:ニューロサイユンス入門,サイユンス社,1995 年.
30) 松本修文:シリーズ・ニューバイオフィジックス 9;脳と心のバイオフィジックス,共立出版,1997 年.
31) 丸山工作,岩槻邦男,石川純一編,佐藤真彦著:生物化学入門コース 6:脳・神経と行動,岩波書店,1996 年.
32) 八木剛平,田辺英:精神病治療の開発思想史―ネオヒポクラティズムの系譜―星和書店,1999 年.
33) 山鳥重:神経心理学入門,医学書院,1985 年.

第3章 セロトニンと精神科治療薬

「メランコリーは最も悲惨な病のひとつである」
「経験はだまされやすい」

——ヒポクラテス——

　「医学の父」と呼ばれるヒポクラテスは，脳によって心は作られるという理論をうちたてたことでも有名だが，天才的な臨床家として，精神病が最もつらい病気であることも見逃さなかった。また彼は，治療者に対して，経験だけを頼ってはならないと説いた。ヒポクラテスの姿勢はガレノスによって引き継がれ，メランコリーは体液中に黒胆汁が蓄積することによって起こるという仮説がたてられた。この仮説は，今日でもうつ病の内分泌異常仮説として引き継がれていると言えるであろう。

精神科の治療薬は，必ずしも理論に基づいて開発されてきたものばかりではない。初期の薬は，作用機序もわからずに使われていた。逆に，基礎的な研究が，医薬品がどうして効果を発揮するのかを探るところから始まったと言えなくもない。しかし今日われわれが共有することのできる科学の知識は十分蓄えられてきている。これからは基礎研究と臨床が手を組んで進歩していく時代になるであろう。

　そうは言っても，現実の臨床場面は非常に人間くさい現場である。科学が進歩しても，あいかわらずうつ病の患者さんは家族から怠け者扱いされたり，精神分裂病の患者さんは社会から差別的な目で見られたりしている。また薬を作る製薬会社には営利集団という側面があるので，科学性の追求ばかりもしていられない。実際の治療も，科学的な側面を優先させることが必ずしも最善の結果に結び付くとは限らない。精神科の治療では，適切な処方よりも，気の効いたアドバイスの方がずっと効果的であることは珍しくない。しかし，逆に考えてみると，わずか数ミリグラムの薬物が，適切な精神療法や場合によっては理解のない家族の代わりをしたり，社会的弱者を社会に戻すことに貢献できるというのもすごいことなのではないだろうか。

　それでは精神科の治療薬は，抑うつ，不安，分裂病に対して，どのように効果を発揮できるのだろうか。本章では，最新のセロトニン関連薬物の作用機序や実際の利用方法などを通して，そのことについて述べる。そして，人間くさい臨床の科学的側面に焦点をあててみようと思う。

第1節
選択的セロトニン再取り込み阻害薬
（SSRI）

　SSRIは新世代の抗うつ薬として大きく期待されている。従来の抗うつ薬の欠点であった口渇，便秘，心電図異常などの有害な副作用をほとんど引き起こさない。さらに大量服薬の際も概して安全である。そのため欧米ではうつ病治療の第一選択薬として用いられることが多い。また，これまでの薬物では十分な効果が得られなかった強迫症状や過食症の治療にも有効である。欠点は，薬物代謝に関する酵素の作用を阻害するものが多いので，他の薬との飲み合わせに注意が必要なことである。

SSRIが投じた大きな一石

　新聞やテレビでバイアグラ（一般名シルデナフィル；インポテンツの治療薬）の広告を見て驚かれた人もいるであろう。その広告は直接的な表現は避けながらも，「インポテンツには治療薬があるので医師に相談してください」という内容で，患者さんが病院へ行くことを勧めていた。実はこの方法はイーライ・リリー社がフルオキセチンというSSRI（アメリカ合衆国での商品名をプロザックという）を販売する時に採った戦略であった。それまでの医薬品の宣伝というと，医学雑誌に広告を載せて，処方する側の医師に名前と特徴を覚えてもらうのが主な目的であった。しかし同社は，フルオキセチンの安全性と有効性を直接消費者の側に訴えかけた。その宣伝効果のためか，アメリカ合衆国では患者さん自らがフルオキセチンの処方を求めて病院に来ることも珍しくないらしい。そのためフルオキセチンは，潜在的な市場を掘り起こすことにも成功したと言われている。

　本章の冒頭で触れたメランコリーとは，うつ病のことである。最近の調査では生涯有病率が10～30%と言われ，ありふれた病気である。しかし患者さんは抑うつ感や自責の念によって強く苦しめられる。うつ病そのものは可逆的であるが，自殺やアルコール依存症へ発展しやすいなどの問題があるので，適切な治療が必要である。ところが，うつ病患者さん自身は治療を受けたがらないことが多い。SSRIが登場する以前のアメリカ合衆国では，大うつ病の患者さんの約3分の1が医療機関を受診していなかったという[1]。さらにイギリスのデータによると，うつ病の患者さんが家庭医などのプライマリケアを訪れたとしても，その約半数がうつ病であることを見落とされていたという[2]。その理由の1つとして，患者さん自身が自らの病気を精神病ではなく，体の病気だと思いたがるということもあげられるのではないだろうか。SSRIの登場によって，これらの数字がどう動いていくのか注目したい。SSRIがプライマリケアにおけるうつ病の認識を向上させたと考えてい

る専門家は多いのである。

　ただし日本の場合は，もともと抗うつ薬の売り上げが欧米のそれに比べて1桁少ない。その数字は，日本には適切な治療を受けていない潜在的なうつ病患者さんが欧米に比べさらに数多く存在していることを示唆している[3]。世界的には1998年における薬の売上額のベスト10に抗うつ薬が3つ入っている（すべてSSRIである）のに対し，同年の日本市場ではベスト100にすら抗うつ薬が1つも入っていない[4]。日本人は何とがまん強いのだろうと感心してばかりはいられない。日本は，先進国の中で自殺による死亡者が群を抜いて多い。1999年には，約3.5万人が自殺により死亡し，そのほとんどでうつ状態を伴っていたと考えられている。日本でも潜在的うつ病患者さんの発掘にSSRIが一役かってくれることを期待したい。

　フルオキセチンの世界レベルでの売り上げは，1996年に全医薬品中で第5位となり，1998年には第3位にまで上昇している[5]。うつ病の患者さんには，封建的で新しいものに対する警戒心が強い人が多い。そのため，患者さんと医師の間で薬を飲む飲まないでもめることが少なからずある。このような時，筆者は上記の事実を利用させていただいている。患者さんにとっては，「SSRIは，全部の薬の中で3番目に売れているんですよ。高血圧の薬の中で最も広く使われているカルシウム拮抗剤というものよりも売れているんです」という一言の方が，抗うつ薬のメリットを繰り返し説明されるよりも説得力があるようである。またこのように言われると，患者さんとしても「自分の病気が珍しいものではない」ということを認識できて安心されるようである。

　今日，SSRIは世界的に大変ポピュラーな薬であるが，なぜか日本での販売開始は欧米に比べ約16年も遅れてしまった。1999年5月25日にようやく日本でもフルボキサミンが藤沢薬品よりルボックスという商品名で，また同時に明治製菓よりデプロメールという商品名で販売されるようになった。SSRI後進国になってしまった日本においては，発売が遅れた理由に関して討論することも必要であるが，欧米における長年の治療効果や安全性につい

てのデータを学び，もし誤りがあったならばそれを繰り返さないようにすることが肝心であろう。

大きな期待をもって市場に迎えられたこともあってか，一部ではSSRIが，まるで万能薬であるかのように扱われている。確かに現在のアメリカ合衆国ではSSRIが年間約36億ドルも売られている[6]という事実を見ると，それも致し方ないことのように思える。全世界的にも，抗うつ薬の売り上げの約80％がSSRIである。つまり，ほとんどのうつ病患者さんの治療はSSRIを用いて行われているとも言える。だが，本当に一律にSSRIを投与すればいいのだろうか。大規模ないくつかの研究によって，SSRIを服用しても約30％以上の患者さんでは効果がみられないということがわかった。この数字だけを見ると，従来の抗うつ薬で言われてきたことと大差がない。このことからだけでも，SSRIは決して万能薬ではないということがわかる。

それではなぜここまでSSRIが売れているのだろうか。SSRI先進国の向精神薬の売り上げ動向を分析してみると，いろいろな光と影の部分が見えてくる。それを表3-1-1にまとめてみた。まず第一におもしろいのは，この

表3-1-1

市場分析からみたSSRIの光と影

光
- 患者さんが名指しで処方を希望した（宣伝効果？）
- 依存症を形成しやすいベンゾジアゼピン系薬物にとってかわってきた
- プライマリケアを担当する医師が好んで処方した（うつ病に対する意識の向上）

影
- プライマリケアを担当する医師が，従来の抗うつ薬を適切に処方できれば，これほどSSRIが売れたであろうか
- SSRIは薬価が高いので医療費の上昇につながる可能性がある
- 日本の医師は多剤を併用して処方する傾向があり，また日本人はアメリカ人に比べ薬嫌いな人が多いので，SSRIが海外ほど普及するであろうか

ようにSSRIが売り上げを伸ばしているにもかかわらず，従来の抗うつ薬の売り上げはほとんど減少していないらしいということである．SSRIが登場してから売り上げが減少しているのは，むしろベンゾジアゼピン系薬物である．したがってSSRIは，従来の抗うつ薬よりも，むしろベンゾジアゼピン系薬物にとって代わってきた薬物と言えるかもしれない．多くの患者さんがベンゾジアゼピン系抗不安薬を投与される代わりにSSRIを投与されていたとすると，彼らはベンゾジアゼピン系抗不安薬による薬物依存の危険から救われたとも言える．ベンゾジアゼピン系薬物の有害性についてはセロトニン1Aアゴニストの節で詳しく論ずる．ただし最近では，特にアメリカ合衆国を中心に，SSRIにも精神的な依存性があることを指摘する専門家もいる．

　SSRIが登場する以前のアメリカ合衆国で，いわゆるプライマリケアにおいてどのようなうつ病治療が行われているかという調査がなされた．それによると，十分な量の抗うつ薬が投与されていた患者さんは，薬物療法が必要と思われる人のうち，およそ10分の1にすぎなかった．イギリスの一般開業医によるうつ病治療を調査した研究においても，約40％の患者さんが適切な投与量より少ない量の抗うつ薬しか処方されていなかった[7]．それらの事実は，プライマリケアを担当する医師が，抗うつ薬の使い方に関して知識が不十分か，あるいは患者さんのうつ状態を実際より軽く評価してしまうことを意味しているのであろうか．確かにそういう意見もある．しかし，従来の抗うつ薬を十分量投与できない最大の理由は，有害な副作用が強くて患者さんが必要な量を飲むのに耐えられないからだと分析する専門家もいる．現実に抗うつ薬を十分量投与しないという傾向は，精神科以外の医師に限ったことではなく，精神科の専門医による治療においてさえも見られるという[7]．

　一方，SSRIは，一般的に有害作用が出にくい上に，個々の症状によって用量をあまり変える必要がなく，決められた投与量を処方すればだいたい同じような効果が得られる．このことは，プライマリケアを担当する精神科専門医以外の医者にとっては大変ありがたいことである．簡単で便利という単

純明快な理由を，現在SSRIが抗うつ薬の中で圧倒的シェアを占めるに至った原因の1つにあげる専門家は多い。

　SSRIはバイアグラと並び「生活改善薬」として一部のマスコミで取り上げられたこともあるため，アメリカ合衆国では「よりよく生きたい」「性格を変えたい」という明らかに安易な理由で処方を求める人たちもいるという。たとえ，うつ病であったとしても，軽症の場合はSSRIを投与することに治療的意味があるかどうかを疑問視する意見は多い。一部では，必要のない人までも宣伝効果に踊らされてSSRIを服用している可能性を懸念する声もある。さらに懐疑的な意見を述べると，アメリカ合衆国におけるSSRIの薬価は他の抗うつ薬に比べてかなり高く設定されている。こういうことは本来はあってはならないことであるが，意識的にしろ無意識的にしろ医師が経済的理由で処方している場合も全くないとは言いきれないだろう。薬価に関する問題は日本においても同様である。このような陰の部分もSSRIの売り上げに貢献している可能性がある（表3-1-1）。

　フルボキサミンは，日本でも販売開始以来好調な売り上げ成績を残している。藤沢薬品と明治製菓は，2～3年後に両社あわせて年間100億円を売り上げることを目標としていたが，初年度ですでにそれを達成しそうな勢いらしい。しかし日本ではSSRIを用いた治療が始まったばかりである。まずは日本独自の安全性と有用性のデータを積み重ね，従来の抗うつ薬との使い分けなどの討論が行われることが急がれる。1999年4月17日付のPharmaceutical Journalでは，現在の全世界におけるSSRIの売り上げは行き過ぎであると論じられている。同誌によるとフルオキセチンの売り上げは，1998年の3位から特許が切れる2002年には7位に落ちるであろうと予想されている。今後われわれ日本の医師は，国内の臨床データとともに世界的な動向も冷静に見守る必要があると思われる。

SSRI が登場した背景

　はじめての本格的な抗うつ薬は，イミプラミンという薬物であった。この薬は今日でも日常的に用いられている。もともとイミプラミンは，当時初めて精神科に本格的な薬物療法をもたらしたといわれるクロールプロマジンを化学的に模倣して作られた。クロールプロマジンは精神分裂病の治療薬であったため，イミプラミンも最初は精神分裂病に対して試された。しかし精神分裂病に対する効果はなく，そのかわり試しに使ってみたうつ病患者さんには著明な効果があった。イミプラミンが使われ始めた頃は，その作用機序などわかっていなかった。そのため，後続の抗うつ薬の開発は似たような構造式の化合物を合成するという方針で行われた。結果として，その後しばらくの間に開発された抗うつ薬は，すべてイミプラミンと同じ三環構造を持っていたことから，それらは三環系抗うつ薬と総称されている（図 3-1-1）。

　三環系抗うつ薬の薬理作用がはっきりとしてきたのは，1900 年代半ばに

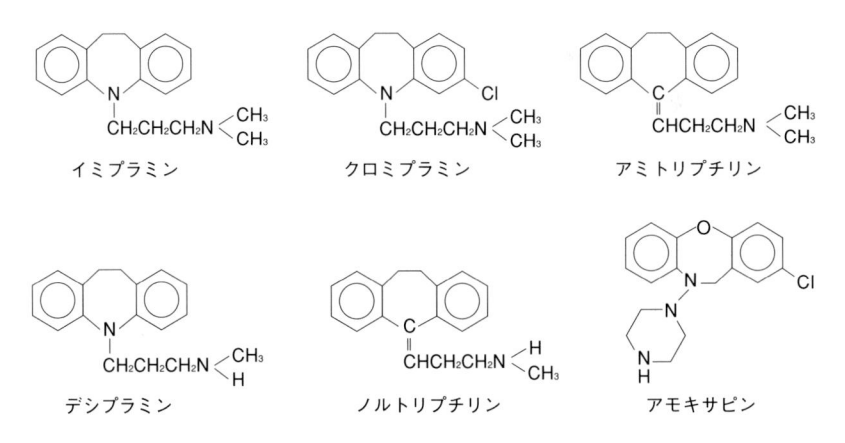

図 3-1-1　代表的な三環系抗うつ薬

　三環系抗うつ薬は古典的な薬ではあるが，こと抗うつ効果だけに関して言えば，これに明らかに優るものはいまだかつて見つかっていない。三環系抗うつ薬は，特徴的な三環構造（ベンゼン環を 3 つ連ねた構造）を持つことから，そう呼ばれている。

なってからである。三環系抗うつ薬は細胞膜を通過しないので，神経細胞に効果を及ぼすためにはまずその表面に存在する細胞膜タンパク質に結合することが必要であると考えられる。三環系抗うつ薬が結合する主な部位は，トランスポーターと呼ばれるノルアドレナリンやセロトニンを放出した神経細胞が再びそれらを細胞内に取り込む装置である（図1-23）。さらに後シナプス神経細胞膜にあるアセチルコリン，アドレナリン，ヒスタミン，ドーパミンなどの各神経伝達物質の受容体にも結合する。これらの神経伝達物質のうち，セロトニンとノルアドレナリンがうつ病と関連しているらしいということは以前よりわかっていた。そのため三環系抗うつ薬の抗うつ効果は，セロトニンとノルアドレナリンのトランスポーターに結合して，これらの物質をシナプス前神経細胞へと取り込むことを阻害する作用と関連しているのではないかと推測されるようになった。

　もともとノルアドレナリンやセロトニンがうつ病と関連して注目され始めたのは，レセルピンという高血圧の治療薬を服用中の患者さんに自殺する人が相次いだことに端を発している。ラットにレセルピンを投与するとほとんど動き回らなくなる。この行動変化は，あたかもうつ病患者の行動量の低下を想像させるものであった。レセルピンが脳内のノルアドレナリンとセロトニンを枯渇させることはわかっていたので，このことが自殺や行動量の低下と関係しているのではないかと考えられるようになった。逆に脳内のノルアドレナリンやセロトニンの濃度を上げるモノアミン酸化酵素阻害剤が，うつ病患者の症状を改善し，ラットに興奮状態を引き起こすこともわかった。

　うつ病の原因が，脳内のセロトニンやノルアドレナリンの枯渇であると仮定すると，それを治療する方法として最も単純な発想は，不足した物質を直接補うというものである。しかしセロトニンそのものは全身性に投与されても，血液脳関門を通れないので神経細胞に到達しない。そこでセロトニンの前駆物質で神経細胞に取り込まれてセロトニンに代謝されるトリプトファンを投与するという治療法が，1960年代の欧米でさかんに試みられた。この治療はうつ病に対して確実に効果があることが認められた。しかしトリプト

ファンによる治療は，好酸球増多症やその他の重篤な有害作用を引き起こすことがわかったためすたれてしまった。

　不足したセロトニンやノルアドレナリンを直接補おうという試みとほぼ同時期に，脳内にもともとあるセロトニンやノルアドレナリンの代謝を遅らせようという治療法も試みられた。セロトニンやノルアドレナリンはモノアミン酸化酵素によって失活することが発見されたことから，この酵素の阻害作用を持つ薬がうつ病に効果があるのではないかと考えられた。実際にモノアミン酸化酵素阻害薬は，すぐれた抗うつ作用を示した。しかし，この薬物も有害作用が強かった。そのうち特に有名なのはビール・チーズ症候群と呼ばれるものであった。欧米人の好むブルーチーズなどに大量に含まれるチラミンは，普通は肝臓のモノアミン酸化酵素によって代謝される。しかしモノアミン酸化酵素阻害薬を服用している患者さんでは，肝臓でチラミンの代謝が行えない。そのために過剰のチラミンが体内を循環し，ノルアドレナリン神経に取り込まれる。するとチラミンと置換される形でノルアドレナリンが血中へ大量に放出され，一気に血圧が上昇することがある。それを防ぐために，この薬を投与されている患者さんは厳しい食事制限を受けなければならず，結果として著しく日常生活が束縛されることになった。その上，重篤な肝障害が引き起こされることがあることもわかり，この治療薬も次第にすたれていった。ただし最近になって，ビール・チーズ症候群や肝障害を引き起こさない改良型のモノアミン酸化酵素阻害薬が開発されていることを付け加えておく。

　トリプトファンやモノアミン酸化酵素阻害薬に比べると，イミプラミンは使い勝手がよく効果もひけをとらなかった。そのため時が経つにつれて，イミプラミンが次第にうつ病治療の主役を担うようになってきた。イミプラミンの薬理学的作用機序は，セロトニンやノルアドレナリンのトランスポーターを阻害する作用と関連しているのだろうと考えられているということはすでに述べた。これらの神経伝達物質は，放出した神経細胞に再び取り込まれた後にモノアミン酸化酵素によって代謝されるので，イミプラミンは結果的

に脳内の両伝達物質の濃度を高めるであろうと考えられた。

しかしイミプラミンは，作用部位の選択性が低いためにトランスポーターだけではなく各種受容体などにも結合して，本来の目的とは異なる様々な作用を発揮する。例えばムスカリン性アセチルコリン受容体に結合することによって，口渇や便秘などの有害作用を引き起こす。そのために患者さんはなかなか十分な量の薬物を服用できなかったり，服薬を中断してしまい再発を招くということも少なくない。抗うつ薬の有害作用については後で詳しく述べる。さらに大きな問題点として，イミプラミンは大量服薬した場合に心停止を招くため，大変に危険であった。ちなみに代表的な三環系抗うつ薬であるイミプラミンやアミトリプチリンは 1,500 mg で致死的であるのに対し，SSRI であるフルボキサミンは一度に 9,000 mg 服用しても安全だと言われている[8]。過量服用による中毒症状についてイギリスで行われたある調査によると，100 万処方件あたりの致死的中毒者数は，三環系抗うつ薬（34％）やモノアミン酸化酵素阻害薬（8％）に比べて，SSRI（2.02％）は最も低いと報告されている[9]。

三環系抗うつ薬の欠点を補うために，第 2 世代の抗うつ薬として四環系抗うつ薬が開発された。四環系抗うつ薬は，有害な作用が少ないという点ではある程度満足のいくものであった。しかし，薬理学的にはノルアドレナリンあるいはセロトニントランスポーターに対する選択性が，他の結合部位に比べて著しく高いとは決して言えるものではなかった。そのため，より純粋な薬理作用を有する薬物の開発が進められた。ストラテジーは 3 つ考えられた。1 つは選択的にセロトニンの取り込みを阻害する薬（SSRI），もう 1 つは選択的にノルアドレナリンの取り込みを阻害する薬，さらには選択的にセロトニンとノルアドレナリンの取り込みを阻害する薬（選択的セロトニン・ノルアドレナリン再取り込み阻害薬；SNRI）を開発することであった。

1977 年に合成されたフルボキサミンは，ノルアドレナリンの再取り込み阻害作用はほとんどなく，選択的にセロトニンの再取り込みを阻害する薬であった。この物質をうつ病患者さんに投与してみたところ，三環系抗うつ薬

とほぼ同様の抗うつ作用があることがわかった。この事実は当初かなりの驚きを研究者の間に引き起こしたと聞いている。というのも，三環系抗うつ薬の抗うつ作用には，セロトニンとノルアドレナリンの両方の取り込み阻害作用が関与していると考えていた研究者が多かったからである。一方，ノルアドレナリン再取り込みを選択的に阻害する薬には，明らかな抗うつ作用を見出すことができなかった。

その後いくつかのSSRIが競って開発された。それらは**図3-1-2**に示されたように，互いに全く異なる構造式を持っている。それは三環系あるいは四環系抗うつ薬が，全て類似の構造式を持っているのとは対照的である。このことはSSRIが薬によって異なる有害作用を持つことなどと関係しているのかもしれない。SSRIの多様性については後述する。SSRIが開発された時期は，三環系抗うつ薬が開発された時期と比べて薬理学的研究が各段に進歩していた。そのため研究者は，化合物の化学構造式にとらわれることなくセロトニン再取り込み阻害作用のある薬を開発することができたため，結果

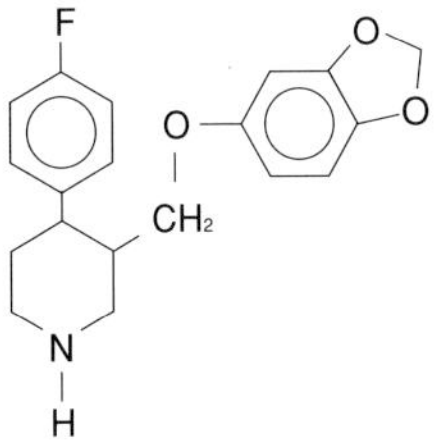

パロキセチン 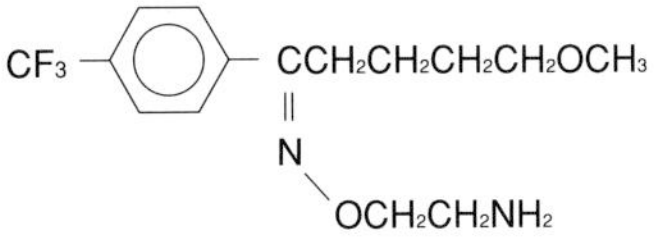　　　フルボキサミン 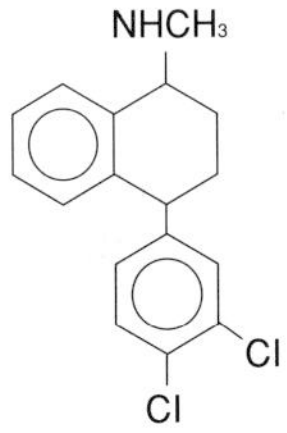　　　セルトラリン

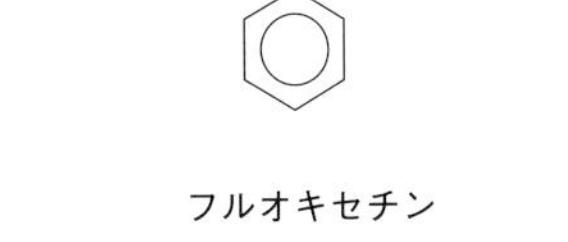

フルオキセチン 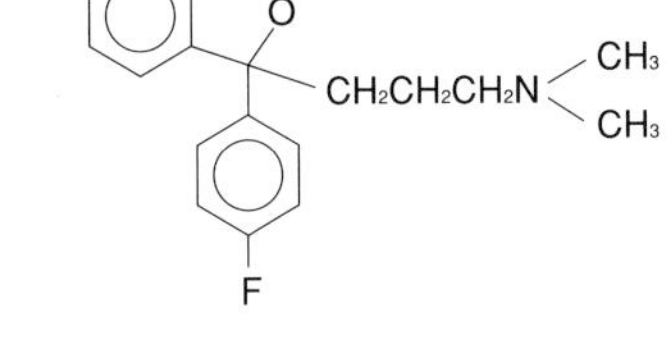　　　シタロプラム

図3-1-2

として各 SSRI はユニークな構造式を持つことになった。

　フルボキサミンは 1983 年にスイスで初めて認可されて以来，欧州各国で発売されている。それから遅れること 5 年，1988 年にアメリカ合衆国で前出のフルオキセチンが発売となった。日本では前述のように 1999 年 5 月に初めての SSRI としてフルボキサミンが発売された。現在フルボキサミン以外の SSRI としてはパロキセチンとセルトラリンが近い将来臨床場面に登場してくるものと思われる。

SSRI の登場でうつ病治療はこう変わる

　気分障害は，躁病を伴う双極性と伴わない単極性の大きく 2 つに分類される。双極性うつ病の薬物療法は気分安定薬が主役となるので，本節で取り扱う"うつ病"は躁病相のないいわゆる"単極性うつ病"をさすことをあらかじめご了承願いたい。

　ところで，精神科に限ったことではないが，これまでの日本における医学研修は，新人が先輩医師のやり方を真似るという方法で行われてきた。そのため研修を受けた医療機関によって医師の治療方針が異なるということも珍しくなかった。このような経験主義的な方法がはたして合理的かどうかという批判があり，最近は「客観的・実証的なデータに基づいて医療を行うべきである」という考え方が急速に広まりつつある。いわゆる Evidence Based Medicine（EBM）と呼ばれるものである。図 3-1-3 は EBM の考えに基づいて，日本人の研究者達によって作られたうつ病治療のための薬物選択の基準（大うつ病の治療アルゴリズム）である。これによるとうつ病治療の第一選択薬は，三環系または非三環系抗うつ薬あるいはスルピリド（商品名；ドグマチール，ミラドール）のうちのいずれかである[10]。抗うつ薬にベンゾジアゼピン系抗不安薬を併用する方法も認められている。スルピリドの抗うつ作用は，海外ではあまり認知されておらず，抗不安薬であるベンゾジアゼピン系薬物を抗うつ薬と併用するという手法も，欧米に比べ日本でよく用い

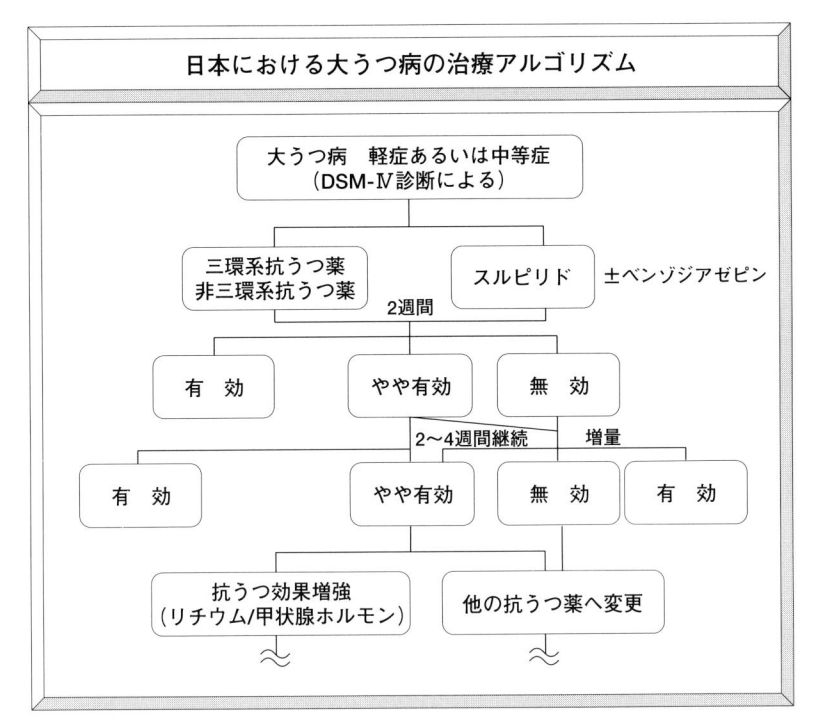

図3-1-3 大うつ病の治療アルゴリズム（日本版）

日本の治療アルゴリズムには，当たり前のことではあるが，まだSSRIが登場していない。三環系あるいは非三環系の抗うつ薬やスルピリドの最初の効果判定は，治療を開始して2週間後に行われる。それに対し，SSRIの効果判定は最低3〜4週間経過を見た後に判断することが推奨されている（図3-1-4参照）。
（精神科薬物療法研究会編：精神分裂病と気分障害の治療手順，星和書店，1998より抜粋）

られる治療法である。これら第一選択薬の効果が不十分な場合は，まず同じ薬物の投与量を増やしてみる。それでも効果が不十分な場合は，リチウムや甲状腺ホルモン（T3あるいはT4）などの補充療法を行う。それでも効果が見られない場合は他剤に切り替える。日本版の治療アルゴリズムによると以上のような流れで治療法を選択していくことがすすめられている。

これに対し，一足先にSSRIが導入されている米国の治療アルゴリズムは

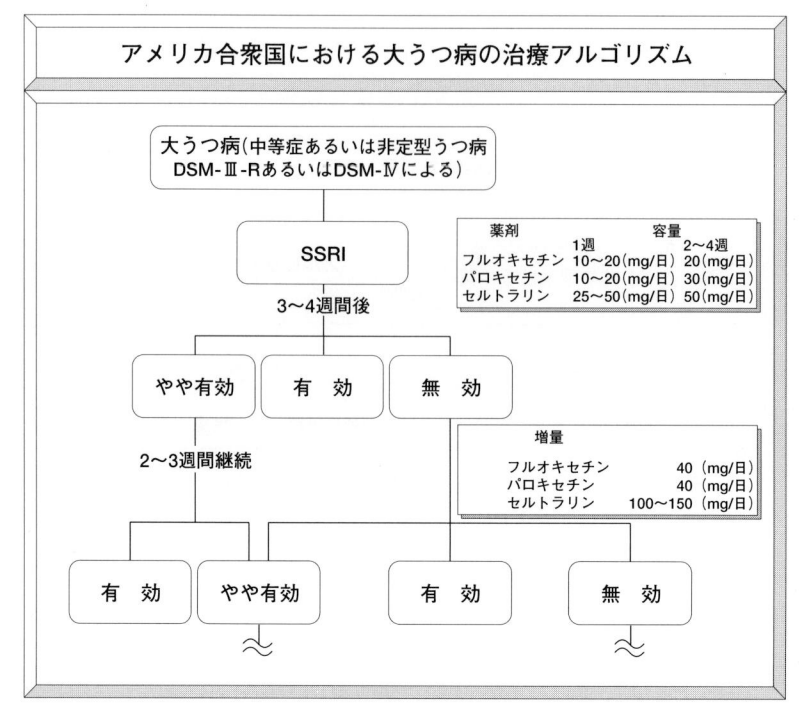

```
┌─────────────────────────────────────────────────┐
│      アメリカ合衆国における大うつ病の治療アルゴリズム      │
│                                                 │
│         ┌─────────────────────┐                 │
│         │ 大うつ病(中等症あるいは非定型うつ病 │                 │
│         │ DSM-Ⅲ-RあるいはDSM-Ⅳによる) │                 │
│         └─────────┬───────────┘                 │
│                   │        ┌──────────────────┐ │
│              ┌────┴────┐   │ 薬剤    容量     │ │
│              │  SSRI   │   │        1週  2〜4週 │ │
│              └────┬────┘   │ フルオキセチン 10〜20(mg/日) 20(mg/日)│
│              3〜4週間後     │ パロキセチン 10〜20(mg/日) 30(mg/日)│
│         ┌─────┬──┴──┬─────┐│ セルトラリン 25〜50(mg/日) 50(mg/日)│
│      ┌──┴──┐┌──┴──┐┌──┴──┐└──────────────────┘ │
│      │やや有効││有効 ││無効 │                      │
│      └──┬──┘└─────┘└──┬──┘  ┌──────────────────┐│
│   2〜3週間継続            │    │ 増量             ││
│         │                │    │ フルオキセチン 40(mg/日)││
│         │                │    │ パロキセチン  40(mg/日)││
│         │                │    │ セルトラリン 100〜150(mg/日)││
│    ┌────┴────┐      ┌────┴────┐└──────────────────┘│
│  ┌─┴─┐ ┌──┴──┐   ┌─┴─┐ ┌──┴──┐                   │
│  │有効│ │やや有効│  │有効│ │無効 │                   │
│  └───┘ └──┬──┘   └───┘ └──┬──┘                   │
│            ≈                  ≈                    │
└─────────────────────────────────────────────────┘
```

図3-1-4 大うつ病の治療アルゴリズム（アメリカ版）
中等病のうつ病に対する第一選択薬はSSRIのうちいずれかである。SSRIの場合は初回投与量を3〜4週間継続し，無効の場合のみ増量するという極めてシンプルな治療計画が立てられることが注目に値する。ただし，投与開始初期に一過性の副作用が出現することがあるので，まず少量で試す期間を設けることがある（詳細は本文を参照）。（精神科薬物療法研究会編：精神分裂病と気分障害の治療手順，星和書店，1998より抜粋）

以下のようになっている（図3-1-4）。外来通院が可能な中等症のうつ病に対する第一選択薬はSSRIである。入院が必要な重症例に対しては三環系抗うつ薬が第一選択薬となっている。軽症うつ病への第一選択薬はベンゾジアゼピン系抗不安薬である。また，軽症の場合は，認知療法やその他の精神療法などの薬物によらない治療も十分効果的であるとされている。これをみるとSSRIの登場が日本の治療アルゴリズムを大きく変えるのは必然と思わ

れる。しかし，従来から言われているように，民族性（遺伝因子など），性格，社会性や習慣の違いなどがあるので，アメリカ合衆国で行われているうつ病治療をそのままそっくり日本人に応用できるかどうかはわからない。綿密に計画された臨床研究を行い，データを蓄積することにより，日本版の治療アルゴリズムの改訂版が作られることが待たれる。

　一般的なうつ病に対する効果という点では，三環系抗うつ薬とSSRIはほぼ同等と考えられている。ただし重症のうつ病に関しては，SSRIよりも三環系抗うつ薬による治療方法の方が確立されているので，従来の方法を用いるべきであるという考え方がアメリカ合衆国などでは一般的なようである。まだ未知な部分が多いのは否めないが，重症のうつ病に関しては，SSRIよりもSNRIに対して大きな期待が寄せられている。しかし一方では，SSRIが三環系抗うつ薬に比べて重症例に有効との報告もある[11]。重症例に対するSSRIの効果については，現在も調査が進んでいる。日本では村崎らによって，重症例や長期化したうつ病にフルボキサミンが有効であったと報告されている[12]。向精神薬の歴史を見ると，開発当初は効果が懐疑的であっても，長く使われているうちに徐々に評価の高まった薬も多い。したがって，他の抗うつ薬で効果のなかった重症うつ病の患者さんに対してSSRIを投与することは，必ずしも否定される治療法ではないと思われる。

　最後に双極性の感情障害（躁うつ病）の治療に関して，リチウムが無効な例でSSRIが効果があったという報告や，双極性感情障害患者のうつ病相の治療にはSSRIを用いた方が三環系抗うつ薬に比べて躁転率を低く抑えることができるという報告がある[13]ことを付け加えておく。ちなみに躁転とは，うつ状態にある患者さんの病状が躁状態に転じることをいう。躁転は，三環系抗うつ薬を投与されている人の方が，プラセボ（比較する薬と同じ外見をしているが，実際には薬物としての成分を含まないもの）を投与されている人より高い確率で起きることが知られている。

副作用に見る SSRI と他の抗うつ薬の違い

　各抗うつ薬の薬理学的な特徴，つまりトランスポーターや受容体に対する親和性の違いは，身体的な影響の相違に強く反映されている。つまり各抗うつ薬の薬理学的特徴を知ることは，各々の薬物が引き起こす有害な副作用を理解することに役立つ。ここでは，この点を中心に解説していきたい。ちなみに中枢神経系，とりわけ精神症状に対する作用の違いは，身体症状ほどクリアカットではない。このことはシステムとしての脳の複雑性を証明する1つの証拠なのかもしれない。

　何度も出てきているように，SSRI はセロトニントランスポーターの機能を選択的に阻害する薬物である。一方，三環系抗うつ薬は，①セロトニン再取り込み阻害作用，②ノルアドレナリン再取り込み阻害作用，③ドーパミン再取り込み阻害作用，④アドレナリン $α_1$ 受容体アンタゴニスト作用，⑤ムスカリン性アセチルコリン1受容体アンタゴニスト作用，⑥ヒスタミン1受容体阻害作用，⑦ドーパミン1受容体アンタゴニスト作用，⑧セロトニン2受容体アンタゴニスト作用の主に8つの作用を持つ。各々の作用によってもたらされる生理機能を表3-1-2にまとめた。

　まず，①セロトニン再取り込みの阻害作用によってもたらされる有害な作用は，消化器症状，不安，性機能障害，錐体外路症状，セロトニン症候群などである。これらについては SSRI の使用上の注意の項で詳細に解説する。セロトニン再取り込み阻害作用が強いのは，SSRI の他にクロミプラミン（商品名；アナフラニール），イミプラミン（商品名；トフラニール，イミドール），アミトリプチリン（商品名；トリプタノール，ミケトリン，ラントロン）などである。

　②ノルアドレナリン再取り込み阻害作用に関する有害な作用には，振戦，頻脈，性機能障害（勃起不能，射精やオルガスムスの遅延など），血圧の変動などがある。ノルアドレナリン再取り込み阻害作用の強い抗うつ薬は，デ

表 3-1-2

各抗うつ薬の薬理学的作用部位と関連する生理作用

薬理作用	生理作用		作用の強い抗うつ薬*
	有益な作用	有害な作用	
セロトニントランスポーター阻害作用	抗うつ	消化器症状 性機能障害 錐体外路症状	SSRI クロミプラミン SNRI
ノルアドレナリントランスポーター阻害作用	抗うつ	振戦 頻脈 性機能障害 血圧変動	SNRI ノルトリプチリン マプロチリン アモキサピン
ドーパミントランスポーター阻害作用	抗パーキンソン症候群	興奮 幻覚 妄想	パロキセチン
アドレナリンα_1受容体アンタゴニスト作用		血圧低下 めまい 眠気	アミトリプチリン ミアンセリン トラゾドン クロミプラミン アモキサピン ノルトリプチリン
ムスカリン性アセチルコリン1受容体アンタゴニスト作用		口渇 便秘 排尿困難 かすみ目 頻脈 認知機能障害 意識障害 記憶力障害	アミトリプチリン クロミプラミン
ヒスタミン1受容体アンタゴニスト作用	抗精神病作用	眠気 体重増加 鎮静	トリミプラミン ミアンセリン アミトリプチリン マプロチリン
ドーパミン2受容体アンタゴニスト作用		錐体外路症状 高プロラクチン血症(生理不順)	アモキサピン
セロトニン2受容体アンタゴニスト作用	抗不安 睡眠 抗うつ 抗精神病		アモキサピン ミアンセリン トラゾドン

*試験管内実験によるデータを示したもので,必ずしも臨床作用の強さを示すものではない(本文参照)

シプラミン(日本では販売中止)やノルトリプチリン(商品名;ノリトレン)である。

　③ドーパミン再取り込み阻害作用は,精神活動の亢進(時に興奮),抗パ

ーキンソン症候群作用，幻覚，妄想などと関連している。ドーパミン再取り込み阻害作用はほとんどの抗うつ薬で臨床的に問題になることは珍しいが，抗うつ薬の中でその作用が強いのはパロキセチン，マプロチリン，ノルトリプチリンである。

④アドレナリンα_1受容体アンタゴニスト作用は遅発性の血圧下降，起立性低血圧，反射性頻脈，めまい，眠気などに関連している。アドレナリンα_1受容体アンタゴニスト作用の強い抗うつ薬はアミトリプチリン，ミアンセリン（商品名；テトラミド），トラゾドン（商品名；デジレル，レスリン），クロミプラミン，アモキサピン（商品名；アモキサン）などである。

⑤ムスカリン性アセチルコリン1受容体アンタゴニスト作用は口渇，便秘，排尿困難，頻脈，記憶力障害，意識障害（せん妄），認知機能障害，かすみ目などを引き起こす。この受容体に対するアンタゴニスト作用の強い抗うつ薬はアミトリプチリンである。他にもクロミプラミン，イミプラミン（商品名；トフラニール，イミドール），パロキセチン，ノルトリプチリンなどが，この受容体に対して親和性が高い。

⑥ヒスタミン1受容体アンタゴニスト作用は，眠気，体重増加，鎮静と関与している。ヒスタミン1受容体アンタゴニスト作用の強い抗うつ薬はトリミプラミン（商品名；スルモンチール），ミアンセリン，アミトリプチリン，マプロチリン（商品名；ルジオミール）などである。

⑦ドーパミン2受容体アンタゴニスト作用は，抗精神病作用，錐体外路症状，高プロラクチン血症（生理不順，乳汁分泌，男性の性機能低下など）を引き起こす原因となる。ドーパミン2受容体アンタゴニスト作用の強い抗うつ薬はアモキサピンである。クロミプラミンとマプロチリンも比較的強い作用を持つ。

⑧セロトニン2受容体アンタゴニスト作用は抗不安作用，睡眠作用（熟眠感），偏頭痛，抗うつ効果，抗精神病作用と関連している。セロトニン2受容体アンタゴニスト作用の強い抗うつ薬はアモキサピンである。ミアンセリン，トラゾドンもこの作用が強い。

上記の作用は，試験管内で行われた実験データによるものである。現代の技術では，各薬物がヒトの脳内で，どのように細胞膜タンパク質に結合しているかを知ることは，大変困難である。そこで試験管内実験で代用することになる。試験管内で行う実験は，条件設定が自由に行えるので，多くの薬剤を同一条件で比較できるという利点もある。しかし，試験管内実験のデータが，実際に脳内における薬物の受容体やトランスポーターに対する作用を，どの程度反映しているのかについての解釈は慎重にしなければならない。その理由としてまず第一に，試験管内で行われる実験では，すりつぶした脳細胞を遠心分離して受容体を高密度に取り出し，それを緩衝液の中で浮遊させ，そこに直接薬物を入れて反応させる。ところが実際に患者さんが服用した薬の場合は，腸管での吸収，肝臓での代謝，血液成分との結合，血液脳関門の通過など多数の行程を経てから脳に到達する。さらに脳内の広い範囲に分布された薬物のうち，受容体に出会ったもののみが結合する。第二に，当たり前のことだが，実際に患者さんが服薬する量は薬物の種類によって異なっている。例えば，試験管内実験で同程度の受容体への結合能が認められたとしても，三環系抗うつ薬に比べれば，パロキセチンなどは少量しか服薬しないということもデータを読む際に頭に入れておく必要がある。第三に，脳というシステムで考えると，それぞれ異なった神経伝達物質を用いる神経系の間で相互作用があるので，1つ1つの神経伝達物質に注目しただけでは，全体として働いている脳の機能に与える影響を正確に知ることはできない。第四に，設定する実験条件，例えば反応時間などによって，試験管内実験の結果そのものが，ばらつくことがある。極端に言えば，報告しているグループによって10倍前後の数字の違いが見られることも珍しくない。とりわけ，トランスポーターに関する実験は，受容体に関する実験と比較してばらつきが大きい。それは，一般的にトランスポーターの方が受容体に比べてリガンド特異性が低いなどの理由による。なお，上に示したデータは，各研究グループの発表したものを，なるべく広く参考にしたつもりではある。しかし研究グループによって大きく値が異なるものに関しては，Biological Psychiatryのプレジデントであり，かつて筆者も共同研究を行った経験から個人的にも信頼しているリチェルソン博士らのデータ[14]を最も重視した。

SSRIの薬物動態

　薬物は受容体に結合して初めて細胞に対する作用を発揮できるため，受容体に対する親和性を知ることは効果を予想する上で大変有用である。しかし前述したように，薬物が受容体に結合するまでには多くの過程があるので，薬物が体内でどう動くのかを知ることも重要である。同様に薬物がどのように代謝されて効力を失うかを知ることも必要である。

　経口投与されたフルボキサミンは，約半分が肝臓で代謝され，残りの半分が体内を循環する。フルボキサミンは経口で服用した場合，血中濃度は約4〜5時間後に最高値に達し，その約9〜14時間後に半分の濃度に減る。このようにフルボキサミンは半減期が長いが，他のSSRIも一般的に半減期が長い。そのためほとんどのSSRIは1日1回投与を3日間行うだけで，ほぼ安定した血中濃度が得られると言われている。SSRIの中ではフルボキサミンとパロキセチンは半減期が比較的短く，フルオキセチンは半減期が最も長い（表3-1-3）。

　フルボキサミンの代謝は，まず肝臓において酸化された後，腎臓より排出されると推定されている。そのため肝障害を持つ患者さんでは，血中濃度が増加する。肝臓での代謝酵素は主にチトクロームP 450（CYP）のうちCYP 2D6と呼ばれるサブタイプが関与していると考えられている。約2％のアジア人で，この酵素の活性が低下していることが知られている。このような人たちがフルボキサミンを服用した場合，血中濃度が通常の人より高まるので注意が必要である。CYPについては後述する。

　フルボキサミンやパロキセチンは，代謝産物が活性を持たない。これに対し，フルオキセチンやセルトラリンの場合は，それぞれの代謝産物であるノルフルオキセチンやデスメチルセルトラリンという物質が比較的強いセロト

表 3-1-3

SSRIの薬物動態

	フルボキサミン	パロキセチン	フルオキセチン	セルトラリン
血中最高濃度到達時間（時間）	2～8	3～8	4～8	6～10
血中半減期（時間）	15	21	84	26
血漿タンパク質との結合率（％）	77	95	95	≥97
活性のある代謝産物	なし	なし	ノルフルオキセチン	デスメチルセルトラリン

（DeVane et al: J Clin Psychiatry 53:2 (suppl), 1992より）

ニン取り込み阻害作用を持っている（表3-1-3）。特にノルフルオキセチンは9日以上という長い血中半減期を有する物質である。シタロプラムの代謝産物も弱いながらセロトニン取り込み阻害作用がある。腎障害のある患者さんでは，これらの代謝産物が体内に蓄積される可能性があるので投与量を低めにする必要がある。なお，ノルフルオキセチンやデスメチルセルトラリンのセロトニントランスポーター以外への薬理作用は，臨床上ほとんど問題にならないと現時点では考えられている。

　腸管から吸収された薬剤は，通常はアルブミンなどの血漿タンパク質と結合して体内に分布されていく。しかし，この結合は一般に弱く，作用部位で血漿タンパク質と結合した状態から解き放たれる。そして，フリーになった薬物が，受容体に結合して薬理作用を発揮する。SSRIはその50～90％以上が血漿タンパク質と結合している。この結合率は一般的な医薬品と比べると高い方である。もし患者さんが血漿タンパク質との結合率の低い薬をSSRIと同時に服用すると，血漿タンパク質上の薬物結合部位がSSRIで占

領されてしまう可能性がある。その場合併用している薬物が血中でフリーになる割合が高くなるため，その作用が強まることがある。また何らかの原因で低アルブミン血症をきたしている患者さんでは，似たような機序によってSSRIの効果が予想以上に強く出現することがあるので注意が必要である。SSRIの中ではフルボキサミンとシタロプラムが，比較的血漿タンパク質との結合率が低い。

SSRIを用いたうつ病治療の実際

　うつ病の患者さんに対するフルボキサミンの初期投与量は1日50 mgで，150 mgまで増量可能である。飲み方は，朝食後と夕食後の1日2回が推奨されている。薬物動態学的には1日1回投与でもよいと思われるが，その場合消化器症状の出現する可能性が高くなる。フルボキサミンの効果は1日投与量100〜150 mgでほぼ一定と言われている。海外では1日投与量を200 mgまでに設定している国もあるが，量を増やすことのメリットは少ないという意見もある。パロキセチンの場合，1日投与量20〜40 mgの間で効果に違いはなかったと報告されている[15]。三環系抗うつ薬の場合は，投与量を増やすと直線的に臨床効果が強くなる。そのため三環系抗うつ薬の場合は，医師の裁量において，極量を超えて投与されることも珍しくない。しかし，SSRIの場合は投与量と効果に相関関係がみられない。そのためSSRIの場合は，すでに十分量が投与されていれば，それ以上増量するメリットはあまりないと考えられている。そのためSSRIを用いた治療では，あまりこまめに投与量を調節するよりも，一定の量を投与して3〜4週間以上時間をかけて効果判定を行う方法が薦められている（図3-1-4）。

　従来の抗うつ薬で知られていた治療潜時（薬の投与を開始してから効果が得られるまでのラグタイム）がSSRIにも存在し，その長さも従来の抗うつ薬とほぼ同じで2〜4週間である。しかし投与を開始して1週間以内に全く効果出現の兆候がないことは珍しいとも言われている。

フルボキサミンはうつ病やそれに付随する症状のうち心気症，意欲や気力の減退に対して比較的すぐれた効果があると言われている。また，うつ病の睡眠障害を改善する効果があると考えられている。一方，後に述べるが，興奮や攻撃性がSSRIの副作用であるという議論があり，いまだ完全には決着がついていない。そのため現時点においては，激えつ症状を伴ううつ病患者さんや，性格的に興奮しやすい患者さんには三環系抗うつ薬を用いる方が無難であろう。また，精神病症状を伴ううつ病では，抗精神病薬と三環系抗うつ薬の併用が第一選択となる。三環系抗うつ薬が無効な場合にSSRIの投与が選択肢の1つとなるが，この場合精神分裂病の治療目的で処方されている抗精神病薬の血中濃度が急激に上昇する可能性があるので注意しなければならない（SSRI使用上の注意の項を参照）。

非定型うつ病は，①食欲が亢進するかあるいは体重が増加する，②他者から阻害されることに対する強い不安がある，③過眠，④無気力，のうち2つ以上の症状を示すタイプのうつ病である。以前は非定型うつ病患者の治療にはモノアミン酸化酵素阻害薬を使うのが一般的であったが，最近ではSSRIを使う医師が増えてきている[16]。

うつ病は約半数以上が再発すると言われている。そのため再発をいかに防ぐかが治療上の1つの大きな鍵となる。再発の危険因子と考えられているものは，①過去に重症病相を経験したことがある，②うつ状態が遷延化したことがある，③2回以上うつ状態になったことがある，④遺伝負因がある（近親者にうつ病患者さんがいる）などである[17]。うつ状態が軽快してから，その後の2年間が再発の多い時期といわれている。特にうつ状態が軽快してから4カ月以内に抗うつ薬を中止すると，約6割で再発すると報告されている[18]。そのためうつ状態が消失しても，その後最低でも6カ月間は服薬を続けるのが一般的である。薬は，うつ病相の時期に使用したものを最大投与量のまま継続するのがいいと言われている[19]。電気ショックで治療した患者さんの場合は，SSRIであるパロキセチンの方が三環系抗うつ薬のイミプラミンよりも再発予防に有効だったとの報告がある[20]。欧米のいくつかの国で，

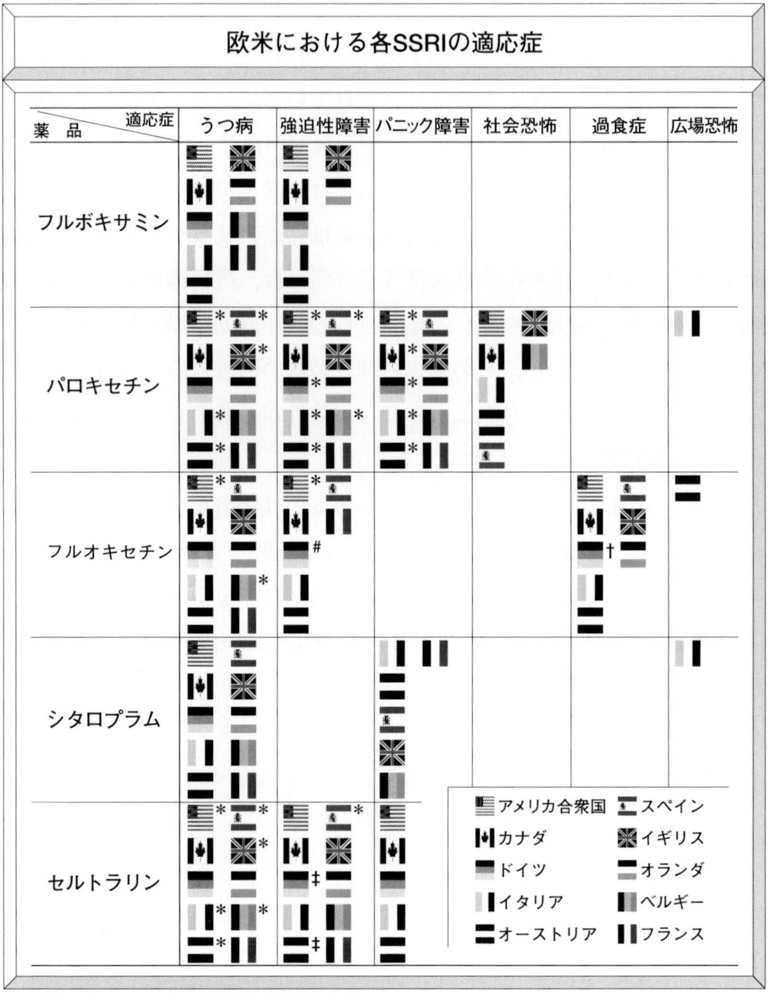

適応症 薬品	うつ病	強迫性障害	パニック障害	社会恐怖	過食症	広場恐怖
フルボキサミン	🇺🇸🇬🇧🇨🇦🇩🇪🇮🇹🇦🇹🇫🇷	🇺🇸🇬🇧🇨🇦🇩🇪🇮🇹🇫🇷				
パロキセチン	🇺🇸*🇬🇧*🇨🇦🇩🇪🇪🇸🇮🇹🇦🇹🇫🇷	🇺🇸*🇬🇧*🇨🇦*🇩🇪🇪🇸🇮🇹🇫🇷	🇺🇸*🇬🇧*🇩🇪🇪🇸🇮🇹🇫🇷	🇺🇸🇬🇧🇨🇦🇩🇪🇪🇸		🇬🇧
フルオキセチン	🇺🇸*🇬🇧*🇨🇦🇩🇪🇪🇸🇮🇹🇧🇪*🇫🇷	🇺🇸*🇬🇧*🇨🇦# 🇩🇪🇪🇸🇮🇹🇧🇪🇫🇷			🇺🇸🇬🇧🇨🇦🇩🇪†🇧🇪	🇬🇧
シタロプラム	🇺🇸🇬🇧🇨🇦🇩🇪🇪🇸🇮🇹🇫🇷		🇺🇸🇬🇧🇩🇪🇮🇹🇫🇷			🇬🇧
セルトラリン	🇺🇸*🇬🇧*🇨🇦🇩🇪*🇪🇸🇮🇹*🇧🇪*🇫🇷*	🇺🇸*🇬🇧*🇨🇦‡🇩🇪🇪🇸🇮🇹🇧🇪‡🇫🇷	🇺🇸🇬🇧🇨🇦🇫🇷			

凡例: ■アメリカ合衆国　■スペイン　■カナダ　■イギリス　■ドイツ　■オランダ　■イタリア　■ベルギー　■オーストリア　■フランス

* 再発予防，維持療法での使用も認められている．
‡ 小児への投与も認められている．
\# クロミプラミンが無効あるいは有害作用によって使用不可能な場合のみ使用が認められている．
† 心理療法を同時に行う時のみ使用が認められている．

図 3-1-5　欧米における SSRI の認可の現状

すべての SSRI がほとんどの国で認可されている（2000年1月現在）。適応症で最も多いのはうつ病である。各疾患別に見ると，強迫性障害に対しては，シタロプラム以外の薬物は各国で認可されている。パニック障害に対して認可が下りているのは，パロキセチン，シタロプラム，セルトラリンである。社会恐怖の認可はパロキセチンが，過食症(ノ)

パロキセチン，フルオキセチン，セルトラリンはうつ病の再発予防に対する投与が認可されている（図 3-1-5）。

症状が6カ月間消失した場合，その後も治療を続けた方がいいかどうかはいまだ確固としたコンセンサスが得られていない。1年間は続けた方がいいという意見は多い。しかし抗うつ薬を長期に投与すると，躁病を誘発したり病相のサイクルを速めてラピッド・サイクル化させてしまう危険があることも指摘されている。維持療法の導入については個々の症例に対する詳細な分析が不可欠であろう。

SSRIを用いた強迫性障害の治療

強迫性障害の患者さんは，反復的で止めようがない強迫観念にとらわれ，それをうち消す目的で実際に何度も確認したり，全てを計算するなどの強迫行為を行う。患者さん自らが馬鹿らしいと認識している点で妄想とは区別される。強迫性障害の生涯有病率は2～3%で，人種差，男女差はあまりない。平均発症年齢は約20歳である。

これまで強迫性障害に対してはクロミプラミンがほぼ唯一有効な薬物であった。クロミプラミンの効果が不十分な場合は，補足的にベンゾジアゼピン系抗不安薬を使って強迫症状に随伴している不安を抑制するという治療が行われていた。クロミプラミン以外の三環系抗うつ薬が強迫性障害に効果がないのに対し，SSRIの場合はどれを用いても効果が期待できる。

クロミプラミンもSSRIと同様にセロトニン再取り込み阻害作用の強い薬なので，強迫症状とセロトニン神経系の機能障害は何らかの関連があるのかもしれない。このことはセロトニン再取り込み阻害作用がほとんどなく，ノ

の認可はフルオキセチンが独占している。なおパロキセチンは，うつ病と強迫性障害に対しての再発予防や維持療法を目的とした長期投与が認可されている。また，セルトラリンはうつ病の再発予防と維持療法に対して認可されている。またセルトラリンはイタリアとスペインで小児の強迫性障害に対して認可されている。

ルアドレナリン再取り込み阻害作用の強い薬も，うつ病に対して効果があるという事実とよく比較され，多くの専門家の興味を引いている。つまり強迫性障害は，うつ病よりもセロトニン神経系との関わりが強いことが推測できる。

ただし，SSRIに反応しない強迫性障害の患者さんも約3～4割くらいいると言われている。チックを合併していたり，その既応のある患者さんでは，SSRIよりもドーパミンアンタゴニストの方が効果があるとも言われている。チックはドーパミン神経系の障害とも関係していると言われており，またチックと強迫性障害が高率で併発することから，強迫性障害の患者さんの脳内では，セロトニン神経系からドーパミン神経系まで広い範囲で機能障害が起きているという仮説や，両神経系の相互作用がうまく機能していないとする仮説までいろいろ提唱されている。

フルボキサミンは強迫性障害に対して日本で初めて認可された薬である。フルボキサミンを1日量50～150 mg投与すると，約半数の症例で強迫症状が改善されると言われている。150 mgを超えて投与したとしても治療効果には有意差がなく，副作用の出現率だけが高くなると考えている臨床家が多いようである。ただしアメリカ合衆国では，1日投与量にして150 mgで効果が不十分な場合は300 mgまでの増量が認められている。

日本における臨床試験では，フルボキサミンとプラセボの効果で有意差が出たのは投与開始6週間後であった。治療潜時の長さは，強迫症状の重症度にはあまり関係なかったようである。同じく国内で行われたセルトラリンの臨床試験では，投与開始8週後になってはじめてプラセボと有意差が出た。このようにこれまで行われた調査では，強迫性障害におけるSSRIの治療潜時はうつ病のそれに比べてかなり長い。ただし日本での試験は，用量設定が欧米の実情と比較すると低すぎたという批判もあり，強迫性障害に対するSSRIの治療潜時に関する問題は今後の課題と思われる[21]。

図3-1-6にSSRIを含めた強迫性障害の治療手順の1つを紹介する。第一選択薬はSSRIかクロミプラミンである。セルトラリンはクロミプラミン

強迫性障害の治療アルゴリズム

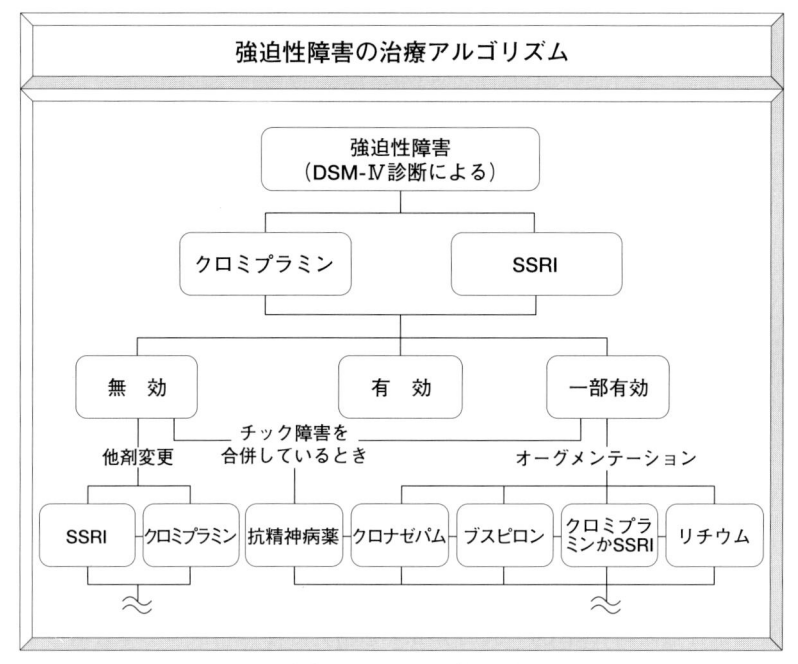

```
        強迫性障害
    （DSM-Ⅳ診断による）
         │
    ┌────┴────┐
  クロミプラミン   SSRI
    │
  ┌──┼──────┐
  無効  有効  一部有効
  │    │      │
 他剤変更  チック障害を  オーグメンテーション
       合併しているとき
```

| SSRI | クロミプラミン | 抗精神病薬 | クロナゼパム | ブスピロン | クロミプラミンかSSRI | リチウム |

図3-1-6 アメリカ合衆国における強迫性障害の治療アルゴリズム
第一選択薬はクロミプラミンかSSRIである。それが無効な場合は，他剤へ切り替える。第一選択薬が不十分な症例のうち，チック症状を合併している者には抗精神病薬を試す。第一選択薬の有効性が不十分な場合は補助療法を試みる。（加賀美真人他：強迫性障害，診療新社，1999より）

と比較して強迫性障害に対する効果が強く，フルボキサミンとパロキセチンの効果はクロミプラミンのそれとほぼ同等であろうと考えられている[22]。欧米での認可の状況をみると，フルボキサミン，パロキセチン，フルオキセチン，セルトラリンがほぼ同数の国で強迫性障害に対して認可がおりている（図3-1-5）。これに対し，シタロプラムは認可がおりていない。

前述のように強迫性障害に対してはSSRIの治療潜時はかなり長いので，薬の効果判定には最低12週間をかける必要がある。この時点でSSRIが全く無効と判定された場合は，他のSSRIあるいはクロミプラミンに変更する。第一選択薬が十分効果的で，他剤に変更する必要のない患者さんの割合

は6割前後と言われている。日本でフルボキサミンが登場してから多くの症例に投与した経験のある医師のある程度一致した意見として，この薬で強迫症状を完全に取り除くのは難しいようである。海外のデータによると，SSRIで12週間治療した場合，強迫症状は約35％軽減されると言われている。つまり強迫的な行動や観念が3分の2程度に軽快することが期待できる。筆者の経験では，それだけでも患者さんの生活にかなりのプラスになっている印象がある。

第一選択薬に多少なりとも反応した場合は増強療法を試みる。クロミプラミンとSSRIを併用することも1つの選択肢である。不安が存在すればセロトニン1Aアゴニストであるブスピロンを，抑うつがある時はリチウムを，チックや妄想的な思考を伴う症例には抗精神病薬を追加投与する。自殺の危険がある場合は電気ショック療法を併用する[23]。ただし，これらの併用療法に対する安全性には後述のような問題があるので注意して行わなければならない。

抗精神病薬のうちSDAはドーパミンのみならずセロトニン神経系にも影響することから，強迫症状に効果があるのではないかと期待されている。クロミプラミンやSSRIほど確立した治療法ではないが，積極的に試してみる価値はあるように思われる。また，SSRIあるいはクロミプラミンを，トラゾドンと併用することを勧める専門家もいる。

いずれの薬を用いても，強迫性障害の治療には長期投与が必要であることは多くの研究者の間で意見が一致している。理由は，うつ病に比べて薬物中止が原因と思われる再発率が高いからである。パロキセチンは欧米の多くの国から強迫性障害の再発予防のための長期投与が認可されている（図3-1-5）。強迫性障害に対する薬物投与をいかに中止していくかというガイドラインは，私の知る限り存在しない。多賀は，SSRIをやめる前に行動療法を始めることを勧めている[21]。

強迫性障害に対する治療効果は，薬物と行動療法がほぼ同等であると考えられているので，適切な薬物を選択するとともに計画的な行動療法を行うこ

とも必要である。行動療法としては脱感作，思考停止，フラッティング法（恐怖への直面），森田療法などがあるが，詳細については他書に譲りたい。

その他の精神障害に対するSSRIを用いた治療

SSRIが有効な疾患を**表3-1-4**にあげた。

パニック障害は，強い恐怖感を伴うパニック発作と，パニックになるのではないかという不安を主とする疾患で，広場恐怖や感情障害を高頻度に伴うことがある。生涯有病率は1.5～3.5%と言われ，若い女性に多い[24]。パニック障害の治療は認知行動療法と薬物療法を併用することが多い。

パニック障害に処方する薬も，最近ではSSRIが第一選択薬になってきている。SSRIはパニック発作の回数を減らし，パニックになるのではないかと不安を感じる時間も減らす。SSRIが第一選択薬となっている理由は，副作用が少ないというだけではなく，SSRIの方がベンゾジアゼピン系抗不安薬であるアルプラゾラム（商品名；コンスタン，ソラナックス）や三環系抗うつ薬であるイミプラミンよりも効果的であることが報告されているからで

表3-1-4

SSRIが有効な疾患	
認可されている疾患	効果が期待できる疾患
うつ病	早漏症
強迫性障害	依存症
パニック障害	肥満（糖尿病）
社会恐怖	人格障害
過食症	全般性不安障害
広場恐怖	
心的外傷後ストレス障害（PTSD）	
月経前症候群	

ある[25]。以前はクロミプラミンがパニック障害に最も効果的であると考えられていたが，SSRIはクロミプラミンに比べて同等以上の効果があると考えられている。欧米の認可の状況を見ると，パロキセチン，シタロプラム，セルトラリンが適応になっている（図3-1-5）。特にパロキセチンは強迫性障害に対するのと同様に，パニック障害に対しても長期間使用することが認められている。フルボキサミンはまだ認可されていないが，文献的にはパロキセチンと同等の作用があることが示唆されているので，試してみる価値はあると思われる。

パニック障害の治療薬は強迫性障害のそれよりもセロトニン選択である必要はないと考えられている。パニック障害に対しては上記の薬物の他にデシプラミン，アミトリプチリン，ノルトリプチリンなどの古典的な抗うつ薬も有効である。

アメリカ合衆国精神医学会の治療ガイドラインによれば，パニック障害に対するフルボキサミンの初回投与量は1日50 mgで，数日間有害作用が出ないのを確かめた後に1日150 mgに増量する方法が勧められている。効果の判定には6～12週間必要である。投与を開始してから8～12週間経って始めて効果を自覚する患者さんもいるからである。フルオキセチンやパロキセチンは1日投与量で10 mgから始めて40 mgに増やす。セルトラリンは1日投与量で25 mgから始めて50 mgまで増やす。ちなみにトラゾドンも強いセロトニン再取り込み阻害能を有する薬物であるが，主要な代謝産物であるメタクロルフェニルピペラジンという物質がパニック発作を引き起こす可能性があるので，この疾患の治療には適さない。ただしSSRIが単独で十分な効果を示さない時はトラゾドンを併用する治療を勧める研究者もいる。

パニック障害に対する認知行動療法は，①心理教育，②継続的なパニック症状の観察，③呼吸法訓練，④身体的感覚の誤った解釈に対する認知再構築，⑤恐れている状況への暴露などの手法を用いて行われる。認知行動療法と薬物療法のいずれが効果的かははっきりしていないが，フルボキサミンが認知療法よりすぐれているという報告がある[26]。また，パロキセチンと認知

療法の併用は，プラセボと認知療法の併用より効果的であると報告されている[27)]ので，認知療法を行う場合もSSRIの投与を検討すべきであろう．

　ただし，認知行動療法にしてもSSRIにしても，パニック障害に対する効果の発現までに数週間以上が必要で，その間はかえって不安が悪化することが少なくない．患者さんによってはこの間にベンゾジアゼピン系抗不安薬の投与が必要になる場合がある．ベンゾジアゼピン系抗不安薬としてはアルプラゾラムが用いられることが多いが，いずれの薬を用いたとしてもベンゾジアゼピン系抗不安薬は耐性や依存性を生じることが少なくないので，用いる期間はなるべく短くし，投与量も少量にとどめるべきであろう．耐性や依存性，そしてベンゾジアゼピン系抗不安薬の使用方法についてはセロトニン1Aアゴニストの節にて述べる．

　社会恐怖は，人前で話す時やデートの時などに屈辱的な出来事が起きるのではないかというような過剰の心配を振り払えない病気である．電話だけに不安を感じるというような限局的なタイプから，ほとんどの社会的場面に不安を感じるタイプまで幅広い．従来は社会恐怖の治療にベンゾジアゼピン系抗不安薬であるクロナゼパム（商品名；ランドセン，リボトリール）が使われることが多かった．最近ではSSRIの効果に期待が寄せられている．フルボキサミン，セルトラリン，フルオキセチン，シタロプラムが試されているが，いずれも良好な結果が得られている[28)]．今後社会恐怖に対する治療の主役はベンゾジアゼピン系抗不安薬からSSRIに移ってくる可能性が大きい．多くの欧米諸国ではパロキセチンが社会恐怖に対して認可を取りつけている（図3-1-5）．

　従来の抗うつ薬を投与されたラットは食事の摂取量が減るのだが，ヒトの場合は食欲不振が改善するためなのか，かえって食事の量が増え体重も増加する．一方，SSRIを投与された患者さんは食事の量が減り体重も減少する．そのためSSRIに過食症患者さんの食欲を抑える効果があるのではないかという期待が持たれている．アメリカ合衆国の多施設で行われた試験によると，過食衝動に悩む患者さんにフルオキセチンを1日80 mg，4週間投与

したところ，過食衝動が明らかに軽快したという[29]。日本でも過食症に対してパロキセチンとフルボキサミンの臨床試験が行われたが，結果はまだ公表されていない。欧米ではこれまでの臨床経験から，SSRIのうちフルオキセチンが過食を抑えるのに最も効果的であり，フルボキサミンの効果は弱いと考えられている。ただし，SSRIの過食行動に対する効果は，今のところ確固たる評価を得るには至っていない。

SSRIは精神分裂病の陰性症状や精神分裂病に伴う抑うつ症状に対して効果的だという報告もあるが，陽性症状を悪化させるという報告もある。また，SSRIは抗精神病薬の有害作用である悪性症候群の発症率を高めるとも言われている。このように，精神分裂病に対するSSRIの有効性は確定していないので，少なくとも日常の臨床では細心の注意を払いながら投与する必要がある。

特殊な状態にある患者さんに対するSSRIの使い方

小児のうつ病に対する薬物療法に関してはあまりデータがない。しかし，SSRIは心電図や認知能力に影響を与えにくいので，三環系抗うつ薬よりは安全であろうという意見がある。間欠的に使用する場合は，退薬症候の出現しにくいフルオキセチンがいいのではないかと言われている。SSRIの退薬症候については後述する。小児の強迫性障害については，セルトラリンのみがイタリアとベルギーで認可されている。

老人に対しては，三環系抗うつ薬では心血管系に対する負担が強いので，SSRIがよい適応になると思われる。しかし，フルオキセチンやシタロプラムは半減期が長く，セルトラリンの代謝産物であるデスメチルセルトラリンも半減期が長いため，これらの薬物は高齢者の体内に蓄積する心配がある。そのため半減期が短く，活性代謝産物のないフルボキサミンやパロキセチンが老人には使いやすいと考えられている。ただしパロキセチンとフルオキセチンは，稀ではあるがパーキンソン症状が出ることがあるので，高齢者に投

与する場合はその点に注意しなければならない。またフルオキセチンによる体重減少の副作用も，老人の場合は特に気をつけなければならないであろう。いずれにしても老人に対してSSRIを投与する場合は，他の薬物と同様に慎重になされるべきである。

　妊婦に対するSSRIの投与に関しては，あまりデータが揃っていない。そのなかでは，フルオキセチンについての安全性が最も確立されていると言える。フルオキセチンは流産や奇形とは無関係と考えられている。いくつかのデータはフルボキサミン，パロキセチン，セルトラリンに関しても安全であることを証明しているが，現時点では確定的な見解であるとは言い難い。授乳に関しては，SSRIを服用している母親の母乳を与えることについて，明らかな警告はなされていない。一般的に言って，薬物の乳汁中濃度は血中濃度のおよそ1％であるから，あまり神経質になる必要はないという意見もある。むしろ出産直前まで母体が服薬していた場合，新生児に退薬症候が出る場合があるので，少量の薬物が含まれている母乳を与えた方がいいという意見もある。新生児の退薬症候としては，落ちつきなさ，いらいら，泣きやまない，頻脈，けいれんなどが知られている。

　心筋梗塞の後は，2カ月以上は抗うつ薬の投与を見送るべきであると考えられている。しかし，どうしても薬物療法が必要な場合は，SSRIを用いるべきであろう。三環系抗うつ薬は心臓への負担が大きいからである。不整脈を有する患者さんの場合は，フルボキサミンやシタロプラムが安全であろうという報告もある。その他の心血管系の症患に関しては，SSRIは大きな影響を与えないと考えられている。しかし心血管系の症患に対する治療薬とSSRIの飲み合わせに対しては注意を払うべきである。薬の相互作用については後述する。

　肝障害のある患者さんの体内では血漿タンパク質濃度が減少している。SSRIはタンパク質との結合率が高いので，肝障害のある患者さんに投与された場合，血中濃度が予想以上に上昇することがあるので注意が必要である。シタロプラムはSSRIの中では血漿タンパク質との結合率が低く，肝障

害のある患者さんにも比較的使いやすいと考えられている。

　腎障害のある患者さんは，薬物の体外への排出が遅れるので，少量で治療すべきである。パロキセチンの場合は，1回投与量で10 mgか，1日おきに20 mgを投与する方法が勧められている。SSRIは血漿タンパク質との結合率が高いため，透析を受けた後も血中の濃度は比較的一定に保たれる。セルトラリンは代謝産物であるデスメチルセルトラリンが強い活性を持つ上に半減期も長いので，腎障害のある患者さんには使いにくい。

　脳梗塞後の患者さんに対してSSRIを用いる場合，ワルファリンを服用しているかどうかを確かめなければならない。セルトラリンはワルファリンの代謝を遅らせるため，ワルファリンの効果が強く出現し，脳出血を誘発してしまう危険がある。

SSRIの使用上の注意

　SSRIの有害作用は，従来の抗うつ薬とは著しく異なるので注意が必要である。最も高頻度に出現する有害作用は，嘔気，下痢，食欲不振といった胃腸症状である。これは服薬されたSSRIが消化管の局所で働き，セロトニンの作用が強まるためと考えられている。しかし消化器症状は飲み始めの約1週間以内に一過性に出現することが多い（2週間以上続くことはめったにない）。低用量から漸増することによってかなり予防することができると考えられている。筆者の経験でも，フルボキサミンはかなり高頻度に消化器系の有害作用を引き起こす。しかし，あらかじめ一過性であることを説明されることによって，大部分の患者さんが消化器症状をがまんして薬を飲み続けることができるようである。

　性機能障害もSSRIに特徴的な有害作用である。出現率は三環系抗うつ薬の約2倍（13〜15％前後）と言われている[30]。その内容は，オーガズムの遅延，性欲低下，不感症，射精遅延といったものである。性機能障害は一過性ではなく長期間続く場合が多い。障害の強さはSSRIの用量に依存的なの

で，精神症状との兼ね合いで，総合的に判断して可能な場合は投与量を減らすことによって機能が回復するのを期待できる。場合によっては他のSSRIに変更してみるのも1つの方法である。性的副作用が家庭内の問題になるようであれば，性交前日からSSRIの服薬を中止したりシプロヘプタマイド（商品名；ペリアクチン）を性交の数時間前に4〜16 mg服用する方法もある。シルデナフィル（商品名；バイアグラ）やセロトニン1Aアゴニストが，SSRIによる性機能障害に有効であるという意見もある。しかし一方では，射精遅延の作用は逆に早漏の治療に適応できる可能性を含んでおり，一部では実際に試みられて成果をあげている。

　従来の抗うつ薬でも言われていたことではあるが，SSRIの服用し始めに不安，焦燥，不眠などの症状が現れることがある。この一連の症状はジッタネスとも呼ばれている。フルオキセチンは投与開始初期に一過性の不安を患者さんに引き起こす場合があり，それが自殺を誘導するのではないかと，アメリカ合衆国で一時期社会問題にまで発展した。アメリカ合衆国の食品医薬品局が調査に乗り出し，フルオキセチン服用者と三環系抗うつ薬あるいはプラセボ服用者の間に自殺する割合の差はないと結論した。しかし，臨床家としてはSSRIが自殺と結びつけて論じられたことがあったことは頭に入れておきたい。一方では，自殺企図を速やかに治療するのにSSRIが有効であるという報告もある[31]。もう1つアメリカ合衆国で社会的問題になったのは，SSRIが人の攻撃性を高めるのではないかとの指摘であった。フルオキセチン服用中の男性が銃を乱射したのを始め，いくつかの事件が起きている。これまでは，フルオキセチンと事件の関与を認めた判決が下されたことはないが，処方する医師の側は，患者の攻撃性に注意する必要があるだろう。

　現時点ではジッタネスの原因は不明で，後で述べるセロトニン症候群やドーパミンアンタゴニストの有害作用として知られるアカシジア（静座不能症）との区別も不明瞭である。ジッタネスの病因に関する1つの可能性として，セロトニン2受容体の関与が考えられる。なぜならばセロトニン2受容体アンタゴニスト作用をもつSDAが，不安や焦燥を抑える効果があるから

である。また，トラゾドンはセロトニンの取り込み阻害作用と同時にセロトニン2受容体の阻害作用を持つ抗うつ薬である。トラゾドンの場合は，不安や焦燥などの副作用をあまり起こさない。

　パーキンソン症候群，ジストニア，ジスキネジアなどの有害な作用がSSRIによって引き起こされることがある。また，遅発性ジスキネジアを引き起こしたという報告もある。これらの錐体外路症状は，黒質におけるドーパミン神経とセロトニン神経の相互作用に関連していると考えられている。ドーパミン神経とセロトニン神経の相互作用については，SDAの節で詳しく述べるのでここでは簡単に触れておくと，SDAの場合はセロトニン受容体をブロックすることによって，間接的に黒質線状体のドーパミン神経系の活動を高める。SSRIは全く逆のメカニズムによってドーパミン神経系の活動を低下させてしまうと考えられている。また非常に低い確率ではあるが，SSRIが幻覚や妄想を引き起こす可能性もある。

　SSRIを急激に中止すると，中止10日以内に不安などの退薬症候が出現することがある。表3-1-5に具体的な症状をあげた。主なものはめまい，嘔気，ふらふら感，疲労感，無気力，頭痛である。退薬症候は14日以内に自然に軽快すると言われている。半減期の長いフルオキセチンは退薬症候の出現頻度が低いという報告がある。しかし，一般にSSRIは半減期が長いので，他の抗うつ薬に比べて退薬症候が出現しにくいと考えている専門家が多い。

　検査所見ではGOT，GPTの上昇がみられることが比較的多いので，肝機能のチェックが必要になる。ただし，三環系抗うつ薬と異なり胆道閉塞の副作用は起きにくいと考えられている。

SSRIは他剤との併用に注意が必要である

　SSRIは，肝臓の薬物代謝酵素の働きを阻害し，結果的に併用している薬の血中濃度を上げるので注意が必要である。肝臓における代謝酵素の主役

表3-1-5

SSRIの退薬症候	
インフルエンザ様症状	嘔気, 嘔吐, 下痢, 筋肉痛, 発汗, 悪寒, 鼻汁, その他の自律神経症状
中枢神経症状	めまい, 頭痛, 振戦, 知覚過敏
精神症状	不安, 焦燥, 抑うつ, 不眠, 妄想等
眼症状	偏頭痛様の視覚異常, かすみ目, 複視

(Price J S et al: Br J Clin Pharmacol, 42,757, 1996.
Stahl MMS et al: Eur J Clin Pharmacol, 53,163-169, 1997他より)

は, チトクロームP450 (CYP) という酵素が担っている。最近ではCYPには30種類くらいのサブタイプがあることが知られている。このうち薬物を代謝する上で重要なのはCYP1A2, CYP2C9, CYP2C19, CYP2D6, CYP3A群である。

経口投与された薬物は, まず腸管で吸収された後に肝臓に運ばれて, 一部はCYPと結合し, 残りはそのまま肝臓を素通りして体内に入る。CYPと結合した薬物は, 酸化反応をうけて一般的には薬物としての本来の作用は著しく低下する。一方CYPと結合しなかった薬物が, 未変化のまま体内を循環し, 受容体と出会って結合した時に薬理作用を発揮する (図3-1-7)。向精神薬は, 血液脳関門を通過する必要があるので, 脂溶性 (非極性) であることが多い。脂溶性の方が細胞膜を通過しやすいためである。向精神薬は, CYPなどの酵素によって主に酸化反応を受けて水溶性の代謝産物に変化する。この段階を薬物代謝の第1相という (図3-1-8)。水溶性になった薬物はさらに抱合反応を受けて高水溶性の代謝産物となる。この段階は第

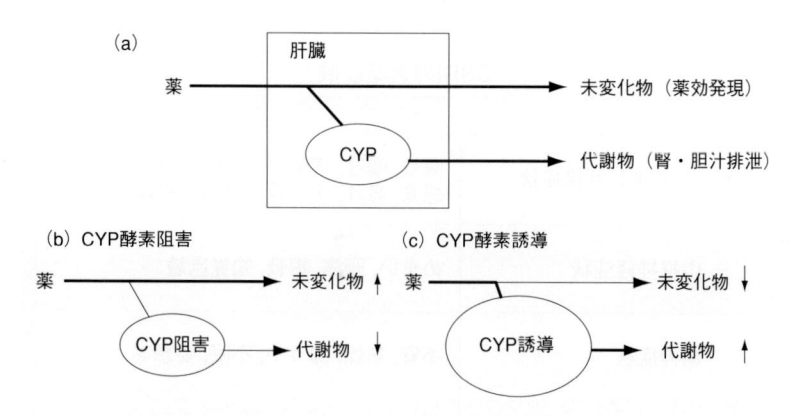

図 3-1-7 チトクローム P 450 (CYP) による薬物代謝

(a) 多くの薬物は肝臓の CYP によって代謝される。投与された薬物のうち肝臓で CYP と結合したものは代謝物となり，結合しなかったものが未変化体として体内の標的部位に働いて薬効を示す。(b) もし CYP の酵素活性が阻害されると，体内を循環する未変化体の割合が増えて薬物の作用が増強される。(c) CYP の酵素活性が高まると，体内を循環する未変化体の割合が減って薬物の作用が減少する。抗てんかん薬を始めとする向精神薬の中には，CYP の酵素誘導を引き起こす薬物がある。それらは併用薬の薬理作用を減弱させることがある。SSRI はある種の CYP の酵素活性を低下させるので，そのタイプの CYP で代謝される併用薬の薬理作用を増強させることがある。(杉山正康編著，神谷大雄監修：薬の相互作用としくみ (第 3 版)，医歯薬出版，1999 を参考に作図)

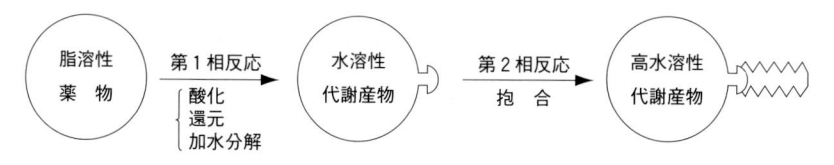

図 3-1-8 薬物代謝における第 1 相反応と第 2 相反応

一般的な薬物は脂溶性（非極性）であるが，代謝によって水溶性（極性）が高まり，体外へ排出される。抱合反応というのは薬物分子中の水酸基，カルボキシル基，アミノ基などに対して生体成分（糖，硫酸，アミノ酸など）が結合する反応である。これらの官能基を欠く薬物では，あらかじめ酸化，還元，あるいは加水分解を受けてこれらの官能基を生成することが必要である。その意味で前段階の酸化還元反応などを薬物代謝における第 1 相反応，それに続いて起こる抱合反応を第 2 相反応と呼んでいる。(佐藤了他編：薬物代謝の酵素系，講談社，1988 より)

2相反応と呼ばれている。高水溶性の代謝産物は腎臓にて尿中に排出される。

ところで，ある薬物が肝臓で代謝されやすいかどうかを決める1つの重要なファクターとして，その薬がCYPに結合しやすいかどうかということがある。CYPと結合しやすい薬物ほど，代謝されやすいと言える。一般的なレベルでいうと，SSRIはかなりCYPに結合しやすい薬である。そのためSSRIと他の薬物を同時に服用すると，SSRIばかりCYPと結合してしまうので，同時に服用した薬物のCYPとの結合率が下がることになる。つまり併用薬からみると，CYPの酵素活性が阻害されていることになる。そうなるとSSRIと併用した薬の体内での未変化体の割合が増え，併用薬の薬理作用が強まることになる（図3-1-7）。

ところで，通常の酵素は，ある物質に特異的な部位に結合して，そこに化学変化を生じさせるものである。つまり，一般の酵素は特異性が高いので，他の物質の濃度に活性が左右されることはあまりない。ところがCYPは酵素の中にあって例外的に特異性が低い。1つのCYPが似たような物質をいくつも代謝してしまう。逆に，ある薬物をいくつものCYPサブタイプが代謝するということも珍しくない。

考えてみると，医薬品の中には人間が合成したものが多く，それらの多くはもともと自然界には存在しない。そのような物質が将来的に体内に入ってくることを，生体があらかじめ予想して，その1つ1つに対して代謝酵素を用意しておくことなどあり得ない話である。本来肝臓は食物中の有害物質を解毒するための臓器であるから，ここに存在する酵素の特異性が低いということが，外来のあらゆる物質に対応して，時には未知の新規物質でさえも代謝して体外に排出することを可能にしていると言える。

CYPの各サブタイプの酵素活性が，どのSSRIによって阻害されるかを表3-1-6にあげた。フルボキサミンはCYP1A2の活動を最も強く阻害し，CYP3A4，CYP2C19，CYP2D6の活性も阻害する。フルオキセチンはCYP2D6，CYP2C9，CYP2C19とCYP3A4を，パロキセチンはCYP2D6

表 3 − 1 − 6

各肝代謝酵素の活性を阻害するSSRIとその代謝産物

肝代謝酵素のサブタイプ	SSRI/代謝物
CYP1A2	フルボキサミン
CYP2D6	パロキセチン フルオキセチン ノルフルオキセチン セルトラリン
CYP2C19	ノルフルオキセチン セルトラリン フルボキサミン
CYP3A	フルボキサミン フルオキセチン

(Sproule et al: Clin Pharmacokinet, 167(33) 454-471, 1997他より)

の酵素活性を阻害する。セルトラリンはCYP2D6の阻害作用がある。シタロプラムは，SSRIの中では，肝代謝酵素の活性を阻害しにくいと考えられている[32]。各サブタイプによって代謝される薬物を表 3 − 1 − 7 に示す。SSRIとこれらの薬物を併用した場合，代謝されるサブタイプによっては血中濃度が増加することもあるので注意が必要である。

　フルボキサミンの日本における使用に際して，薬物代謝酵素との関連で使用禁忌とされた薬はチオリダジン（商品名；メレリル），テルフェナジン（商品名；トリルダン），アステミゾール（商品名；ヒスマナール）である。シサプリド（商品名；アセナリン，リサモール）は原則併用禁忌の薬剤に指定された。テルフェナジン，アステミゾール，シサプリドは，いずれもピペリジン環という共通の化学構造をもっている（図 3 − 1 − 9）。これらの薬剤は代謝酵素のうちCYP3A4で代謝される。そのためSSRIによってCYP3A4の働きが阻害されると，これらの薬物の血中濃度が増加する。その結果，心電図におけるQT延長，心室性不整脈などの心血管系の重篤な有害

表3-1-7（1）

各CYPサブタイプによって代謝される向精神薬以外の薬物	
1A2	
キサンチン系	テオフィリン，カフェイン
アニリン系	フェナセチン
発ガン物質	ヘテロサイクリックアリルアミン，アフラトキシン
2C9	
クマリン系	ワルファリン
ＳＵ剤	トルブタミド
非ステロイド系抗炎症剤	ピロキシカム，テノキシカム，ジクロフェナックNa，ナプロキセン，イブプロフェン，メフェナム酸
2C19	
プロトンポンプ阻害剤	オメプラゾール，ランソプラゾール
2D6	
β遮断剤	酒石酸メトプロロール，塩酸プロプラノロール，マレイノン，酢酸フレカイニド，塩酸メキシレチン
β刺激剤	塩酸メトキシフェナミン
ACE阻害剤	カプトプリル
モルヒネ系	リン酸コデイン，臭化水素酸デキストロメトルファンエチルモルヒネ
アンタフェタミン類	メトキシアンフェタミン
非ピリン系解熱鎮痛薬	フェナセチン
3A群（主に3A4）	
抗不整脈・局麻剤	硫酸キニジン，塩酸リドカイン，塩酸アミオダロン，ジソピラミド，コカイン
カルシウム拮抗剤	パパベリン系；ベラパミル ベンゾチアゼピン系；ジルチアゼム ジヒドロピリジン系；ニフェジピン，フェロジピンなど
ピペリジン系	テルフェナジン，アステミゾール，シサプリド
マクロライド系	エリスロマイシン，タクロリムスなど
ステロイド系	副腎皮質ホルモン，タンパク同化ホルモン，テストステロン，プロゲストラジオール
免疫抑制剤	シクロスポリン

（杉山正康編・神谷大雄監修：薬の相互作用と仕組み（第3版），医歯薬出版，1999他より）

作用を引き起こす可能性がある。

　現在は，テルフェナジン，アステミゾール，シサプリドそのものが，CYP3A4の働きを阻害する薬物と併用できないことから，あまり使用されなくなってきている。アメリカ合衆国では一部の薬物は製造中止となっている。

表 3-1-7 (2)

各CYPサブタイプによって代謝される向精神薬

1A2

三環系抗うつ剤	イミプラミン，クロミプラミン
SSRI＋セロトニン2A	阻害薬YM992（臨床試験中）

2C9

ヒダントイン系	フェニトイン，エトトイン

2C19

三環系抗うつ剤	イミプラミン
ベンゾジアゼピン系	ジアゼパム
バルビツール酸系	ヘキソバルビタール，メフォバルビタール

2D6

SSRI	フルオキセチン，パロキセチン
セロトニン1Aアゴニスト	タンドスピロン
三環系・四環系抗うつ剤	イミプラミン，デシプラミン，ノルトリプチリン，アミトリプチリン，クロミプラミン，ミアンセリン
抗精神病薬	フルフェナジン，ペルフェナジン，チオリダシン，ハロペリドールなど

3A群（主に3A4）

セロトニン1Aアゴニスト	タンドスピロン
ベンゾジアゼピン系	アルプラゾラム，クロナゼパム，ジアゼパム，トリアゾラム，フルニトラゼパム，ブロチゾラム，クロナゼパム，エチゾラム，ミダゾラム，など
三環系・四環系抗うつ剤	アミトリプチリン，ミアンセリン
抗てんかん剤	カルバマゼピン，ゾニサミド
抗精神病薬	ピモジド，チオリダジン

（杉山正康編・神谷大雄監修：薬の相互作用と仕組み（第3版），医歯薬出版，1999他より）

しかしながら日本の現状では，これらの薬物を使用している患者さんはかなりいるので注意が必要である．テルフェナジンと，アステミゾールはヒスタミン1受容体アンタゴニストで，抗アレルギー剤として用いられ特に気管支喘息の患者さんによく投与されている．シサプリドは一般内科や消化器内科

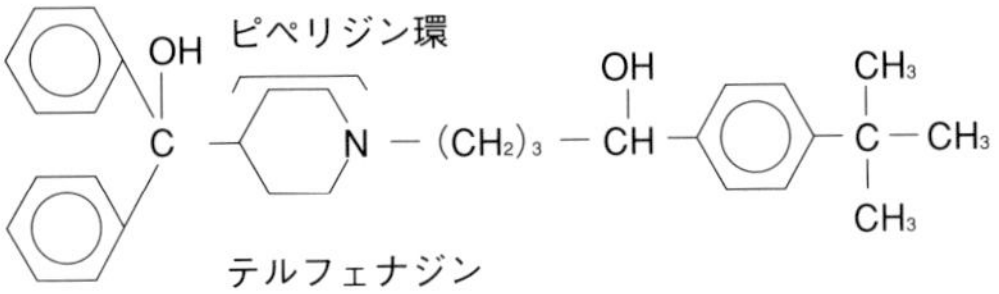

テルフェナジン

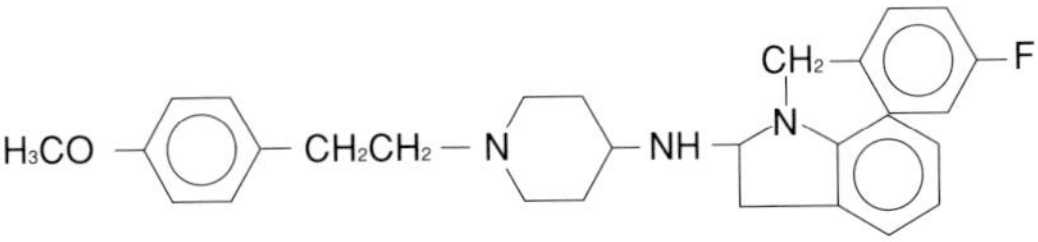

アステミゾール

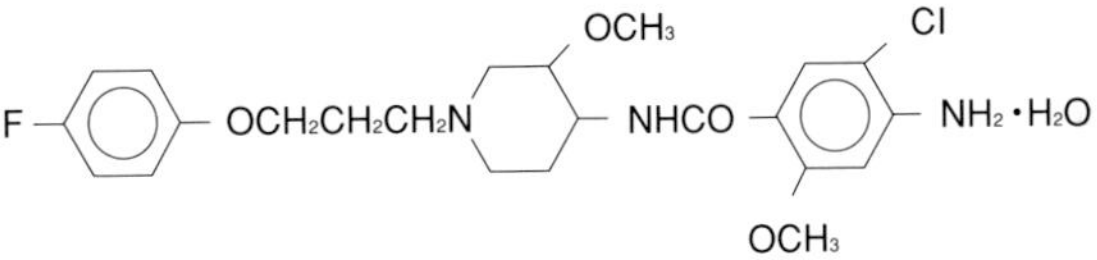

シサプリド

図3－1－9　ピペリジン環を持つ薬物

ピペリジン環を持つ薬物は，代謝が阻害されて血中濃度が上がると心血管系の重篤な副作用を引き起こす可能性がある。そのためCYP3A4を阻害するSSRI（例えばフルボキサミンなど）との併用は禁忌である。

の医師が好んで処方する薬で，セロトニン3受容体遮断作用とセロトニン4受容体作動作用によって消化管の運動を賦活するため，上腹部不定愁訴を訴える患者さんなどに投与されている。ただしシサプリドに関しては，かつてアメリカ合衆国で使用されていた用量が，日本人が服用している量の数倍以上であったことから，日本ではそんなに神経質になる必要はないのではないかという意見もある。

向精神薬は，そのほとんどがCYPによって代謝されるので，SSRIと併用する時は慎重に投与すべきである。各SSRIと併用して危険性が指摘されている薬物と安全性が確かめられているものを**表3－1－8**にあげておく。ただしこの表のデータは，全ての薬物を調べたものではないことと，試験管内で行われた実験の結果であることから，解釈は慎重にすべきである。実際に

表 3-1-8

	相互作用があることが実証された薬	相互作用のないことが実証された薬
フルボキサミン	アミトリプチリン クロミプラミン イミプラミン アルプラゾラム ジアゼパム フルラゼパム ハロペリドール クロザピン	
パロキセチン	デシプラミン ペルフェナジン	ジアゼパム オキサゼパム カルバマゼピン
フルオキセチン	ノルトリプチリン デシプラミン イミプラミン アルプラゾラム	クロナゼパム
セルトラリン		ハロペリドール カルバマゼピン

SSRIと向精神薬との相互作用

(Sproule et al: Clin Pharmacokinet, 33(6),454-471,1997より）

　ヒトが併用して服用した場合のデータとしては，フルボキサミンとの併用で，クロミプラミンの血中濃度が 2〜8 倍，アミトリプチリンやイミプラミンは 2〜5 倍になることがわかっている。それ以外の抗うつ薬とフルボキサミンを併用したときの血中濃度の変化についてのデータは著者の知る限り公表されていない。アミトリプチリンの最大投与量は 1 日 300 mg であるが，その 5 倍の 1,500 mg を一度に服用すると死亡する危険がある。ということは大量のアミトリプチリンで治療されている患者さんの場合は，フルボキサ

ミンを同時に投与されると危険である。患者さんが大量服薬した場合はより深刻である。SSRIそのものは大量服薬しても比較的安全な薬ではあるが，他の薬と同時に服薬した場合は，他の薬の毒性を高める可能性があることを留意しておくべきである。

　海外では，SSRIとアミトリプチリンとの併用で錯乱や昏睡が起きたという症例報告がある。また，フルボキサミンとクロミプラミンとの併用でセロトニン症候群（後述）が出現したという報告もある。したがって他の抗うつ薬からフルボキサミンに切り替える時や，その逆の場合も，前薬を体内からウォッシュアウトしてから次の薬を開始することが望まれる。健常者の場合，多くの抗うつ薬は投与中止してから3～4日で臨床上ほとんど問題にならないレベルまで体内から排出される。

　抗てんかん薬やベンゾジアゼピン系薬物は，いずれもフルボキサミンとの併用で血中濃度が上昇することが予想される。ジアゼパムとアルプラゾラムはフルボキサミンとの併用で血中濃度が2～3倍になる。ベンゾジアゼピン系薬物のうちCYPによる代謝を受けずに，グルクロン酸抱合という一段階の反応によって不活性物質に代謝される薬物がある。抗不安薬ではロラゼパム（商品名；ワイパックス）とオキサゼパム（商品名；ハイロング）が，睡眠薬ではロルメタゼパム（商品名；エバミール，ロラメット）がそうである（図3-1-10）。フルボキサミンとベンゾジアゼピン系を併用する場合はそれらの薬を用いるのが安全であろう。

　SSRIがCYPと親和性が高いと言っても，肝臓のCYPは十分量存在するので，他の薬剤の代謝にはそんなに影響を与えないのではないかという意見もある。現実にSSRI先進国のアメリカ合衆国では，ロルメタゼパム以外の睡眠薬との併用も行われているのが実情のようである。しかし日本では，うつ病の治療に限らず，多剤併用療法が習慣的に行われてきている。多剤併用療法の善し悪しはともかく，少なくともSSRIを使用する場合は，処方はなるべくすっきりさせるべきであろう。また，欧米では，薬局で複数の医師から処方される薬の相互作用をチェックするシステムがあるのに対し，残念な

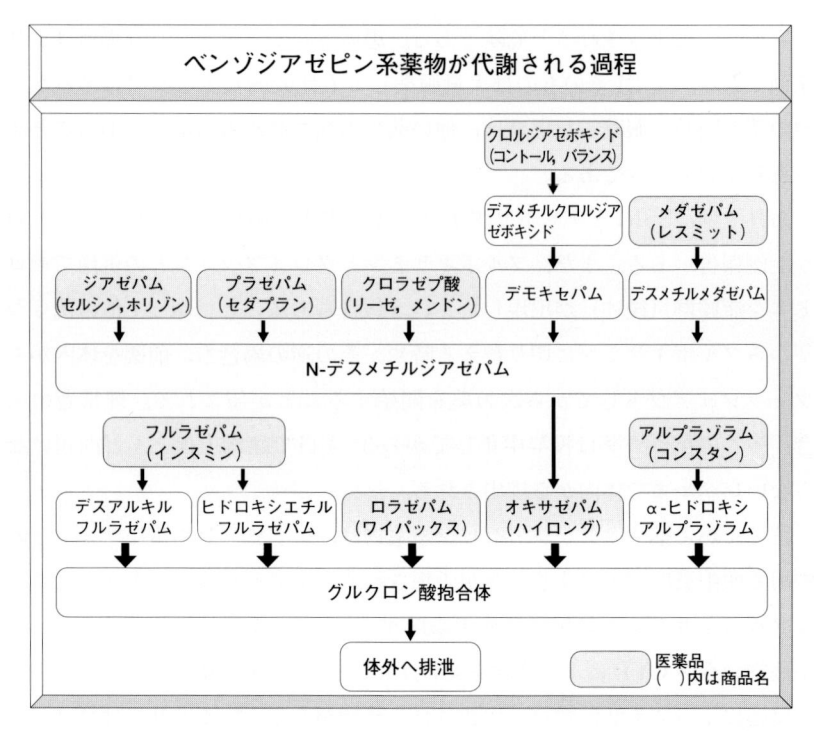

```
┌─────────────────────────────────────────────────────────┐
│            ベンゾジアゼピン系薬物が代謝される過程          │
│                                                         │
│                          ┌─────────────┐                │
│                          │クロルジアゼポキシド│           │
│                          │(コントール,バランス)│         │
│                          └──────┬──────┘                │
│                                 ↓                       │
│                          ┌─────────────┐  ┌──────────┐ │
│                          │デスメチルクロルジア│  │メダゼパム│ │
│                          │  ゼポキシド │  │(レスミット)│ │
│                          └──────┬──────┘  └─────┬────┘ │
│ ┌────────┐ ┌────────┐ ┌────────┐ ┌──────┐ ┌─────────┐ │
│ │ジアゼパム│ │プラゼパム│ │クロラゼプ酸│ │デモキセパム│ │デスメチルメダゼパム│
│ │(セルシン,ホリゾン)│(セダプラン)│(リーゼ,メンドン)│ │       │ │        │
│ └────┬───┘ └────┬───┘ └────┬───┘ └───┬──┘ └────┬────┘ │
│      ↓          ↓          ↓         ↓         ↓      │
│ ┌─────────────────────────────────────────────────┐    │
│ │           N-デスメチルジアゼパム                  │    │
│ └─────────────────────────────────────────────────┘    │
│                                                         │
│       ┌────────┐                    ┌─────────┐        │
│       │フルラゼパム│                   │アルプラゾラム│       │
│       │(インスミン)│                   │(コンスタン)│       │
│       └───┬────┘                    └────┬────┘       │
│ ┌───────┐ ┌──────────┐ ┌──────┐ ┌──────┐ ┌─────────┐ │
│ │デスアルキル│ │ヒドロキシエチル│ │ロラゼパム│ │オキサゼパム│ │α-ヒドロキシ│
│ │フルラゼパム│ │フルラゼパム│ │(ワイパックス)│(ハイロング)│アルプラゾラム│
│ └────┬──┘ └────┬────┘ └───┬──┘ └───┬──┘ └────┬────┘ │
│      ↓         ↓         ↓        ↓         ↓      │
│ ┌─────────────────────────────────────────────────┐    │
│ │              グルクロン酸抱合体                   │    │
│ └──────────────────┬──────────────────────────────┘    │
│                    ↓                                    │
│              ┌──────────┐       ┌──┐ 医薬品           │
│              │ 体外へ排泄 │       │  │ ( )内は商品名     │
│              └──────────┘       └──┘                  │
└─────────────────────────────────────────────────────────┘
```

図 3-1-10　ベンゾジアゼピン系薬物が代謝されて体外へ排出されるまで
多くのベンゾジアゼピン系薬物は，一度N-デスメチルジアゼパムに代謝される。N-デスメチルジアゼパムは血中半減期が長く，かつ酸化されてもなお活性の高いオキサゼパムに代謝される。オキサゼパムまでの代謝は全てCYPによって行われるため，SSRIと併用する場合は，血中濃度に注意が必要である。図中のグルクロン酸抱合体に至る矢印の反応が第2相反応(図3-1-8参照)で，CYPを介さない代謝である。

がら日本ではそういうことがあまりなされていないのが実情である。処方する医師自身が，他の病院で出されている薬についての情報を集める必要がある。

セロトニン症候群

　1950年代に三環系抗うつ薬とモノアミン酸化酵素阻害剤の併用が盛んに行われるようになった時期がある。このころ，両薬を併用すると，実験動物に大量のモノアミン酸化酵素阻害剤を投与した時に見られるような発汗，首振り運動(Twiching)，多動，筋固縮，発熱，意識低下などの一連の症状が出現し，場合によっては死亡することが報告された[33]。これらの症状は，脳内にセロトニンが蓄積されることに関係しているのではないかと当時から考えられていた。モノアミン酸化酵素は，セロトニンを分解する酵素であるため，三環系抗うつ薬とモノアミン酸化酵素阻害剤を併用することによって大量のセロトニンがシナプス間に貯留するのではないかと推測されたからである。それを裏付ける根拠として，実験動物にセロトニン合成阻害薬あるいはセロトニン受容体アンタゴニストを前もって投与しておくことによって，上記のような三環系抗うつ薬とモノアミン酸化酵素阻害剤の併用時に見られる症状を予防できた。このようにセロトニンと因果関係があることが示唆されたことから，上記の病態は"セロトニン症候群"と呼ばれるようになった。その後の研究によって，セロトニン症候群はセロトニン1A受容体[34]やセロトニン2受容体と関係しているのではないかということまでわかってきている。

　1982年になって，臨床場面においてもモノアミン酸化酵素阻害剤とフルオキセチンを併用した場合に，セロトニン症候群が起きることがあるとの報告が相次いだ。もっともよく見られた精神症状は，混乱や軽躁状態などであった。その他に多動，ミオクローヌス，反射亢進，発汗，震え，振戦，協調運動不能，下痢などの症状も観察された（**表3−1−9**）。さらに播種性血管内凝血による死亡例が報告された。それ以後もSSRIとセロトニン関連の薬物を併用した場合に，同様の症状が起きることが報告されている。

　セロトニン症候群を引き起こす可能性が最も高い薬物は，SSRIである。しかし三環系抗うつ薬の中でも，セロトニン選択性の高いクロミプラミンな

表 3-1-9

	セロトニン症候群で現れる臨床症状
心血管系	頻脈　高血圧
消化器系	腹部けいれん　腹部膨満感　下痢
神経系	振戦　ミオクローヌス 構音障害　協調運動の障害
精神症状 （躁病様症状）	制御不能な思考　多弁／饒舌 高揚したあるいは不快な気分 混乱　多動／落ち着かない
その他	発汗　高熱 心血管系の虚脱による死亡 播種性血管内凝血

どは原因薬物となる可能性がある。しかしSSRIやクロミプラミンの単剤投与ではセロトニン症候群が起きることはほとんどなく，他の薬を併用している場合に起きやすい。特に，SSRIとモノアミン酸化酵素阻害剤を併用する時は注意が必要である。現在日本で使用されているモノアミン酸化酵素阻害剤としては，難治性パーキンソン病に用いられる塩酸セレギニン（商品名；エフピー）という薬のみである。この薬とSSRIの併用は禁忌である。向精神薬としてのモノアミン酸化酵素阻害剤は，今のところ日本では販売されていない。しかし，将来的に改良型のモノアミン酸化酵素阻害剤が抗うつ薬として販売される可能性があるので，それらが認可された場合はSSRIとの併用に注意が必要である。モノアミン酸化酵素阻害剤を投与している患者さんにフルボキサミンを投与する場合は，モノアミン酸化酵素阻害剤を中止して2週間以上たってからフルボキサミンの投与を始める。逆にフルボキサミン

をやめて，1週間以上の休薬期間をもうけなければモノアミン酸化酵素阻害剤の投与を開始してはならない。

　モノアミン酸化酵素阻害剤以外のセロトニン関連薬物も，SSRIとの併用に注意すべきである。今後日本でも発売される予定のあるSNRIとの併用には注意が必要である。最近認可されたミルナシプラン（商品名；トレドミン）の場合は，SSRIとの併用でセロトニン症候群をきたしたという報告はないようである。動物実験ではセロトニン1Aアゴニスト単剤でセロトニン症候群が起きると報告されている[35]。したがって，SSRIとセロトニン1Aアゴニストの併用には注意が必要であろう。ただし，両者の併用療法がうつ病の治療に有効だという説もある。それに関してはセロトニン1Aアゴニストの節で述べる。

　セロトニンとは直接関係のない薬物をSSRIと併用した場合でもセロトニン症候群が起きることがある。よく知られているのはリチウムとSSRIの併用である。リチウムは他の向精神薬の場合と異なり，肝代謝酵素による代謝を受けない。そのため，SSRIと併用しても血中濃度が上がることはない。したがってリチウムの血中濃度をモニタリングしても，セロトニン症候群の発症を予想することは不可能である。しかし一方では，フルボキサミン単独で効果の現れなかった難治性うつ病の症例にリチウムを追加したところ症状が軽快したという報告もあり[36]，必ずしもSSRIとリチウムの併用療法は無視されるべきものではない。その他にSSRIとの併用に気をつけるべき薬物としては，カルバマゼピン（商品名；テグレトール，テレスミン），プロモクリプチン（商品名；パーロデル；パーキンソン病の治療薬），麻薬鎮痛剤ペンタゾシン（商品名：ソセゴン，トスパリール，ヘキサット，ペルタゾン，ペンタジン）があげられる。また，SSRI以外の抗うつ薬とSSRIの併用によってセロトニン症候群が起きることもある。

　セロトニン症候群の予後は一般的には悪くないと言われている。しかし死亡例も報告されていることから，治療者は早期に発見するよう努めるべきである。セロトニン症候群は，SSRI投与開始後数分から数時間の間に出現す

ることが多いので，この時期は最も注意が必要である。初期症状としては比較的軽い症状から起きると言われているが，定説的な特徴はないため，診断基準（**表3-1-10**）に含まれる症状の全てに注意しておく必要がある。

　セロトニン症候群が疑われた時は速やかにSSRIを中止する。SSRI中止後，通常であれば24時間以内に症状は軽快する。しかし，せん妄を伴う場合は，せん妄が4日位続く場合がある[37]。脱水があると症状を悪化させるので補液を行う。発熱に対しては物理的に冷却し，安静を指示する。決定的な薬物治療は見つかっていないが，セロトニン拮抗薬であるシプロヘプタジン（商品名：イフラサール，サイプロミン，シプロアチン，ペリアクチン）や交感神経β遮断薬であるプロプラノロール（商品名：インデラール，塩酸プロプラノール，その他）が有効かもしれない。精神症状にはクロールプロマジンの筋肉内注射が試されているが，もともと抗精神病薬が投与されてい

表3-1-10

セロトニン症候群の診断基準

A. セロトニン系薬物と他の薬剤の併用時に以下のうち3つ以上の症状が出現すること。

- ・精神状態の変化
- ・ミオクローヌス
- ・発汗
- ・振戦
- ・協調運動障害
- ・興奮
- ・反射亢進
- ・悪寒
- ・下痢
- ・発熱

B. 他の原因，例えば感染，代謝不全，薬物乱用／離脱が除外される。

C. 上記の徴候や症状が出現する前に抗精神病薬の使用開始や増量がない。

（Sternbach H: The serotonin syndrome, Am J Psychiatry, 148(6),705-713,1991より）

る症例では，抗精神病薬そのものが原因薬物となっている可能性もあるので使用は慎重に行うべきである。ミオクローヌスに対してはジアゼパム（商品名；セルシン，ホリゾンなど）やクロナゼパム（商品名；ランドセン，リボトリール）などのベンゾジアゼピン系抗不安薬が用いられることが多い。けいれんには抗てんかん薬を，高血圧にはカルシウムアンタゴニストであるニフェジピン（商品名；アダラート，セパミット）を用いる。

SSRI 間の違い

力価の違いについては，これまでに全ての SSRI を対象とした調査は行われていないが，2剤ずつを比較した二重盲検試験は，過去に数多く行われている。そこで過去の文献を参考にして，一応の目安として筆者が換算表を作ってみた（**表 3-1-11**）。日本の場合フルボキサミンが先行販売されたのでこれを基準にした。つまりこの表は，フルボキサミンを1日 100 mg 経口投与したときの効果を，他の SSRI ではどの程度の量を経口投与すれば見込めるかということを示してある。ただし，筆者自身に他の SSRI の使用経験があるわけではないし，参考にした文献の間でも患者さんの状態（症状の性

表 3-1-11

SSRIの等価換算表	
フルボキサミン	100 mg
パロキセチン	33 mg
セルトラリン	80 mg
フルオキセチン	33 mg
シタロプラム	33 mg

状，入院あるいは外来，重症度，人種など）や投薬期間などが一致していないので，この表はあくまで一応の参考と考えていただきたい。

　全てのSSRIはセロトニンの再取り込み阻害作用に対する選択性が高いという点においてのみ一致しているが，セロトニン再取り込み阻害作用に対するノルアドレナリン再取り込み阻害作用の比率や，各種受容体への親和性に関してはあまり共通性はない。ノルアドレナリン再取り込み阻害作用に対するセロトニン再取り込み阻害作用の比率が最も大きいのは，シタロプラムである。フルオキセチンの場合はややセロトニントランスポーターに対する選択性が低いと考えられている。ちなみに三環系抗うつ薬のうち最もセロトニン再取り込み作用が大きいのはクロミプラミンで，フルオキセチンやトラゾドンとほぼ同程度の阻害作用があると考えられている。逆にセロトニンに対してノルアドレナリンの再取り込み阻害に対する選択性の高い抗うつ薬は，マプロチリンやミアンセリンなどの四環系抗うつ薬である。これらの薬物は，ノルアドレナリン再取り込み阻害能がセロトニンのそれに比べ，およそ500倍高いと考えられている。

　三環系あるいは四環系抗うつ薬の薬理学的特徴と臨床効果を詳細に調べた結果，ノルアドレナリン再取り込み阻害作用の強い薬は患者さんの活力を上げる効果があり，一方セロトニン再取込み阻害作用の強い薬は幸福感をもたらす効果が大きいということがわかり，一時期は臨床場面での薬剤選択の指標とされていた。しかし，SSRIが登場してみると，SSRIにも活動性を上げる効果があることがわかってきたため，前述の見解は疑わしいと考えられるようになってきている。結局現時点ではSSRIを含めて再検討された結果，ノルアドレナリン選択性やセロトニン選択性と結びつくうつ症状の要素は見いだされていない。両神経伝達物質の再取り込み阻害能の違いが臨床効果に及ぼす影響は，今後の研究課題と思われる。

　各セロトニン受容体サブタイプに対する作用としては，フルボキサミンとセルトラリンがセロトニン2A受容体に結合しやすい。パロキセチンはセロトニン3受容体に結合しやすい。（**表3-1-12**)。

表 3−1−12

SSRIの各種受容体やトランスポーターに対する親和性

	セロトニン受容体	セロトニン以外の受容体／トランスポーター
フルボキサミン	2A	シグマ受容体 アドレナリンα_2受容体
フルオキセチン	1D, 2C	ノルアドレナリントランスポーター ヒスタミン1受容体 ムスカリン性アセチルコリン受容体
シタロプラム	2C (?)	ヒスタミン1受容体
セルトラリン	2A	ドーパミントランスポーター ノルアドレナリントランスポーター シグマ受容体 アドレナリンα_2受容体 ムスカリン性アセチルコリン受容体
パロキセチン	3	ムスカリン性アセチルコリン受容体

(Jeppensen U et al: Eur J Clin Pharmacol, 51(1): 73-78, 1996他より)

SSRIのセロトニン受容体以外の受容体への親和性に関しては，ヒスタミン1受容体に対して最も強く結合するのはシタロプラムで，フルオキセチンがそれに次いでいる。ただし臨床的に眠気の副作用が強いのはパロキセチンやフルボキサミンである。

ムスカリン性アセチルコリン受容体に対する親和性が強いのはパロキセチンとフルオキセチンである。特にパロキセチンは三環系抗うつ薬であるノルトリプチリンやデシプラミン，四環系抗うつ薬であるマプロチリンなどより結合しやすいという報告もある[13]。しかしパロキセチンの臨床用量は三環系抗うつ薬より少ないので，臨床上パロキセチンの抗コリン作用が三環系抗うつ薬より強く出現することは少ないのではないかと思われる。

SSRIの中でアドレナリンα_1受容体に対する親和性が高いのは，セルトラリンとシタロプラムである．また，アドレナリンα_2受容体に対する親和性が高いのはフルボキサミンとセルトラリンである．

SSRIの中でドーパミン2受容体に対する親和性が高いのは，フルボキサミンである．

各受容体の阻害作用と関連する生理機能に関しては表3-1-2に記載されている．

臨床症状別に有害作用を起こしやすいSSRIと起こしにくいものを**表3-1-13**にまとめてみた．吐き気は全てのSSRIでほぼ同じ頻度で出現するという報告とフルボキサミンに多いという報告がある．下痢はセルトラリンで出現しやすいという報告とフルボキサミンで起きやすいという報告がある．不安や焦燥の報告が多いのはフルオキセチンであるが，最も引き起こしやすいのはセルトラリンでパロキセチンがそれに次ぐという報告もある[38]．フル

表3-1-13

SSRI間における有害作用出現頻度の比較

副作用	出やすい	出にくい
吐　気	フルボキサミン	シタロプラム，セルトラリン
下　痢	セルトラリン，フルボキサミン	
頭　痛	フルオキセチン	
性機能障害	セルトラリン	フルボキサミン
不　安	フルオキセチン，セルトラリン	フルボキサミン
錐体外路症状	パロキセチン，フルオキセチン	フルボキサミン
体重減少	フルオキセチン	フルボキサミン
不　眠	フルオキセチン	パロキセチン
血管炎	フルオキセチン	
鎮　静	パロキセチン，フルボキサミン	

(The Bethlem & Maudsley NHS Trust Prescribing Guidlines 5th Edition,1999
Mackuy et al: pharmacoepidemiology and drug safty 6; 235-246,1997他より)

ボキサミンは，SSRIの中では性機能障害，不安，錐体外路症状を起こしにくい薬物である。

SSRIの次にくるもの

前述のようにセロトニンとノルアドレナリン両方の再取り込みを選択的に阻害する薬物であるSNRIも最近日本の臨床場面に登場してきた。一足早くスイスで承認されたミルナシプランの抗うつ効果は，SSRIと同等かそれ以上という評判である。ミルナシプランは2000年10月に日本でも認可された。同じくSNRIの1つであるベンラファキシンも前期第3相試験を終了している。SNRIが最も期待されている点は，他の抗うつ薬に比べ治療潜時が短いということである。これに対しては否定的なデータもあるものの，臨床研究の対象としても注目されている点である。またSNRIはSSRIに比べて難治性のうつ病に効果があるのではないかという期待もされている。

トラゾドンはセロトニン再取り込み阻害とともにセロトニン2受容体の遮断作用を持つ薬である。三環系抗うつ薬のいくつかも両方の作用を持っている。たとえばアミトリプチリンやその代謝産物であるノルトリプチリンがそうである。しかし，アミトリプチリンやノルトリプチリンがその他の多くの受容体に対しても親和性があるのに対して，トラゾドンはセロトニンに対する選択性が比較的高い。現在日本で後期第2相試験が終了しているネファゾドンは，トラゾドンと類似の薬理学的プロフィールをもつ。トラゾドンやネファゾドンのセロトニン取り込み阻害作用はSSRIよりも弱い。トラゾドンは鎮静作用が強いので睡眠薬の代わりに使用している臨床家も多いが，ネファゾドンの鎮静作用は強くない。トラゾドンにはヒスタミン受容体阻害作用があるのに対し，ネファゾドンにはそれがないことが鎮静作用の違いであると説明されている。ネファゾドンは，SSRIで出現する性機能障害や不安，焦燥が出現することがない。これはネファゾドンの持つセロトニン2受容体阻害作用が寄与していると考えられている。また，トラゾドンのやっかいな

有害作用として持続勃起症があるが，ネファゾドンには弱いα受容体阻害作用があるため，この作用は出現しにくい。

　ノルアドレナリンとドーパミンの選択的取り込み阻害薬も開発されている。ブプロピオンという薬で，代謝産物に強い活性がある。セロトニンにはほとんど関与しないことからSSRIが無効な患者さんに使えるのではないかと期待されている。しかし，高頻度に大発作を起こすので，今後改良型が登場することが期待されている。

　以上のような薬物が臨床応用可能になれば，うつ病に対する治療の選択肢が広がるであろう。

第 2 節
セロトニン 1A アゴニスト

　セロトニン 1A 受容体部分アゴニスト（セロトニン 1A アゴニスト）について注目されるのは，歴代の抗不安薬につきものであった耐性や依存性がないと考えられていることである。セロトニン 1A アゴニストの最もよい適応となるのは，全般性不安障害と呼ばれる，様々なことに対して過剰に不安を感じる患者さんたちである。彼らの症状はいかなる治療薬を用いても長期化するのが一般的である。したがって長期間使用しても依存性や耐性を形成しにくいセロトニン 1A アゴニストは安心して使える薬物であると言えよう。

不安と薬物の開発

　人々を悩ます不安とはいったい何物であろうか。研究者はこれをどのように理解し、そして治療者はいかなる対処法を悩める人々に施してきたのであろうか。ここでは、20世紀における抗不安薬の開発と、それがどのように治療に用いられてきたかという歴史を簡単に紹介する。

　不安・恐怖に関するおそらく最も有名な動物実験のひとつは、20世紀の初めにキャノンによって行われた。吠えているイヌを前にしたネコは当然興奮するのであるが、その時ネコの腎臓（副腎）からアドレナリンが分泌されることをキャノンは発見した。彼は分泌されたアドレナリンが、恐怖にさらされた動物の興奮状態を作り出すと考えた。それ以前は、不安の研究というと、どうしても抽象的な討論になりがちであった。しかしこの実験は、不安によってもたらされる生体反応が、具体的な化学物質を介している可能性があることを明らかにした点で意義深い。

　その後の脳研究の発達によって、何らかの恐怖に面した時、動物の脳内にあるストレス中枢と呼ばれる部位からカテコールアミンが分泌され、これによって自律神経が興奮するというメカニズムがわかってきた。自律神経の興奮は呼吸数と心拍数を増加させることによって、全身に酸素を供給することに貢献する。さらには発汗、瞳孔散大、全身の筋肉の硬直などをもたらす。これらの反応によって、動物は敵と闘うための準備状態を作りだしているともいえる。したがって吠えているイヌを前にしてネコが興奮するのは、生存のために必要な合理的な反応であるとも言える。

　ヒトの場合も、ほとんどの不安や恐怖は合理的であるように思える。目の前にせまった試験に対する不安があるから、人は一生懸命勉強する。不安を訴える患者さんを見た精神科医は、時には彼らに負けないくらいに不安になって、図書館に駆け込んで諸先輩の書かれた本を読んだりする。しかし誰でもが経験するように、不安は必ずしも生産的な結果ばかりをもたらさない。

試験前に不安が強まると，理解するよりもやたら丸暗記に走ってしまい，勉強の本質とはかけ離れてしまったという苦い経験は誰にでもあろう。また，診察中の不安は，時に精神科医としての判断を狂わせることが全くないとは言えない。前出のグレイが注目した新奇な物を目の前にして動けなくなってしまうラットも，そのひとつの例と言えるだろう。

　精神科を訪れる人々の不安は確かに尋常ではない。ある人は，試験前などというような特殊な状況でないにもかかわらず，慢性的な不安に悩まされ日常生活さえもままならなくなってしまう。他のある人は，普通の人が不安に感じない状況，例えば人の集まる場所へ出かけることに強い不安を感じたり，エレベーターや電車などの閉鎖的な状況でパニックになってしまったりする。このような不安は，人々に大きな不利益をもたらすことから病的なものとみなされる。ある統計によると，一生のうち病的な不安に悩まされた経験を持つ人は全人口の約15%だという。

　不安から逃れるために，古来より人々は様々な手段を用いてきた。例えば占い，祈り，修行などの精神的手段から，より化学的な手段としてタバコ，コーヒー，酒，大麻，阿片（モルヒネ），コカ葉（コカイン）などの摂取なども行われてきた。しかし，どの方法にしてみても，不適切な使用方法による悲劇を繰り返してきた。とりわけ化学的手段の乱用は，多くの社会問題を引き起こしてきた。時にはアヘン戦争などの歴史的事件の原因にもなった。現在でも医薬品として使用されている抗不安薬や睡眠薬が，社会問題の歴史を引きずっていることは無視できない事実である。

　表3-2-1に20世紀における抗不安薬の歴史を示した。1900年代前半までは，バルビツール酸系薬物が抗不安薬として一般的に使われていた。しかしバルビツール酸系薬物を服用した多くの患者さんが薬物依存症となり，服用を中断したときに生じる強い退薬症候に悩むことは長い間問題視されていた。そのためバルビツール酸系薬物が用いられたのは，患者さんの不安や恐怖が強い時だけに限られていた。それでも，バルビツール酸系薬物の依存に苦しむ人の数は，なかなか減らなかった。さらに悪いことに，彼らはバルビ

表 3 – 2 – 1

20世紀の抗不安薬の歴史	
1900年代前半	バルビツール酸系薬物が抗不安薬として使用されていた
1950年頃	筋弛緩薬をもとにメプロバメートが合成された（アメリカ合衆国のウォーレス社）
1955年4月	メプロバメートが不安神経症に有効であることが医学誌JAMAに発表された
1955年4月	メプロバメートが市場に導入された
1955年	初めてのベンゾジアゼピン系抗不安薬であるクロルジアゼポキシドが合成された（アメリカ合衆国のロシュ社）
1960年	クロルジアゼポキシドが市場に導入された
1961年	ジアゼパムが合成された（アメリカ合衆国のロシュ社）
1963年	ジアゼパムが市場に導入された
1975年	アメリカ合衆国で約15％の人がベンゾジアゼピン系薬物を使用していた
1980年	アメリカ合衆国でベンゾジアゼピン系薬物の処方が半減した
1985年	セロトニン1Aアゴニストが市場に導入された（西ドイツ）

（三浦貞則監修：精神治療薬大系（1）；向精神薬の歴史・基礎・臨床, 星和書店, 1996
日本薬学会編：こころと薬；向精神薬の現状と未来, ファルマシアレビューNo.10.
シュナイダーSH／佐久間昭訳：SAライブラリー5 脳と薬物, 東京化学同人, 1990より）

ツール酸系薬物の依存から立ち直ったとしても，この薬物を服用する以前より強い不安に悩むようになってしまった。このように薬物の使用を中止することによって，以前より強い症状が現れるという現象は，リバウンドと呼ばれている。さらにバルビツール酸系薬物は，通常使用量の数回分を一度に服用するだけでも死に至る危険があった。一般的に考えてみても，不安が強い時には，人は何かに頼りたくなるし気分も落ち込んでしまう。皮肉なことにバルビツール酸系薬物はその薬自体が依存を形成しやすいため，頼りにするものを欲している人にとっては手離し難いものとなり，また落ちこんだ時に自殺する手段としても大変効率的であったわけである。

バルビツール酸系薬物が非常に危険であるという認識が一般的にも広まり，それに代わる安全な薬の開発が強く求められるようになってきた。このような時代背景をもとに，アメリカ合衆国のウォーレス社は，筋弛緩薬をもとにメプロバメートという薬物を合成した。この薬を動物に投与すると鎮静，馴化，抗けいれんなどの作用を示した。この効果はバルビツール酸系薬物の作用に類似していた。一方で耐性を調べた動物実験において，メプロバメートはバルビツール酸系薬物より安全であることが示された。次に行われた臨床試験で，メプロバメートが不安神経症に有効であることがわかり，1955年4月，その研究に関する論文が医学雑誌JAMAに掲載された。その同年同月にメプロバメートが市場に導入された。

メプロバメートは，市場導入されて間もなくアメリカ合衆国で爆発的な売り上げを記録した。日本では第一製薬からアトラキシンという商品名で売り出された（現在は製造が中止されている）。しかし発売後わずか数年のうちに，メプロバメートにもバルビツール酸系薬物と同じような依存性や退薬症候があることが，多くの精神科医によって指摘されるようになってきた。それとともに急速に売り上げも下降し，思いもよらず短命な医薬品となってしまった。このようにメプロバメートは医学的には成功した薬ではなかったが，抗不安薬の開発に活を入れたという点において歴史的な薬品であったと言えよう。実際にメプロバメートの商業的成功に刺激されて，多くの製薬会社がこの分野に参入してきた。なかでもアメリカ合衆国のロシュ社がとった開発戦術はユニークであった。

ロシュ社は向精神薬の開発に関して新参であったので，そのノウハウに関する知識に乏しかった。加えて当時はバルビツール酸系薬物やメプロバメートの作用機序が明らかでなかったため，ロシュ社は，自社で合成した薬物を片っ端から動物実験でスクリーニングして，抗不安作用のありそうな薬を見つけだすという戦略をとった[39]。ロシュ社の社員であったステルンバッハは，スクリーニングを計画した時，20年前の研究時代に合成したキナゾリンという一群の化合物のことを思い出した。文献検索を行ったところ，どう

やら抗不安薬としてのスクリーニングがなされたという報告が見あたらなかった。そこで，彼とその共同研究者はキナゾリン化合物を合成し，次々と動物実験を行った[39]。彼らが採った開発方法は，現在の科学者にとっては驚きに値する。もしも，今時の製薬会社に勤務する新薬開発の担当者が，彼のような発想で会社に研究費を申請したとしよう。キナゾリン系化学物についての薬理学的効果は全く知られていない。過去にも全く報告がない。したがって何の根拠もないけれど動物実験をしてみようと思う。このような主旨の報告書を見て研究費の支給を許可する社長さんがおられるであろうか。

　ステルンバッハと共同研究者は，この一見無謀とも思える開発方針のもとにキナゾリン系化合物の生物活性を高める研究を続けた。そしてついにメプロバメートと類似の作用を動物に及ぼす薬物を見つけ出した。次に彼らは，この物質の化学構造を調べてみたのだが，なんと生物活性を高める目的で行っていた合成方針とは，全く異なる反応によってできあがった物質であったことがわかった[39]。この化合物は後にクロールジアゼポキシドと命名され，現在では後発の類似化合物とともにベンゾジアゼピン系薬物というグループ名が与えられている。ベンゾジアゼピン系薬物の出発点は，数人の科学者達による地道な努力が産み出した偶然の産物であったとも言える。ベンゾジアゼピン系薬物は緻密に練られたプロジェクトによってもたらされたものでもなく，天才の思考した理論を具現化したものでもなかった。

　もともとバルビツール酸系薬物は，麻酔目的の入眠導入剤などに用いられていた薬物であった。バルビツール酸系薬物のうち作用時間の長いものが抗不安薬として使われていたのだが，そのような薬物によって確かに不安は抑えられるのだが，もともとが入眠剤であったため，患者はうとうとした状態にさせられていた。しかしベンゾジアゼピン系抗不安薬が登場する以前は，バルビツール酸系薬物の強力な催眠作用は，抗不安作用には不可欠なものと考えられていた。そのため，メプロバメートやクロールジアゼポキシドが抗不安薬として使えるかどうかのスクリーニングは，動物を鎮静させる作用を指標として行われたほどである。ところがベンゾジアゼピン系薬物は，

高用量ではバルビツール酸系薬物と同様に催眠作用があるものの，低用量では明らかにバルビツール酸系薬物と比べて催眠作用が弱いにもかかわらず，それと同等以上の抗不安作用を持っていた。このことは，必ずしも鎮静が抗不安作用に不可欠なものではなく，そのため抗不安薬のスクリーニングとして動物の鎮静作用を指標とするのは適切ではないことを示唆していた。

　メプロバメートの有効性を調べていたゲラーは，ラットを用いて抗コンフリクト作用を計測する動物実験を考案した（図3-2-1）。この方法は，実

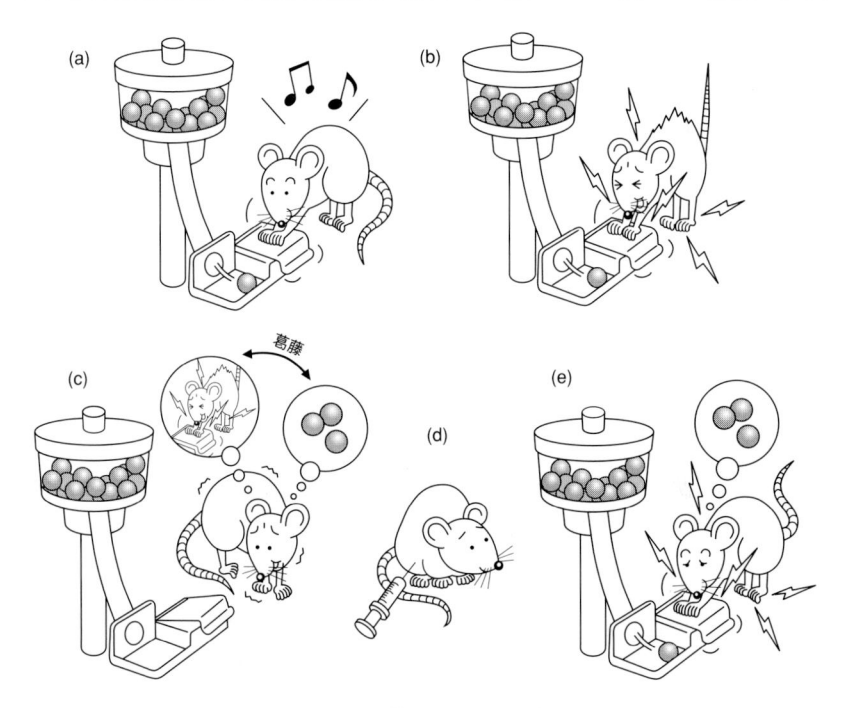

図3-2-1　抗コンフリクト作用
(a) まず最初に，ラットはレバーを押すと餌が食べられることを学習する。
(b) 次にレバーを押すと電気ショックがかかるようにする。
(c) するとラットは餌は食べたいが電気ショックが怖いという葛藤状態（コンフリクト）に陥る。
(d) このラットに抗不安薬を投与する。
(e) 抗不安薬を投与されたラットは，電気ショックを気にせずにレバーを押して餌を食べるようになる。

験的に作り出したノイローゼ状態のラットに薬を投与して，その薬がノイローゼ状態から立ち直らせる作用があるかどうかを観察することを目的として考案された。コンフリクトとは葛藤状態を意味する。葛藤状態が，ヒトにおけるノイローゼ状態のモデルになるとゲラーは考えた。抗コンフリクト作用という用語は，葛藤状態つまりノイローゼ状態から脱する作用という意味で用いられる。動物に葛藤状態を作り出す実験装置として現在最も広く用いられているものは，レバーを押すと餌の出ることを学習させたラットを用いて，次にレバーを押すと電気ショックが起きるようにしたものである。この状況に長期間おかれたラットは，餌が欲しい一方で電気ショックが怖いという葛藤状況に陥る。このラットにメプロバメートを投与すると，多少の電気ショックにはめげないでレバーを押して餌を食べるようになる。つまりメプロバメートは，実験的ノイローゼ状態から立ち直らせる作用があると解釈することもできる。おもしろいことに，このような現象は抗精神病薬や抗うつ薬を投与されたラットには見られなかった。そのためこの実験方法は，抗不安薬をスクリーニングする方法として現在まで定着している。

1960年2月に医薬品として使われ出したクロールジアゼポキシド（日本での商品名；コントール，バランス）は，臨床経験を積み重ねるうちにバルビツール酸系薬物やメプロバメートよりもすぐれた抗不安作用を持つことがはっきりしてきた。また，抗うつ薬と併用した場合には，抗うつ薬の作用を増強することもわかってきた。さらに抗不安作用が出現する2〜3倍量を服薬することによって，睡眠薬としても使えることがわかってきた。また安全面に関しても，クロールジアゼポキシドは大量服薬してもなかなか致死量に到達しない薬であることがはっきりしてきた。そして最も注目されたのは，数年の使用期間を経て，クロールジアゼポキシドはバルビツール酸系薬物に比べ，明らかに耐性や依存性を形成しにくいことが観察されたことである。こうなると抗不安薬としても睡眠薬としても，バルビツール酸系薬物やメプロバメートを処方する理由はほとんどなくなってきた。

1963年12月にクロールジアゼポキシドの数倍も抗不安作用の強いジアゼ

パム（日本での商品名；セルシン，ホリゾンなど）がアメリカ合衆国で売り出されると，この薬はまたたく間に抗不安薬の中で最も処方される医薬品になった。ジアゼパムに関してもバルビツール酸系薬物に比べ，明らかに耐性や依存性が形成されにくいことが臨床的に観察された。しかし，クロールジアゼポキシドやジアゼパムなどのベンゾジアゼピン系薬物の安全性は，あくまでもバルビツール酸系薬物と比較した場合における相対的なものであったはずなのに，いつしか「ベンゾジアゼピンは安全である」という絶対的な印象として臨床医の間に広まってしまった。

　1970年代に入ってもベンゾジアゼピン系抗不安薬の勢いは止まらず，ついには世界で最も売れる薬の仲間入りを果たした。1975年にはアメリカ合衆国の国民のおよそ15%が，ベンゾジアゼピン系薬物を服用するようになった。この数字は，その当時のアメリカ合衆国における神経症の有病率を超えていたと推測される。つまり当時は明らかに過剰に投与されていた。またこの頃よりベンゾジアゼピン系薬物の耐性や依存性が軽視できないことが，精神科医の間のみならず一般的にも認識されてきた。1970年代のアメリカ合衆国国民のうち約150万人が，ベンゾジアゼピン系薬物の依存症に陥ったと報告されている[84]。さらにベンゾジアゼピン系薬物を服用することにより多幸感が得られるため，大量に服用する乱用者も出現してきた。これらの医学的問題は社会問題へと発展し，いわゆる「ベンゾジアゼピンバッシング」と呼ばれる現象が起きた[83]。ベンゾジアゼンピン系薬物に対する評価の変化を**表3-2-2**と**表3-2-3**にまとめた。

　最近では睡眠導入剤として爆発的な人気を博したトリアゾラム（商品名；ハルシオン）が，一時期危険な薬物という扱い方で世界的に報じられたことは記憶に新しい。トリアゾラムはその社名から通称アップジョンと呼ばれ，トリップ体験を楽しむ目的で若者達の間で非合法的に高額で取り引きされていた。そのため，医師から処方してもらった人が売りさばいたり，医療従事者が病院から持ち出すというような事件が発生した。現在ではこの問題は鎮静化し，正当な評価の下でトリアゾラムは使用されていると思われる。

表3-2-2

ベンゾジアゼピン系薬物の1960年代における評価

・不安に選択的に効く
・耐性が生じない
・大量服薬しても安全である

表3-2-3

ベンゾジアゼピン系薬物の現在における一般的評価

・不安一般に広く効果がある
・鎮静作用がある
・筋弛緩作用がある
・バルビツール酸系薬物ほど急速ではないが耐性と依存性を生じる
・単独では大量服薬しても安全だが，アルコールと併用すると危険である

　1980年になって，アメリカ合衆国でのベンゾジアゼピン系薬物の服用者は，ピーク時の約半分に減ったと言われる。しかし，それでも1981年の同国における全ての薬物の中で最も処方されている薬はジアゼパムであった。1984年に発表された論文の中で，欧米の女性の5人に1人はベンゾジアゼピン系薬物を服用し，そのうちの多くの人々が1カ月以上連用していると報告されている[40]。

　その後，ベンゾジアゼピン系薬物の使用を短期間に限るなどの対策が浸透するにつれ，徐々に処方数は減っていった。1998年に，世界市場で最も売上額の高かったベンゾジアゼピン系薬物はアルプラゾラム（日本での商品

名；ソラナックス，コンスタン）であったが，全薬品中における順位はたかだか 124 位にすぎなかった[41]。ベンゾジアゼピン系薬物全体の売り上げは，現在も減少の傾向にある。

とはいえベンゾジアゼピン系薬物は，速効性があり確実に不安を抑えることのできる薬物として，不安障害に最も有効な薬物の1つであることは今でも変わりない。しかし日本では欧米ほど乱用問題が大きく取り扱われなかったためか，臨床医がいまだに気軽に処方しているという印象がある。シュナイダーは「脳と薬物」という著書の中で，「現在では患者はたかだか数週間，不安の発作が激しい時期にベンゾジアゼピンを投与されるだけなので，薬物に耐性や依存性を生じる可能性は少ない」[83]と期間を限定して用いることが常識であるかの如く記載している。スタールも「精神薬理学エセンシャルズ」という教科書の中で，「数週から2～3カ月だけ使用するだけであれば，ベンゾジアゼピン系薬物は依存や離脱の心配がない」のであるが，「全般性不安障害（後に述べる）やパニック障害（SSRI の章を参照）などの6カ月以上続く可能性の高い疾患には，症状の危険度が少なければベンゾジアゼピン系薬物以外の治療を選択することを考えなければならない」[85]と記載している（表 3 - 2 - 4）。

耐性と依存性

ここで何度か出てきている耐性と依存性について解説しようと思う。耐性というのは，生物がある薬物に連続的に暴露すると，薬物に対する反応が鈍ってくることをいう。例えば抗生物質を繰り返し投与されていると，患者さんの体内に潜んでいる細菌が抗生物質に対して耐性を獲得する。一般に抗生物質は細菌の細胞壁に作用するが，細菌が自己防衛的に細胞壁の構造を変化させ，抗生物質が細胞壁に結合しにくくなるために生じる現象である。こうなると，せっかくの抗生物質も効果がなくなってくる。これと類似の現象が，バルビツール酸系薬物やベンゾジアゼピン系薬物でもみられる。バルビ

表 3-2-4

ベンゾジアゼピン系抗不安薬の使い方

・現在では患者はたかだか数週間，不安の発作が激しい時期にベンゾジアゼピンを投与されるだけなので，薬物に耐性や依存性を生じる可能性は少ない。
（シュナイダーSH／佐久間昭訳；SAライブラリー5
脳と薬物，東京化学同人，1990より）

・数週から2,3カ月使用されるだけならば，ベンゾジアゼピンは依存や離脱の恐れも少なく，急速に不安を和らげることができる。…（中略）…6カ月以上も続きそうな状態に対しては，依存や離脱の危険性と基礎にある障害の危険性とをはかりにかけて，ほかの治療の選択肢を考慮しながら，判断しなければならない。
（スタールSM／仙波純一訳；精神薬理学エセンシャルズ，
メディカル・サイエンス・インターナショナル，1999より）

ツール酸系薬物を服用し始めた頃は，少量でも十分な抗不安作用が得られる。しかしバルビツール酸系薬物を連用するうちに，同じ作用を得るためには徐々に摂取する薬の量を増やさなくてはならなくなる。最終的には抗不安作用を得るためには，大量のバルビツール酸系薬物を摂取するようになってしまう。これは，バルビツール酸系薬物を連続的に服用することによって肝臓での代謝酵素の働きが高まり薬の分解が早まることと，長期間バルビツール酸系薬物の刺激にさらされることによって神経細胞の感受性が低下することによると考えられている。感受性の低下には第1章で述べた受容体のダウンレギュレーションなどが関与していると考えられる。

　一方，薬物依存とは，WHO（世界保健機関）の定義によれば，「生体と薬の相互作用の結果生じた特定の精神的，時に精神的および身体的状態をいう。特定の状態とは，ある薬の精神効果を体験するため，また，時に退薬による苦痛を逃れるため，その薬を連続的あるいは周期的に摂取したいという強迫的欲求を常に伴う行動やその他の反応によって特徴づけられた状態を指

す」とされている。

　各薬物の耐性と依存性について**表3-2-5**にまとめた。耐性や依存性を指標として各薬物の安全性を見ると，ベンゾジアゼピン系薬物は，アルコールよりは安全であるがコカインや大麻とは大差がないように思われる。モルヒネやヘロインは一般的には麻薬と呼ばれているもので，欧米ではストリートドラッグとして覚醒剤よりポピュラーであると言われている。一方，日本でよく社会問題になるのは覚醒剤の方である。日本で覚醒剤というと，一般的にアンフェタミンのことを指すことが多い。それは，戦後まもなく駐留軍から大量のヒロポンという商品名のアンフェタミンが民間に流出して，中毒患者が蔓延したことに端を発している。アンフェタミンの問題は，耐性とは反対に，精神作用に関しては使用経験を重ねるほど作用が強化されることにある（この現象は逆耐性と呼ばれている）。そのため，中毒患者は連用するうちに徐々にひどい幻覚妄想状態に陥って，最悪の結果として一般市民を巻き込むような事件を引き起こすことがある。このような言い方は不謹慎ではあ

表3-2-5

薬物の耐性と依存

薬物名	耐性	精神的依存	身体的依存
モルヒネ/ヘロイン	著明	強い～最強	最強
アンフェタミン類	弱い＊	強い	なし
コカイン	なし	最強	なし
大麻	中等	中等	なし
バルビツール酸系薬物	中等	短時間作用性のものは強い	強い
ベンゾジアゼピン系薬物	弱い	中等	中等
アルコール	中等	強い	強い
ニコチン	著明	中等	極めて弱い

＊但し，逆耐性がある

るが，同じ薬物中毒になるのであれば，覚醒剤よりも麻薬を使用した方が，反社会性は低いと思われる。

　ところでベンゾジアゼピン系薬物が使用され始めた当初から，バルビツール酸系薬物に対して耐性のある患者さんは，ベンゾジアゼピン系薬物に対しても常用量では抗不安作用を得ることができないことが観察された。ということは，バルビツール酸系薬物に対する耐性を獲得した人は，ベンゾジアゼピン系薬物を飲み出す前からすでにその耐性を獲得してしまっていることを示唆している。このようにAという薬物に対して耐性を獲得した生物が，Bという薬物に対しても耐性を示すことを交叉耐性という（**図3-2-2**）。また，Aという薬物の耐性を獲得した人が，Aの服用を中断することによ

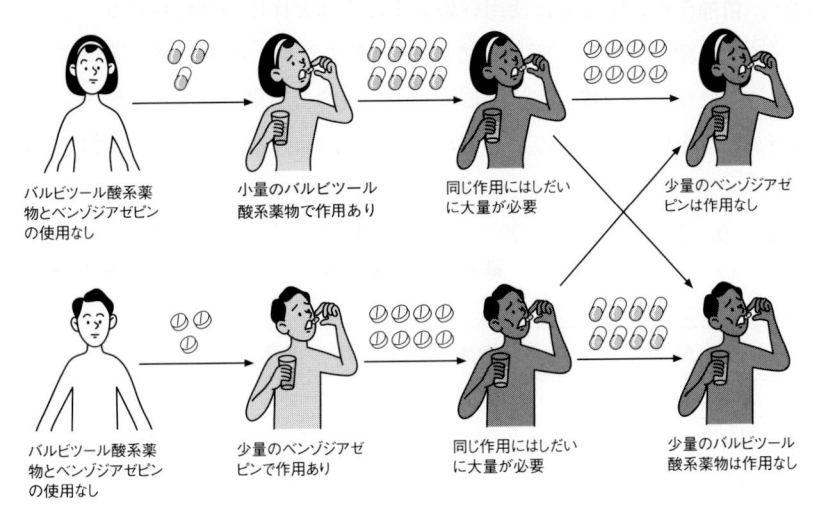

図3-2-2　バルビツール酸系薬物とベンゾジアゼピン系薬物の間に見られる交叉耐性
バルビツール酸系薬物もベンゾジアゼピン系薬物も最初は少量で効果があるが，同じ作用を得るには徐々に大量が必要になる。その時点でその人は，バルビツール酸系薬物，あるいはベンゾジアゼピン系薬物のいずれかの耐性を獲得している。もしその人がもう一方の薬物（もしバルビツール酸系薬物の耐性を獲得していたとするとベンゾジアゼピン系薬物）を少量服用したとしても効果がない。なぜならばその人はもう一方の薬物に対する耐性，すなわち交叉耐性も同時に獲得してしまっているからである。
（シュナイダーSH／佐久間昭訳：SAライブラリー5　脳と薬物，東京化学同人，1990を参考に作図）

って引き起こされる退薬症候は，Aを再び服用することによって緩和できる。ところがAという薬物に関する退薬症候を別のBという薬物を摂取することによって緩和できることがある。このような現象は交叉依存と呼ばれている。バルビツール酸系薬物とベンゾジアゼピン系薬物の間には，この交叉依存も存在する。この両者の間で，交叉耐性や交叉依存が生ずるということは，両薬物が同一の部位に作用している可能性を強く示唆する所見であった。

ベンゾジアゼピン系薬物の作用機序

　従来より神経伝達物質としてのGABAが抑制性の情報伝達を行うことが知られていた。そして研究者の手によってバルビツール酸系薬物，メプロバメート，ベンゾジアゼピン系薬物，アルコールが全てGABAの作用を増強することが実験的に確かめられた。その後放射性物質を用いた受容体への結合実験が行われ，この仮説はより確かなものと受け止められるようになった。このことからベンゾジアゼピン系薬物を含めたこれらの物質は，「GABAの作用を強化して，GABA神経系に支配されている各神経系の機能を低下させる」という共通の機序によって作用を発現させているのではないかと考えられるようになった。

　ところで，GABA受容体は脳内に広く分布している。実に脳内におけるシナプスの約30％が，GABAを神経伝達物質として用いていると予想されている。GABA受容体が一番多いのは小脳，次いで大脳皮質，辺縁系，大脳基底核であると言われている（図3-2-3）。GABAはこれらの部位で介在神経として存在し，興奮性神経にブレーキをかける役目を果たしている（図3-2-4）。そのため，GABA受容体が過剰に刺激されると，脳の活動性にブレーキがかかりすぎてしまうことになる。脳幹の神経細胞の活動性低下は眠気などの有害作用の原因になり，運動野の活動低下によって運動能力の低下が引き起こされるであろう。また，前頭葉の活動低下によって思考力

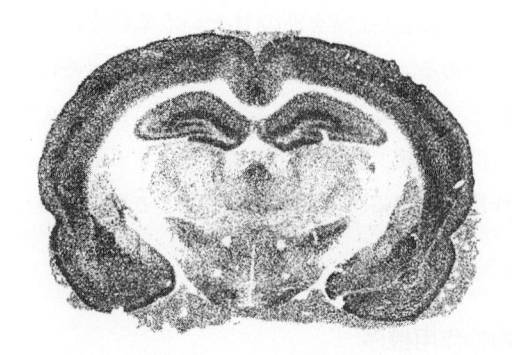

図3-2-3 ラット脳（横断面）におけるベンゾジアゼピン受容体の分布

ベンゾジアゼピン系薬物の結合部位は，GABA受容体の1つのサブユニット上に存在すると考えられている（図3-2-5）。ベンゾジアゼピン受容体が高密度に存在しているのは，小脳，大脳皮質，大脳基底核，辺縁系である。シュナイダーSH／佐久間昭訳：SAライブラリー5 脳と薬物，東京化学同人，1990より）

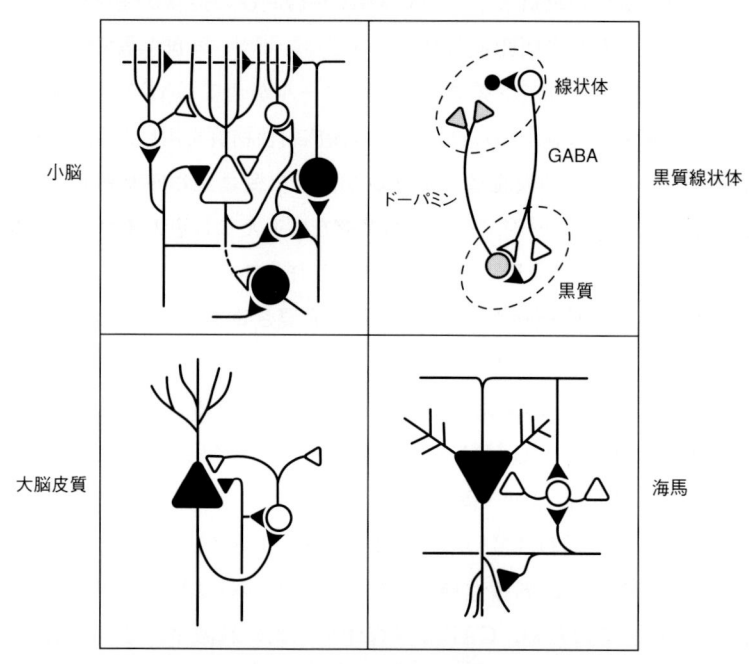

図3-2-4 GABA神経が介在する様々な神経回路

GABA神経は，小脳，黒質線状体，大脳皮質，海馬などで介在神経として存在し（白で示した神経細胞），興奮性神経（黒で示してある）の活動を抑制している。（グレイJA／八木欽治訳：ストレスと脳，朝倉書店，1991を参考に作図）

や認知の低下が引き起こされると考えられる。

　GABA受容体が耐性とどのように関わっているのかは，まだよくわかっていない。ひとつの仮説として，ベンゾジアゼピン系抗不安薬やバルビツール酸系薬物を連用すると，GABAが結合した時に，塩素イオンチャンネルが活性化される時間がだんだん短くなり，細胞内に取りこまれるCl^-の数が徐々に減ってくるのではないかと考えられている。この状態で急激にベンゾジアゼピン系薬物の投与を中止すると，塩素イオンチャンネルはほとんど活性化しなくなってしまい，神経細胞が興奮しやすい状態となり，そのために退薬症候が出現するのではないかと考えられている。

　その後の研究によって，バルビツール酸系薬物，メプロバメート，アルコール，ベンゾジアゼピン系薬物の全てが同一部位に結合するのではなく，各々が特異的に結合する部位がGABA受容体に存在することが明らかになってきた（**図3-2-5**）。ただし，バルビツール酸系薬物やアルコールは，局所での濃度が上がると塩素イオンチャンネルに直接作用して，神経細胞内に大量のCl^-が流れ込んでしまう。それが，過量服薬時の呼吸停止に結びつくと考えられている。一方，ベンゾジアゼピン系薬物は塩素イオンチャンネルに対して直接的には作用しないと考えられている。

　最近は，ベンゾジアゼピン受容体のサブタイプがいくつか存在することがわかってきた（**表3-2-6**）。各々は分布している部位が異なる。このうち向精神薬の作用と最も関係があると思われるのは，ベンゾジアゼピン1受容体である。そのため，この受容体に選択的なアゴニストが開発されてきている。そのひとつの例として，1999年から吉富薬品より発売されているクアゼパム（商品名；ドラール）という睡眠薬がある。クアゼパムは筋弛緩作用などの末梢神経系の有害作用の出にくい睡眠薬として期待されている。

　しかし，ベンゾジアゼピン1受容体は抗不安のみならず，鎮静や催眠作用とも関連しているため，この受容体の選択的アゴニストにも，鎮静や催眠作用が伴うのは必至である。そのため，選択的ベンゾジアゼピン1受容体アゴニストは，睡眠薬としては従来のベンゾジアゼピン系薬物と比べて進歩して

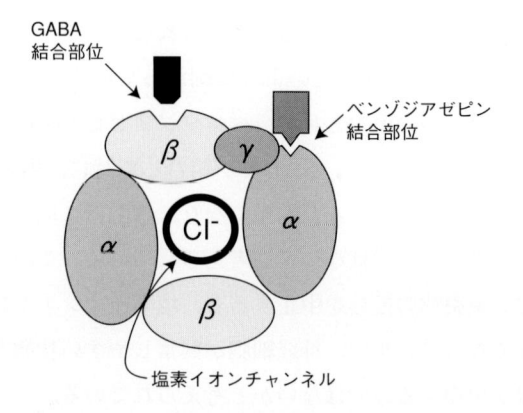

図 3-2-5　GABA 受容体モデル

薬理学的研究から想定されている GABA 受容体のモデル図である。GABA 受容体は 2 つの α サブユニットと 2 つの β サブユニットからなると考えられている。このほかにも δ, γ, ε と呼ばれているサブユニットがあると考えられているが，その役割はまだよくわかっていない。α サブユニットにはベンゾジアゼピンの結合部位があり，β サブユニットには GABA の結合部位がある。GABA 受容体にはベンゾジアゼピンと GABA 以外にもアルコール，バルビツール，ニューロステロイドなどに対する結合部位もある。GABA が結合すると共役している塩素イオンチャンネルが開いて Cl^- が細胞内に流入する。ベンゾジアゼピン，アルコール，バルビツール，ニューロステロイドは，全て GABA の作用を強める。各サブユニットにはいくつかのサブタイプがあることが知られている。その組み合わせによって各々の GABA 受容体の特色が生み出されていると考えられる。そしてそのことは，ベンゾジアゼピン，アルコール，バルビツール，ニューロステロイドなどの GABA 神経系に対する効果の違いにも関与しているかもしれない。(ハイマン SE 他／融道男他訳：精神医学の分子生物学，金剛出版，1997 を参考に作図)

いると考えられるものの，このタイプの薬物を抗不安作用のみを持つ薬物の開発につなげるのは困難なように思われる。最近になってベンゾジアゼピン骨格を持たない化合物も，ベンゾジアゼピン受容体に結合することがわかってきたため，ベンゾジアゼピン受容体は ω (オメガ) 受容体と呼ばれるようになってきている。

表 3-2-6

ベンゾジアゼピン受容体		
サブタイプ	主な部位	作　用
ベンゾジアゼピン 1	小脳	抗不安・鎮静・催眠
ベンゾジアゼピン 2	脊髄・線状体	筋弛緩
ベンゾジアゼピン 3	末梢	詳細不明

ベンゾジアゼピンからセロトニン 1A アゴニストへ

　基礎的な研究において，ベンゾジアゼピン系抗不安薬がバルビツール酸系薬物やアルコールと同じ部位に結合することがわかったのは，ある意味でベンゾジアゼピン系薬物に対する失望感に，理論的裏付けを与える結果になってしまった。専門家はどうにかして不安に関与している神経系の機能だけをコントロールして，従来の抗不安薬につきまとっていた耐性や依存性の問題を解消できないものかと模索してきた。現在もその努力は続けられている。

　彼らの助けになったことのひとつとして，既存の向精神薬の薬理学的プロフィールが少しずつ明らかになってきたことがあげられる。SSRI の章で述べたように，三環系抗うつ薬の主な薬理作用はセロトニンとノルアドレナリンの再取り込み阻害作用である。三環系抗うつ薬はベンゾジアゼピン系抗うつ薬のように速効性はないものの，ある種の不安に大変有効であることが知られている。しかも三環系抗うつ薬には耐性や依存性がないと考えられている。このことはセロトニンかノルアドレナリン，あるいはその両者をうまくコントロールすれば，耐性や依存性の出現しない抗不安薬を作ることができることを示唆している。

ベンゾジアゼピン系薬物に取って代わる抗不安薬の開発を目指していた専門家にとって，不安の生物的メカニズムが少しずつ明らかになってきたことも朗報であった。そのことに関しては第2章で詳しく論じた。グレイが，不安の主座と考えた中隔-海馬系に存在するセロトニン受容体のサブタイプは，主にセロトニン1A受容体であった。以上のような臨床的経験，薬理学的データ，実験動物を用いた行動観察などのデータが明らかになるにつれて，選択的にセロトニン1A受容体に作用する薬物が理想に近い抗不安薬になるのではないかと期待されるようになってきたわけである。

　1970年頃にブリストール・マイヤー・スクイブ社によって合成されたブスピロンというセロトニン1Aアゴニストは，動物実験で抗コンフリクト作用があることが確かめられた。その後に行われた臨床試験において，ベンゾジアゼピン系抗不安薬とほぼ同等の抗不安作用があることが認められ，また安全性にも問題がなかったことから，1985年に西ドイツで初めて医薬品として認可された。日本で初めて認可されたセロトニン1Aアゴニストは，住友製薬によって合成されたタンドスピロンという薬物である。タンドスピロンはセディールという商品名で1996年に本邦で発売が開始されている。

セロトニン1A受容体

　セロトニン1A受容体は，7回膜貫通型の代謝型受容体で，細胞内情報伝達については以下のようなことがわかっている。セロトニン1A受容体はGiタンパク質と共役していて，そこにセロトニンが結合すると，Giタンパク質はα_iサブユニットと$\beta\gamma$サブユニットに分かれる。$\beta\gamma$サブユニットがGsタンパク質由来のα_sサブユニットと結合することによってその機能を障害する。したがってcAMPの産生量が低下して，ついでcAMP依存性タンパク質リン酸化酵素の活性が阻害されて，最終的には遺伝子の転写が抑制されるという経路が考えられる。つまり図1-20で示された細胞内情報伝達系が抑制されるわけである。

また，Giタンパク質由来のβγサブユニットは，それ自身が内向き整流カリウムイオンチャンネルと呼ばれているタンパク質を活性化することも知られている。このチャンネルは，名前は内向きであるが，他のイオンチャンネルと同様にイオンの流れの方向性を決定する機能は持っていない。活性化するとK$^+$が通過するポアがあいて，濃度の偏りを打ち消す方向，すなわち細胞内から細胞外へK$^+$が放出する。そのため内向き整流カリウムイオンチャンネルが活性化されると，神経細胞は過分極の状態になる。またセロトニン1A受容体はGqタンパク質と共役しているものもあり，そこにセロトニンが結合すると，活性化されたGqタンパク質によって内向き整流カリウムイオンチャンネルが活性化されるというメカニズムもある。

セロトニン1A受容体は，セロトニン神経細胞の樹状突起や細胞体に存在する。セロトニン神経自身に存在する受容体は自己フィードバック的な作用に関連する自己受容体である。またセロトニン1A受容体は，セロトニンのシグナルを受けとるシナプス後神経細胞にも存在している（このような受容体はシナプス後受容体と呼ばれている）。

セロトニン1Aアゴニストの薬理作用

タンドスピロンやブスピロンは，自己受容体に対しては部分アゴニストとして作用すると言われている。そのためタンドスピロンやブスピロンは，セロトニン1A部分アゴニストと呼ばれることもある（ただし，実際はセロトニン1Aアゴニストと呼ばれていることが多いので，この本の中ではセロトニン1Aアゴニストの名称で統一しておいた）。

完全アゴニストが受容体に結合すると，本来のリガンド（セロトニンなどの内因性化学物質）が結合した場合とほぼ同様の作用を細胞内に引き起こす。それに対し部分アゴニストは，受容体に結合しても本来のリガンドが結合した場合よりも弱い作用しか引き起こすことができない（図3-2-6）。そのため，本来のリガンドが少ししか存在しない場合には，部分アゴニスト

アゴニスト　　　部分アゴニスト　　　完全（競合的）
　　　　　　　　部分アンタゴニスト　　アンタゴニスト

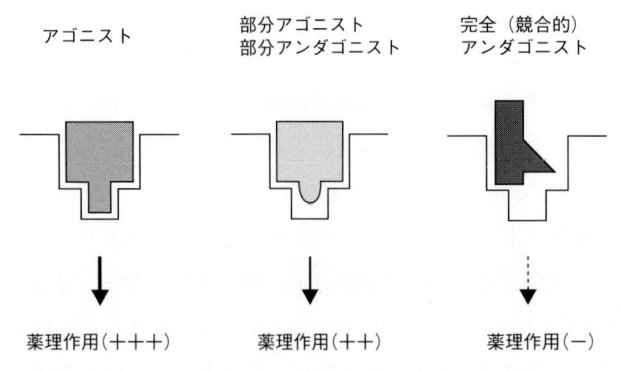

薬理作用(＋＋＋)　薬理作用(＋＋)　　薬理作用(－)

図 3-2-6　部分アゴニスト

通常のアゴニスト（これを部分アゴニストに対して完全アゴニストと呼ぶ）は受容体に結合すると最大（100%）の薬理作用を発現する。しかし，部分アゴニストは受容体に結合しても 100% の薬理作用を発現しない。そのためアゴニストが存在すると部分アゴニストはそれと競合して部分アンタゴニストとして作用する。一方，完全（競合的）アンタゴニストは受容体に結合するが，全く薬理作用を発現しない。（田中千賀子他編：NEW 薬理学，南江堂，1996 を参考に作図）

は受容体に働いて不十分ながら作用を及ぼし，足りないリガンドの分を補うことができる。この場合，部分アゴニストはアゴニストとして作用する。しかし，本来のリガンドが十分量存在している所に部分アゴニストが投与されると，部分アゴニストは内因性リガンドと競合して受容体と結合する。この場合，部分アゴニストはアンタゴニストとして作用することになる。

　中脳にある縫線核でセロトニンが作られていることは前述したとおりである。不安障害の患者さんは縫線核で過剰量のセロトニンが産生されていると考えられている。そこに部分アゴニストが投与されると，過剰なセロトニンと競合して縫線核にある自己受容体と結合する。この場合タンドスピロンは，アンタゴニストとして作用することになり，細胞内への情報量を減少させる。そのため活性化される Gi タンパク質の量が減少し，活性化されている内向き整流カリウムイオンチャンネルの数が減るので，K^+ が細胞内に貯留する。余った K^+ は軸索起始部に集合して活動電位を生じさせる。実際にタンドスピロンの急性投与によって，セロトニン神経の軸索では発火頻度が

高まることが実験的に確かめられている（住友製薬学術部による情報提供；データ未発表）。活動電位は神経終末に伝わり，セロトニンの放出量を増大させる。

　ところで縫線核はセロトニン神経の起始部であるから，セロトニンはそこから軸索の延びた遠方で放出されるはずである。それなのに縫線核にある自己受容体がセロトニンの量を感知できるのはなぜだろうか。ひとつの可能性は，セロトニンのシナプスは，他のモノアミン系神経伝達物質のそれに比べかなり開放的である。それゆえ，大量のセロトニンがシナプスの外に漏れ出す。漏れ出たセロトニンが脳内を循環して縫線核にも届くのではないかと考えられる。また縫線核のセロトニン神経同士がシナプスを形成しているので，遠く離れた場所で放出されているセロトニンの量を，局所で放出された量で推測しているという仮説もある。しかし，いずれの説も決定的な証拠は見いだされていない。

　セロトニン神経系の発火頻度が増加することが不安の発生と関係しているのであれば，タンドスピロンを投与した場合，上記の自己受容体を介したメカニズムによってセロトニンの放出量が増えて，結果として不安が増強されることになりそうである。しかしセロトニン1A受容体は，シナプス後細胞にも存在する。不安状態ではシナプス間においてもセロトニンの量が増加しているので，ここでも部分アゴニストであるセロトニン1Aアゴニストは，アンタゴニストとして作用する。つまりセロトニン1Aアゴニストは，投与開始直後にセロトニンの放出量を増大させる作用と同時に，シナプス後細胞に対してはアンタゴニストとして作用する。セロトニン1Aアゴニストが，投与開始直後に抗不安作用を発揮しにくいのは，そのためではないかと考えられている。

　それでは，セロトニン1Aアゴニストが長期間投与されて，徐々に効果を現すのはどうしてであろうか。不安状態の時は，過剰のセロトニンによって自己受容体がダウンレギュレーション（第1章を参照）の状態にある。自己受容体がダウンレギュレーションを受けると，自己受容体に対するアンタゴ

ニストが作用した時と同様に，結果として神経終末からのセロトニンの放出が増大する。すなわち不安が不安を増強するという悪循環が，セロトニン自己受容体のダウンレギュレーションによってもたらされていると考えられる。このような状況に，セロトニン1A受容体の部分アゴニストが投与されると，過剰のセロトニンと競合して，まずアンタゴニストとして作用する。するとGiタンパク質の活性が抑えられる。そのため解離している$α_i$サブユニットや$βγ$サブユニットの数は減少する。$βγ$サブユニットはGsタンパク質由来の$α_s$サブユニットと結合してその活性を弱めるのだが，Giタンパク質由来の$βγ$サブユニットが減少するとGsタンパク質由来の$α_s$サブユニットの活性が高まることになる。結果としてcAMPの産生量が増え，最終的にはCREBの活性化を経て遺伝子の発現が高まる。活性化される遺伝子の中にセロトニン1A自己受容体の遺伝子も含まれていて，その数は増加する。セロトニン1A自己受容体が増えることによって，セロトニンの産生量は減少し，セロトニン神経の発火頻度も少なくなるのではないかと考えられている。このような効果は，セロトニン1Aアゴニストが投与されてしばらくして出現するため，治療潜時が存在することの説明になるかもしれない。

逆にうつ状態の時はセロトニンの量が減少していると考えられている（SSRIの節を参照されたい）。その場合，セロトニン1A受容体の部分アゴニストは，少なくなったセロトニンの代わりに受容体に結合して，細胞内の情報伝達系を活性化させる。この場合，セロトニン1Aアゴニストはアゴニストとして作用する。そして不安状態の患者さんの脳内における作用と，全く逆のメカニズムによってセロトニン神経系の活動を高めると考えられている。

セロトニン1Aアゴニストの薬物動態

服用されたブスピロンは，腸管で吸収された後，肝臓に運ばれその約96％がCYPによって代謝されてしまう。ブスピロンは腸管での吸収率はかなり高いと言われているが，空腹時では食後の約半分しか吸収されない。一

方，タンドスピロンの場合は，ブスピロンほど食事に影響を受けないと考えられており，必ずしも食後に服薬しなければならないというわけではない。

ブスピロンの血中半減期は 2〜11 時間で，タンドスピロンの血中半減期は 2〜3 時間と短い。両薬剤とも代謝は主に CYP2D6 と CYP3A4 によって行われると考えられている。SSRI は CYP との親和性が高いために他の薬物の代謝に大きく影響するが，セロトニン 1A アゴニストはほとんど影響を与えない。逆に向精神薬の中には，CYP の酵素誘導を引き起こして，他の薬物の血中濃度を下げるものがあるが，セロトニン 1A アゴニストでは，そのような効果も確認されていない。

ブスピロン，タンドスピロンとも主な代謝産物は 1-（2-ピリミジル）ピペラジン（1-PP）である。この物質は薬理学的には弱いセロトニン 1A アゴニスト作用があり，実験動物でブスピロンの約 5 分の 1 の活性を持っていることが示されている[42]。また 1-PP は，あまり強くはないもののアドレナリン α_2 受容体への親和性がある。1-PP の血中半減期は 3〜5 時間であり，タンドスピロンに比べて長いために，1-PP の曲線下面積はタンドスピロンの 10 倍前後になると言われている[43]。曲線下面積は血中濃度を時間で積分した値，つまりは薬物の血中における累積濃度の指標になると考えられている（図 3-2-7）。

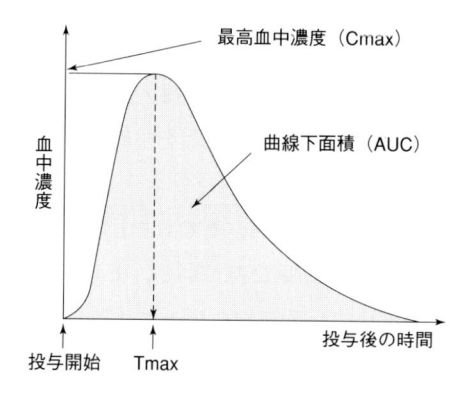

図 3-2-7　薬物の血中濃度
縦軸に薬物の血中濃度を，横軸に投与されてからの時間を示してある。図のグレーの部分は（血中濃度）曲線下面積と呼ばれ，薬物の血中における累積濃度の指標になる。ちなみに，薬物が投与されてから，その濃度が最高血中濃度（Cmax）になるまでを Tmax，その後に，Cmax の半分に減少するまでの時間のことを半減期という。

ブスピロンやタンドスピロンそのものは安全な薬物と考えられているが，主要な代謝産物である1-PPのアドレナリンα_2遮断作用が，何らかの有害作用を引き起こす可能性があることは否定できない。ちなみにアドレナリンα_2受容体は，アドレナリン神経の自己受容体であり，この受容体が遮断されるとアドレナリンの分泌量が増える。それがブスピロンやタンドスピロンの抗うつ作用と関係している可能性がある。1-PP以外のブスピロンあるいはタンドスピロンの代謝産物もいくつか知られているが，そのいずれも臨床上問題となる薬理学的活性はないと考えられている。

セロトニン1Aアゴニストは全般性不安障害の第一選択薬

アメリカ合衆国では，1986年にブスピロンがブスパーという商品名で売り出され，2年後には抗不安薬の中で一番の売り上げを記録するに至っている。ところが，日本でタンドスピロンが発売された当初は，大学の勉強会などで「あの薬は効かないね」という評判を耳にすることがあった。よく話を聞いてみると，タンドスピロンが慢性投与して初めて効果を現すことを認識していなかったり，適切な症例を選んで投与していなかったため，あたかもタンドスピロンが効果の弱い薬であると誤解している場合があった。そこで表3-2-7に，身近でよく耳にしたタンドスピロンによる治療の失敗例をあげてみた。間違った使用法によって正当な評価を下されないのでは，新しい治療の可能性が広まっていかなくなってしまうのではないかと懸念されるため，ここではセロトニン1Aアゴニストの正しい治療への導入方法と，長期投与する場合に，他の抗不安薬に比べて優れている点などを中心に解説したい。

経験豊かな臨床医が，タンドスピロンが効果の弱い薬であると感じるのには理由がある。緻密に計画された臨床試験の結果に基づいて，セロトニン1Aアゴニストの臨床効果がベンゾジアゼピン系薬物に比べて劣る点が，いくつか指摘されている（表3-2-8）。セロトニン1Aアゴニストを正しく

表3-2-7

身近でよく耳にするタンドスピロン処方の失敗例

- 投与開始数日後で効果を判定してしまう
- 不安の強い患者さんに使用する
- ベンゾジアゼピン系抗不安薬の服用歴のある患者さんに使用する
- ベンゾジアゼピン系抗不安薬を急にやめてタンドスピロンに切りかえる

表3-2-8

セロトニン1Aアゴニストに期待できない効果

- ◎速効性（効果判定には3〜4週間を要する）
- ◎鎮静作用／催眠作用
- ◎不安発作の抑制（セロトニン1Aアゴニストは適応範囲が狭い）
- ◎他の抗不安薬との交叉耐性・交叉依存
- ・抗けいれん作用
- ・アルコールとの交叉耐性・交叉依存

使いこなすためには，その欠点を知ることが大事だと思われる。

まずセロトニン1Aアゴニストの最大の欠点とも言えるのは，即効性がないことである。このことに関しては，すでに細胞レベルの話を通して本節で解説済である。ブスピロンとタンドスピロンが臨床的に作用を発現するまでには，投与を開始してから2週間から4週間かかると言われている[44]。ただし，1カ月間投与しても効果がないと判断される場合は，中止した方がいいと考えられている。

次に，セロトニン1Aアゴニストには鎮静作用や催眠作用がほとんどな

い。就寝前に服用しても入眠効果は期待できない。ただし日中にセロトニン1Aアゴニストを服用することによって，夜間に安定した睡眠が得られるという報告はある。

DSM-IVによる不安障害の分類を**表3-2-9**にあげた。参考までに有病率も記載しておいた。これらの障害のうちパニック障害，社会恐怖，強迫性障害に関しては，SSRIの適応になることはすでに解説した。SSRIが登場する以前は，全てのタイプの不安障害に対する治療は，主にベンゾジアゼピン系抗不安薬を用いて行われていた。ところが，セロトニン1Aアゴニストは，ベンゾジアゼピン系抗不安薬と違って広いタイプの不安に同じように効く薬ではない。パニック発作のような急激に起きる不安や強い焦燥感に対しての鎮静効果は，タンドスピロンには期待できない。ただし一言つけ加えておくと，いくつかの生物学的な研究データは，パニック発作がセロトニン1A受容体と関連していることを示唆している。もしそうだとすれば，今後不安発作の抑制作用を持つセロトニン1Aアゴニストが開発される可能性は大いに残されていると言えよう。

このようにセロトニン1Aアゴニストには即効性がなく，よい適応となる障害の範囲も狭く，しかもジアゼパムより効果が強いわけでもない。それにもかかわらず，多くの精神科専門医がセロトニン1Aアゴニストを処方する

表3-2-9

不安障害の分類と有病率
パニック障害と広場恐怖（1.5〜3.0％）
特定の恐怖症および社会恐怖（5〜10％）
強迫性障害（2〜3％）
外傷後ストレス障害と急性ストレス障害（1〜3％）
全般性不安障害（3〜8％）#

注）#のみ1年有病率　（カプランHI他／井上令一他訳：カプラン臨床精神医学テキスト，メディカル・サイエンス・インターナショナル，1996より）

のは，以下のような理由があるからである。

　第一に，セロトニン 1A アゴニストには依存性がない。薬物乱用の既往のある患者さんに，セロトニン 1A アゴニストとベンゾジアゼピン系抗不安薬の両方を試してもらった後にどちらかを選択してもらうと，ブスピロンよりもジアゼパムやロラゼパム（商品名；ワイパックス）を好み[45]，タンドスピロンよりもアルプラゾラムを選ぶ[46]と言われている。セロトニン 1A アゴニストは薬物乱用者に好まれる薬物ではない。さらに，ロラゼパムの場合は，用量が増えるほど依存を形成する可能性が高まるのに対し，逆にブスピロンの場合は臨床用量を超えると嫌悪感が出現する。タンドスピロンとジアゼパムを比較した調査では，ジアゼパムの方が用量が増える傾向にあることが報告されている[47]。ベンゾジアゼピン系抗不安薬は，飲み続けるうちに用量がどんどん増えてしまう危険があることは，ヒヒを用いた動物実験でも確かめられている。それに対しセロトニン 1A アゴニストは，量がどんどん増えてしまうリスクが小さいと言える。

　最近ではベンゾジアゼピン系薬物がインターネットを通じて高値で取り引きされたり（このような行為は麻薬及び向精神薬取締法違反である），ベンゾジアゼピン系薬物を大量に服薬して恍惚感を得る遊びが一部で流行っているなどの社会問題も生じている。また，ベンゾジアゼピン系薬物の即効性を悪用して犯罪に用いられることも後を断たない。さらにアルコールとの相互作用を利用してストリートドラッグ的に使用されるケースもある。アルコールは肝臓の代謝酵素の活性を下げるため，ベンゾジアゼピン系薬物と併用すると，ベンゾジアゼピン系薬物の血中濃度が高いままで維持される。加えてアルコールもベンゾジアゼピン系薬物と同様に GABA 受容体に作用するために，GABA 受容体が相乗的に活性化されることがある。ベンゾジアゼピン系抗不安薬の依存を形成しやすい人の性格としては意志薄弱，依存的，わがまま，小心，敏感などが指摘されている[48]。医師の立場からは，このような性格の患者さんには，なるべくベンゾジアゼピン系薬物を処方することを控えたい。

薬物依存症者でなくても，一度ベンゾジアゼピン系抗不安薬を服用した経験のある患者さんの場合は，セロトニン1Aアゴニストの効果に満足しない傾向がある。このような患者さんは，ベンゾジアゼピン系抗不安薬の即効性を一度経験しているため，飲んでもすぐには効果が自覚できないセロトニン1Aアゴニストの作用に満足できないらしい[49]。患者さんにセロトニン1Aアゴニストとベンゾジアゼピン系薬物との違い，特に効果出現までに時間がかかることを事前に説明し理解してもらう必要があるであろう。

　ベンゾジアゼピン系抗不安薬を中止すると，薬物によって異なるが，2日〜7日以内に退薬症候が出現する。まず不安，不眠，不快感といった比較的軽い症状をきたすようになる。ついで急速に本格的な退薬症候が出現することがある。本格的な症状としては知覚異常，知覚過敏，抑うつや錯乱というものが比較的多いが，大発作，妄想，幻覚といった症状も稀ながら出現することがある。大量を服薬している症例ではせん妄をきたすこともある。退薬症候の起きる確率は，13〜100％と言われている[50]。これに対しセロトニン1Aアゴニストは，急に中止しても退薬症候が出ない。ヒヒにタンドスピロンを連続的に大量投与した後に急激に中止しても，1週間食欲低下がみられただけだったという[51]。

　したがって，ベンゾジアゼピン系薬物を使用している患者さんの処方をセロトニン1Aアゴニストに切り替えるには，いくつかの困難がある。しかし長期的視点に立てば，切り替えは行われるべきであろう。ベンゾジアゼピン系薬物の退薬症候を避けるために，これを漸減しながらセロトニン1Aアゴニストを追加する方法がいいと思われる。従来は，抗不安薬と言えば，全てがベンゾジアゼピン系薬物であったので，互いに交叉耐性があった（図3-2-2）。そのため，すでに飲んでいる抗不安薬を急に他の抗不安薬に切り替えても問題はなかった。しかし，セロトニン1Aアゴニストとベンゾジアゼピン系抗不安薬には交叉耐性がないので，ベンゾジアゼピン系抗不安薬を飲んでいる患者さんの薬を急激にタンドスピロンやブスピロンに置き換えると，ベンゾジアゼピン系抗不安薬の退薬症候が出現する。ただしベンゾジア

ゼピン系抗不安薬の退薬症候として最も多い「不安」に対しては，セロトニン1A アゴニストが有効であるというデータもある[52]。また，ジアゼパムを処方されている患者さんは，実際には全く同様の処方を続けていても，その投与量を減らすことを暗示されるだけでも不安が悪化する（この現象は偽退薬症候と呼ばれている）と言われている。そのため，ベンゾジアゼピン系薬物に対する精神的依存が形成されている患者さんの場合は，偽退薬症候に十分配慮しながら減量する必要があるだろう。逆にセロトニン1A アゴニストからベンゾジアゼピン系薬物に切り替える場合は，特に気を使わずに急に変えても問題ないと思われる。

その他にも，セロトニン1A アゴニストがベンゾジアゼピン系抗不安薬に比べて優位な点がある。まずセロトニン1A アゴニストは，筋弛緩作用が極めて弱い。ブスピロンの場合，1日10〜20 mg を長期間服薬しても，運動機能はほとんど影響を受けないと言われている。またセロトニン1A アゴニストは認知機能に影響を与えにくい。通常の臨床で使用される用量のブスピロンを単回投与しても，記憶に影響を与えないことが確かめられている。これは多くのベンゾジアゼピン系薬物が，たった1回の投与でも記憶に影響を与える可能性が大きいのに比べ特筆される。さらにブスピロンは，高齢者に1回15 mg を反復投与しても，記憶に影響を及ぼさないことが示されている[53,54]。

セロトニン1A アゴニストの最もよい適応となる症状は"様々な対象に対する過剰な心配"である。DSM-IVで全般性不安障害と診断される患者さんの症状にあたる（表3-2-10）。全般性不安障害の不安は，時に身体的な症状に向けられる。ある人は脈が速くなることに不安を感じ，そのことばかり気にして1日に何度も脈をとったり，少しでも動悸を感じると動けなくなってしまったりする。心電図検査や心エコー検査を積極的に何度も繰り返し受けたりする。検査結果に対する医師の説明に過敏に反応し（認知的過覚醒），何度も説明を求めるわりに話を落ちついて聞くことができない。これらの症状に対して，ブスピロンやタンドスピロンはジアゼパムとほぼ同等の

表 3-2-10

全般性不安障害の特徴的な臨床症状	
不安	過剰な不安
運動性緊張	筋緊張による振戦，落ちつきのなさ，頭痛
自律神経の症状	呼吸促進，多汗，動悸，胃腸症状
認知的過覚醒	易刺激性，驚きやすさ

(カプランHI他／井上令一他訳：カプラン臨床精神医学テキスト，メディカル・サイエンス・インターナショナル，1996より)

効果があると考えられている。ブスピロンは全般性不安障害の60〜80％に効果があり，特に認知的過覚醒に有効であると言われている[22]。筆者は自らの臨床経験から，タンドスピロンもブスピロンと類似の効果が期待できると考えている。全般性不安障害の身体症状としてよくみられる症状は，慢性的な下痢や頻回の胃部不快感である。タンドスピロンは，このような消化器症状には特にすぐれた効果を示す。そのため，心身症としての胃・十二指腸潰瘍が，タンドスピロンの適応症となっている。さらに過敏性腸症候群に対しても効果が期待されている。

投与量の目安は，1日量にしてタンドスピロン30 mgあるいは60 mgが，各々ジアゼパム6 mgあるいは12 mgとほぼ同等であるという報告がある[55]。タンドスピロンの使用量は1日30 mgを3回に分けて投与するのが普通である。通常1日60 mgを超えた量は投与しない。

全般性不安障害の患者さんに対する治療として**表3-2-11**を参照されたい。筆者は，以下のような流れで治療を行っている。まずパニック発作のように強い不安発作がないこと，さらに強迫性障害その他の存在がないことを確認する。また強い抑うつ症状を伴っていないかどうかを確認する。抑うつ症状が強い場合は，そちらの治療を優先させて考えるべきであろう。つま

表 3-2-11

全般性不安障害の治療

- 不安を一時的に抑えるにはベンゾジアゼピン系抗不安薬が有用
- 長期治療の際は，ベンゾジアゼピン系抗不安薬の長期投与以外の治療をまず考えるべきである

　　　　ストレスを減らす
　　　　運動
　　　　労働環境の整備
　　　　対人関係の改善

- セロトニン1Aアゴニストなどの薬物を試みる
- 併発しているうつ病を見落とさない

(スタールSM／仙波純一訳；精神薬理学エセンシャルズ，メディカル・サイエンス・インターナショナル，1999より)

り，抗不安作用の強い抗うつ薬が選択されるべきである。抗不安薬による薬物治療の導入にあたっては，ベンゾジアゼピン系抗不安薬は速効性があるものの，長期に使用すると耐性や依存性が生ずる危険がある一方で，タンドスピロンは効果が出るまでに約2週間かかるが，耐性や依存性が生じる危険は少ないことなどの情報を患者さんに提供し，どちらの薬物で治療を受けたいかを考えてもらう。私の経験では，ほとんどの患者さんがタンドスピロンでの治療を希望される。患者さんが希望した場合，まずタンドスピロンのみを投与し約1カ月間経過を見る。その間にタンドスピロンの効果が十分現れない場合は，できる限り少量のベンゾジアゼピン系抗不安薬を頓服薬として追加する。1カ月後に，タンドスピロンが全く効果がないと判定された場合は，再度患者さんに同様の説明をした後に，抗うつ薬あるいはベンゾジアゼピン系抗不安薬に切り替えるようにしている。タンドスピロンの効果が徐々に出てきているようであれば，併用しているベンゾジアゼピン系抗不安薬の使用回数を減らすように指導している。そして薬物の効果を評価しながら，

精神療法や行動療法を行うようにしている。タンドスピロンの効果が不十分な場合は，有害な作用の出現に気をつけながら三環系抗うつ薬を併用する。

不安障害以外の疾患にもセロトニン1Aアゴニストは有効である

セロトニン1Aアゴニストが有効な疾患を**表3-2-12**にあげた。

セロトニン1Aアゴニストには，動物実験と臨床的研究の両方で，抗うつ作用があることが認められている。しかも臨床データをメタ解析という統計学的な理論をもとに分析してみると，セロトニン1Aアゴニストの抗うつ効果は，抗不安効果とは独立しているらしい。もしそうであれば，セロトニン1Aアゴニストは不安に伴ううつ症状だけではなく，うつ症状そのものに効果があると言える。また症状の分析からもブスピロンは，抑うつ感，罪業感，労働意欲の低下，興味の喪失，感情障害の日内変動などのうつ病の中心的な症状に対して効果があると言われている[56]。しかし一方で，ブスピロン

表3-2-12

セロトニン1Aアゴニストが有効な疾患
有効性が実証されている疾患
不安障害
うつ病
本態性高血圧
心身症（胃・十二指腸潰瘍、過敏性腸症候群）
有効性が期待される疾患
強迫性障害
アルツハイマー病の興奮
アルコール依存症
過食症
精神分裂病（陰性症状）

は単純なうつ病よりも不安を伴う抑うつによく効くという報告もある。

　またセロトニン1Aアゴニストは，重症のうつ病患者さんに対して，抗うつ薬の補強療法用の薬剤として用いることもできる。SSRIも含めた抗うつ薬による単剤治療では，うつ病患者さんの約3割が反応しないと言われている。そのため抗うつ薬の作用を強めるために他の薬を併用するという補強療法が試みられることがある（SSRIの節を参照）。SSRIに反応しなかった患者さんに対し，ブスピロンを1日30～40 mg追加投与したところ，約6～8割の患者さんで多少なりとも症状の改善がみられたという。ただし，SSRIとセロトニン1Aアゴニストを併用すると，多幸症，けいれん，ジストニー，セロトニン症候群などの有害作用が出現したという報告があるので注意が必要である。また高齢の重症うつ病患者さんを対象とした研究で，1日投与量にして平均38 mgのブスピロン単剤による治療が，平均89 mgのイミプラミン単剤による治療と同等の有効性を示したという報告もある[57]。

　ブスピロンは，強迫性障害に対するSSRIの効果を増強すると言われている。しかし，SSRIに全く反応しない患者さんに対しては，高用量（60 mg/日）のブスピロンを追加しても効果は期待できないと考えられている。しかし，小規模の研究ながら，ブスピロン単剤でもクロミプラミンと同等の強迫症状改善効果があるという報告もある[58]。社会恐怖に関しても，SSRIに部分的に反応した患者さんにブスピロンを追加すると，症状のいっそうの軽快が期待できると報告されている[59]。

　各依存症の治療にもセロトニン1Aアゴニストが活用できるかもしれない。依存症の患者さんの中には気ままな人が多く，一般的に通院も長続きしない。しかしアルコール依存症の患者さんにブスピロンを投与すると，通院を途中でやめる人の割合が減るという。またブスピロンは，アルコールの消費量そのものを減らすことができるかもしれないと言われている。その一方で，セロトニン1Aアゴニストにはアルコールの退薬症候に対する予防効果はない。その点アルコールと交叉耐性のあるベンゾジアゼピン系抗不安薬と異なるので注意が必要である。海外ではコカイン依存症の治療にもブスピロ

ンが応用されている。またブスピロンは不安の強い喫煙者に対しては，禁煙率を上げる効果があることが示されている[60]。さらに少数の過食症患者さんを調べた研究で，タンドスピロンは3分の1の症例で過食や嘔吐を完全寛快させ，3分の1の症例で軽快させることに成功したという[61]。

　セロトニン1Aアゴニストを精神分裂病の治療に用いた研究には以下のようなものがある。ブスピロンを併用すると抗精神病薬の用量を減らすことが可能であるという報告や，精神分裂病患者さんの活動性の向上にブスピロンが有効であるという報告がある。また，国内でもタンドスピロンが精神分裂病患者さんの陰性症状を改善したという報告がある[62]。ただし，タンドスピロンはブチロフェノン系抗精神病薬と併用する場合，注意が必要である。それは，基礎実験でタンドスピロンがハロペリドールの抗アポモルフィン作用を増強することが示されたからである。また，タンドスピロンはブチロフェノン系抗精神病薬と併用すると錐体外路症状を増強することがある。セロトニン1Aアゴニストと抗精神病薬を併用して悪性症候群が発症したという報告もある。

　一般的にセロトニン1Aアゴニストの鎮静作用は，ベンゾジアゼピン系抗不安薬に比べ弱いが，ブスピロンが精神遅滞やアルツハイマーの患者さんの興奮を鎮めるのに有効であるとの報告がある[63]。

　また，セロトニン1A受容体は迷走神経を介して血圧を下げる効果がある。タンドスピロンは高血圧ラットの血圧を正常範囲内に下げる効果がある。ヒトにおいても本態性高血圧に対してすぐれた効果があるため，厚生省によって適応が認められている。その一方で，タンドスピロンは正常ラットの血圧にはほとんど影響しないことも確かめられている。臨床的にも正常血圧者に対してタンドスピロンが低血圧を誘発することは稀である。正常血圧の動物を用いた実験では，ベンゾジアゼピン系抗不安薬の方がセロトニン1Aアゴニストに比べ高頻度に血圧低下を招くことが報告されている。ただしセロトニン1Aアゴニストと降圧剤であるカルシウム拮抗剤を併用した場合には，互いの作用を増強して低血圧をきたしてしまうことがあるので注意が必

要である。

今後のセロトニン 1A アゴニスト

　タンドスピロンとともに認可が期待されていたブスピロンは，日本の臨床試験では，プラセボとほとんど同じような効果しか示せなかった。この結果に関して北里大学精神科名誉教授の村崎博士は，投与する患者の選び方に問題があった可能性を指摘している。もしそうであれば，対象を絞り込んだ臨床試験が再度行われることを期待したい。ブスピロンが先行販売されているアメリカ合衆国では，多くの臨床家がその有用性を認めていることは前述したとおりである。

　また，ブスピロンやタンドスピロンのようなアザピロン系の薬物と違い，活性代謝産物を持たないことから，より安全な薬物になる可能性が強いとして期待されていたフレシノキサンという薬がある。日本でも臨床試験を行っていたが，本国のオランダにおける臨床試験で，効果の面でプラセボに有意な差をつけることができなかったという結果を受け，開発が中断されている。

　以上のように，現在までのセロトニン 1A アゴニストの開発状況は極めて苦しい状況にあると言える。しかし，欧米ではベンゾジアゼピン系薬物に対する懸念の声が根強く，セロトニン関連の抗不安薬は次々と開発されている。AP521 は，セロトニン 1A のアンタゴニストでありかつアゴニストでもあるが，抗不安薬としての臨床試験が実施されている。MKC242 は三菱東京製薬で合成されたセロトニン 1A アゴニストである。この薬物は，動物実験で抗うつ薬あるいは抗不安薬としての効果が示唆されたため，現在臨床試験が行われている（第 2 相）。大塚製薬で合成された OPC14523 はセロトニン 1A 受容体とシグマ受容体のアゴニストで，うつ病，強迫性障害，不安障害などの治療薬として期待されている。現在はヒトを対象とした安全性に関する臨床試験が行われている。

第3節
セロトニン・ドーパミン・アンタゴニスト（SDA）

　セロトニン・ドーパミン・アンタゴニスト（SDA）はその名の通り，セロトニン受容体とドーパミン受容体の両者に親和性のある精神分裂病の治療薬（抗精神病薬）である。それまでの抗精神病薬がドーパミン受容体のみに親和性が高かったことから，SDAは薬理学的に新しいタイプの薬である。SDAは，従来の抗精神病薬では治療が難しいとされていた精神分裂病のいわゆる"陰性症状"に効果があり，"陽性症状"と呼ばれる症状に対しても従来の薬と同等以上の効果がある。また，これまでの抗精神病薬は，錐体外路症状と呼ばれる有害作用が高率に出現したため，患者さんや家族からも敬遠されがちであった。SDAはこれらの有害作用が出現しにくいという利点もある。日本の臨床場面に初めてのSDAとしてリスペリドンという薬が登場して約3年経つが，着実に実績をのばしている。

クロザピンから始まった新時代の精神分裂病治療薬

 1950年代にディレイが初めてクロールプロマジンを精神分裂病の治療に導入し，カールソンが，その薬理作用がドーパミン受容体のアンタゴニスト作用であることを明らかにした。それ以来，精神分裂病の治療はドーパミン受容体の遮断作用を持つ薬物（ドーパミンアンタゴニスト）を中心に行われてきた。
 ドーパミンアンタゴニストは精神分裂病の治療を飛躍的に進歩させた。特に興奮，妄想，幻覚という社会問題に結びつきやすい，いわゆる"陽性症状"と呼ばれる症状をコントロール可能にした功績は大きい。しかし，ドーパミンアンタゴニストにも多数の問題点がある。まず第一に，いかなるドーパミンアンタゴニストを用いても十分な効果が得られない治療抵抗性と呼ばれる患者さん達が存在することである。彼らの中心的な症状は，社会から引きこもったり，興味や関心がなくなったりする，いわゆる"陰性症状"と呼ばれる症状である。第二の大きな問題点は，錐体外路症状と呼ばれる有害作用が高率で出現することである。錐体外路と錐体外路症状の発症メカニズムについては後で述べる。ドーパミンアンタゴニスト服用中に見られる錐体外路症状には，飲み始めてすぐ出現する急性のものと，しばらく飲み続けてから出現する遅発性のものとがある。一般には遅発性の錐体外路症状の方がやっかいだと考えられている。
 1976年にシーマンがネイチャー誌に「抗精神病薬の作用の強さは，ドーパミン受容体の1つのサブタイプであるドーパミン2受容体を阻害する程度と深く関わっている」という学説を発表した[64]。彼の作ったグラフがあまりに視覚的にきれいであったため（と筆者は推測している），この学説は広く受け入れられた。そのため，それ以後の一時期，ドーパミン2受容体に選択性の高い薬物を開発することが，より合目的であると考えられていた。確かにドーパミン2受容体に選択性の高い薬物であるピモジド（商品名；オーラッ

プ）やブロムペリドール（商品名；インプロメン）などは，クロールプロマジン（商品名；コントミン，ウインタミン）やレボメプロマジン（商品名；レボトミン，ヒルナミン）などの古典的な抗精神病薬の約25～50分の1の量を服薬するだけで，幻覚，妄想などの陽性症状に関しては同等かそれ以上の効果があった。しかし一方で，選択的にドーパミン2受容体に作用するアンタゴニストは，非選択的なアンタゴニストに比べて錐体外路症状が強く出現するという両刃の剣のような面があった。さらに，陰性症状に対しては，ドーパミン2受容体に対して選択性の高くない薬の方がむしろよく効いた。

　1980年代になると，非定型抗精神病薬と呼ばれる一連の薬物が注目を浴びるようになった。非定型抗精病薬の定義は曖昧でいまだに確定してはいないが，1990年に京都で開かれた国際精神薬理学会で，スイスのヘルリングは，①精神分裂病の陰性症状に効果があり，②急性あるいは遅発性の錐体外路症状を起こしにくく，③反復投与しても血清プロラクチン値が上昇しないもの，という基準を提唱した。非定型抗精神病薬は，このように臨床的な特徴によって定義されたものであり，そこに含まれる薬物の薬理学的プロフィールには必ずしも共通性はなかった。

　非定型抗精神病薬の1つにクロザピンと呼ばれる薬があった。この薬は他の抗精神病薬に比べて錐体外路症状を引き起こすことが極めて少なかった。加えて，他の抗精神病薬に反応しない治療抵抗性の精神分裂病にも効果があった。ところが，血液の病気である顆粒球減少症という重篤な有害作用が起きる可能性があることがわかったために，クロザピンは一旦は臨床場面から忘れさられようとしていた。しかしそれ以後も，治療抵抗性の精神分裂病に有効な薬がなかなか開発されなかったことから，アメリカ合衆国を中心にクロザピンが再評価されるようになった。現在はクロザピンを使用する際の安全面でのガイドラインが作られ，適応を治療抵抗性の精神分裂病に限ることや，週1回採血をして白血球をカウントすることなどが義務づけられている。このガイドラインを遵守すれば，クロザピンを用いても危険はほとんどないと言われている。日本でもかつてクロザピンの臨床試験が行われたこと

があるが，安全性がネックとなって認可には至らなかった。しかしアメリカ合衆国のガイドラインを参考にしたプロトコールをもとにして，現在日本でも再度臨床試験が行われている。

クロザピンは，少なくとも9つの受容体に対して作用を及ぼすことがわかっている（**表3-3-1**）。このように多くの受容体に結合することが，クロザピンの特徴である治療抵抗性の精神分裂病患者さんにも効果があることや，他の抗精神病薬に比べて錐体外路症状が出現しにくいということに関係していると考えている研究者は多い。しかし，9つの受容体のうちアドレナリン α_1 受容体，ヒスタミン1受容体，ムスカリン性アセチルコリン受容体の各受容体に対するアンタゴニスト作用は，好ましからぬ作用に関係していると考えられている（SSRIの節，表3-1-2を参照）。そこで残りの6つ

表3-3-1

クロザピンが遮断する受容体

親和性のある受容体	アンタゴニスト作用
アドレナリン α_1	血圧降下
ヒスタミン1	ねむけ，体重増加
ドーパミン1	抗精神病作用 (?)
ドーパミン2	抗幻覚，抗妄想，錐体外路症状
ドーパミン4	分裂病の再発予防 (?)
ムスカリン1	ねむけ，口渇，かすみ目，便秘
セロトニン2A	抗錐体外路症状 抗陰性症状 (?) 抗幻覚妄想作用
セロトニン2C	詳細不明
セロトニン3	詳細不明

の受容体（ドーパミン1受容体，ドーパミン2受容体，ドーパミン4受容体，セロトニン2A受容体，セロトニン2C受容体，セロトニン3受容体）のうちのどれか，あるいはいくつかを組み合わせた受容体アンタゴニスト作用を持つ薬物を作る努力がなされている。もちろんその目的はクロザピンのすぐれた臨床効果を再現し，かつより有害作用の出にくい薬を開発することである。ちなみに顆粒球減少症はこの6つの受容体とは無関係のようである。

各々の受容体に選択的な作用を持つ薬について，臨床効果が調べられた。そのうちドーパミン4受容体アンタゴニストには，抗精神病作用はみられなかった[65]。しかし，リスペリドン（この薬は現在日本で唯一医薬品として市販されているSDAで，商品名をリスパダールという）にも少なからずドーパミン4受容体アンタゴニスト作用があることから，この受容体をブロックすることで，何らかの臨床効果が得られる可能性は残されている。ひとつの可能性として，ドーパミン4受容体は精神分裂病の再発に関連しているのではないかと言われている。

セロトニン2受容体に関しては，その選択的アンタゴニストであるリタンセリンを精神分裂病の患者さんに投与したところ，陽性症状は悪化してしまったが陰性症状は改善した。またリタンセリンは，錐体外路症状に対して，限局的ではあるが効果があることも示された。ラットにリタンセリンを投与すると，ドーパミン2受容体アンタゴニストによって引き起こされるカタレプシー（急性の錐体外路症状の1つ）を軽快させることができたのである。そこでリタンセリンとドーパミン2受容体アンタゴニストを同時に精神分裂病の患者さんに投与したところ，陽性症状と陰性症状ともに改善し錐体外路症状も出にくいという理想的な結果が得られた[66]。以上のように，クロザピンの研究から生まれた新薬のコンセプトの1つの具体的な答えがセロトニン2受容体とドーパミン2受容体のみを同時に遮断する薬物であるSDAである[67]。

近年，ポジトロン・エミッション・トモグラフィー（PET）と呼ばれる装置の進歩により，意識下における動物の脳内受容体に薬物がどの程度結合

しているかを非侵襲的に知ることが可能になった。PETが登場する以前は，薬物を投与した動物の脳を取り出して調べたり，ヒトの場合は血中濃度を測定するという間接的な方法を用いていたことを考えると，この装置は今後も薬理学の進歩に大きく寄与していくものと思われる。この装置を用いて，クロザピンを治療的な用量の範囲で投与されているヒトの脳内にあるドーパミン2受容体について調べてみたところ，その20〜67％がクロザピンによって占拠されていた[68]。これに対し，同じく臨床用量のハロペリドール（商品名；セレネース，リントン，ハロステン，ケセラン）を投与されたヒトの脳内にあるドーパミン2受容体は70〜90％が占拠されていた。クロザピンの場合は，投与量を増やしてもドーパミン2受容体をそれ以上占拠することはないとされている。各薬物の抗精神病作用がドーパミン2受容体を遮断することだけによって得られていると仮定すると，クロザピンはハロペリドールほどの抗精神病作用を発揮することはできないはずである。しかし実際には，クロザピンはハロペリドールに比べて劣ることのない抗精神病作用を持っている。そのため，抗精神病作用がドーパミン受容体の遮断作用のみで得られるという学説は，現在は否定的に受けとられている。

セロトニン2A受容体に関しては，クロザピンは70〜90％を占拠する。一方，ハロペリドールはほとんど結合しない。そのため，クロザピンがハロペリドールと同等の抗精神病作用を持っているのは，セロトニン2受容体アンタゴニスト作用が一役かっているのではないかと考えられている。セロトニン2受容体アンタゴニスト作用そのものが抗精神病作用と関係しているのか，あるいはセロトニン神経系とドーパミン神経の相互作用を介した効果なのかについてはまだ決着がついていない。

いずれにせよクロザピンが十分な抗精神病作用を発揮している状態でも，脳内のドーパミン受容体の機能は十分温存されていることがPETを用いた研究によって示唆されたわけである。ドーパミン神経系の機能を十分に残すことは，服薬している患者さんの運動機能や精神活動の低下などを防ぐという点で大きな意義がある。次は，そのことについて解説を加えたい。

SDA の脳内作用部位

SDA は，前述のように脳内のドーパミン 2 受容体とセロトニン 2 受容体を遮断する作用がある。その薬理学的な特性を理解するためには，まず脳内の主なドーパミン神経経路について知る必要がある。それは以下の 4 つである（図 3−3−1）。
　①黒質線状体経路
　②中脳辺縁系経路
　③中脳皮質経路
　④視床下垂体経路

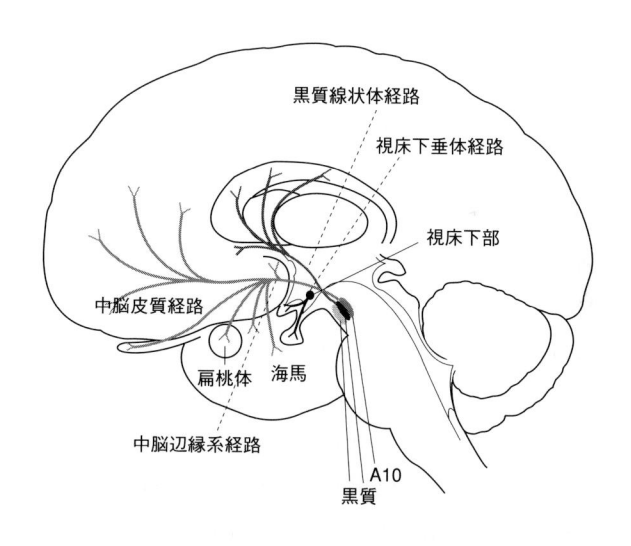

図 3−3−1　ドーパミン神経経路
ドーパミン神経は中脳にある黒質や A 10 に起始部があり，その神経支配は脳全体に広く及んでいる。主な経路は黒質線状体経路，中脳皮質経路，中脳辺縁系経路，視床下部に起始部を持つ視床下垂体経路がある。このうち精神病と関わりが大きいと考えられているのは中脳辺縁系経路である。（後藤文夫他：臨床のための神経機能解剖学，中外医学社，1992 を参考に作図）

このうち，②の中脳辺縁系経路が主に精神分裂病と関係していると考えられている。その他の3つの経路は精神病との関連は少なく，むしろこれらの部位の受容体を遮断することは有害作用につながると考えられている。そのため，中脳辺縁系経路のドーパミン2受容体をいかに効率よく遮断するかが，抗精神病作用を選択的に発揮するために重要であると考えられている。

①の黒質線状体経路は別名を錐体外路という。随意運動を司る神経経路（運動野から脳幹まで延びている神経経路）のことを錐体路と呼ぶのに対し，不随意的に運動を調整している神経経路のことを錐体外路と呼んでいる。例えば，われわれが意識的に行動を起こす時，大脳皮質から発せられたシグナルは錐体路を通じて筋肉まで届いている。ヒトの体を車に例えると，錐体路はアクセル系統である。しかしアクセルの調整だけでは車をスムーズに運転することはできない。それに対して，ブレーキの役割をしているのが錐体外路である。アクセルとブレーキの両方を上手に使うことによって車はより自由に動くことが可能になる。正確に言うと錐体外路の役割はブレーキ的なものだけではないが，いずれにせよ無意識のレベルで運動をスムースにするための調整を行っている。そのため錐体外路の機能が障害されると，無意識レベルにおける筋肉のコントロールがうまくできなくなる。よく見られるのは手指が震えたり，四肢が硬直したりという症状である。このような一連の症状が錐体外路症状と呼ばれている。

③の中脳皮質経路は，中脳から大脳皮質全体に向けて延びている神経経路である。この経路は，認知機能（この用語については後述する）や意欲（これに関しては第2章で触れた）に関与している。そのため，ここを遮断すると，認知機能が低下したり意欲を喪失するなどの症状が現れる。

④視床下垂体経路は，乳汁分泌ホルモンを調整している。そのため，この経路を遮断すると乳汁分泌や無月経が引き起こされる。

以上のように中脳辺縁系以外の部位におけるドーパミン神経の遮断作用は，治療目的のための代償であるため，なるべく影響が少ないことが望まれる。目的とする部位に選択的に作用する薬物を開発するのが一番合目的的で

はあるが，現実に脳内の特定部位だけに作用する薬物を開発することは極めて難しい。現在臨床で用いられている抗精神病薬は，薬によって前述の各ドーパミン神経経路に集積する分布の仕方に違いがある。しかし，この分布の違いが，いかなる理由によって生じるのかについては，まだよくわかっていない。

薬剤性錐体外路症状の発症メカニズム

SDA は錐体外路症状を引き起こしにくい薬物である。そのことを錐体外路症状が引き起こされるメカニズムを通して解説する（図3-3-2）。

黒質線状体経路のドーパミン神経は，線状体においてアセチルコリン神経にシナプスを形成している。アセチルコリン神経細胞にあるドーパミン2受容体にドーパミンが結合すると，細胞内のセカンドメッセンジャーであるcAMPの産生量が低下する。そのためCREBの活性率が低下してアセチルコリンの分泌に必要なタンパク質の産生量が減る。結果として，この神経の活動性が低下すると考えられる。CREBに関しては第1章を参照されたい。そのため，抗精神病薬によってドーパミン2受容体が遮断されると，アセチルコリン神経における細胞内情報伝達系が賦活化され，結果としてアセチルコリンの遊離が増加すると考えられる。錐体外路症状は，線状体におけるアセチルコリン神経の過活動によって引き起こされると考えられている。

ちなみにビペリデン（商品名；アキネトン，タスモリン）という薬が，抗精神病薬の有害作用として出現した錐体外路症状の治療に使われることがある。この薬には抗アセチルコリン作用があり，ドーパミン2受容体を遮断したことによって放出が増加されたアセチルコリンの作用を弱めるという機序によって錐体外路症状を軽快させると考えられている。

だとすると，ドーパミン2受容体とアセチルコリン受容体を同時に遮断すれば，抗精神病作用も得られ同時に錐体外路症状出現の予防も可能となるのであろうか。しかし，実際はそれで万事うまくいくわけではない。その理由

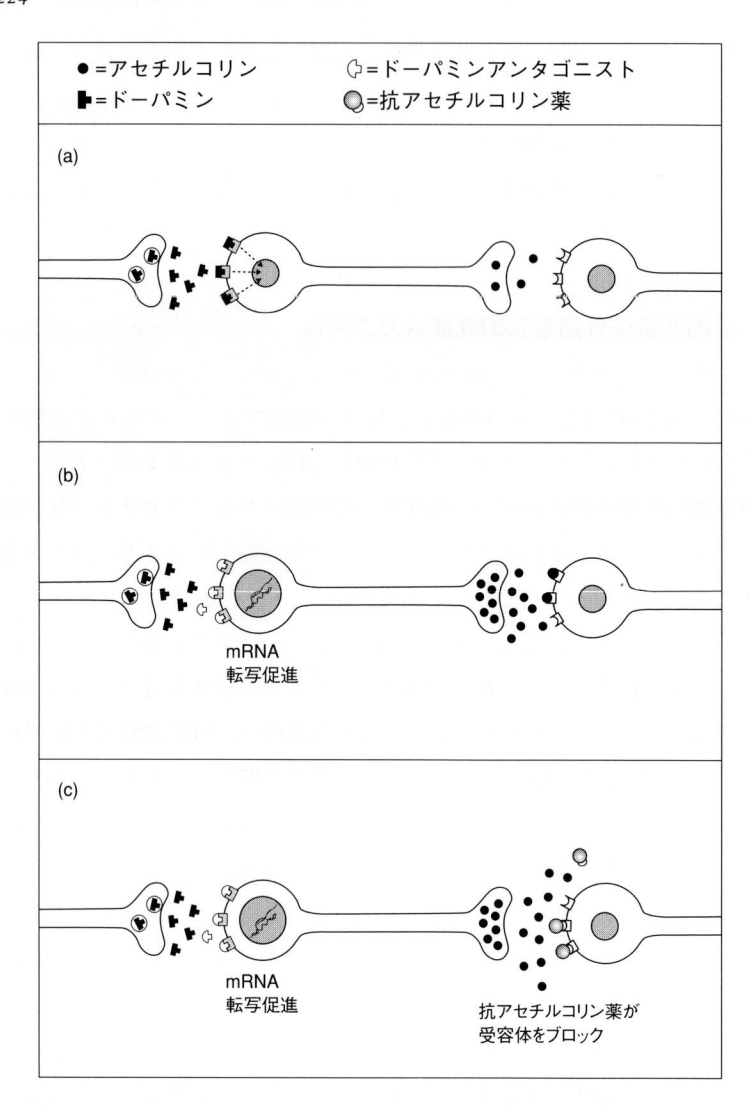

図 3-3-2 ドーパミンアンタゴニストによる錐体外路症状出現のメカニズム
(a) 通常ドーパミンはアセチルコリン神経の細胞内情報伝達系を抑制している。
(b) そのためドーパミン受容体が遮断されるとアセチルコリン神経は過活動になる。それによって錐体外路症状が引き起こされると考えられている。
(c) 抗アセチルコリン薬は，過剰なアセチルコリン神経の活動を抑制することによって，錐体外路症状を治療することができる。

は，アセチルコリンそのものが脳内で大切な役割を担っているからである。最も大切と思われるのは，末梢神経から脳幹を中継して大脳全体に広がる上行性網様体賦活系の神経伝達物質としてアセチルコリンが用いられていることである。上行性網様体賦活系は脳全体の覚醒に関与している。したがって，アセチルコリンによる神経伝達を遮断することは，脳全体の覚醒度低下につながる。また，痴呆症の1つのタイプであるアルツハイマー病がアセチルコリン神経系の障害によると考えられていることからも想像されるように，過度のアセチルコリン神経の遮断は可逆的とはいえ痴呆症状を招く結果となる。このように，ドーパミン受容体遮断によって出現する錐体外路症状を抗アセチルコリン薬によって治療することは，抗精神病薬の有害作用を治療する薬物によって，さらなる有害作用をもたらす結果になりかねない。

　また，ドーパミン2受容体を長期にわたって遮断し続けると，ドーパミン2受容体のアップレギュレーションが引き起こされる。長期にわたってドーパミンによる情報伝達を遮断されると，シナプス後神経細胞はドーパミン受容体の産生を高め，その表面に過剰のドーパミン受容体を持つことによって必死に情報を受け取ろうとする。このような現象が，抗精神病薬を服薬している患者さんの黒質線状体経路のアセチルコリン神経（この場合，この神経がドーパミンによる情報を受け取るシナプス後神経細胞に当たる）で起きていると考えられる。

　このような状態は，一見好ましい適応反応のように思える。確かに，この適応反応がうまく機能している間は問題ないであろう。ただし一端このような代償的な平衡状態が破綻すると，遅発性の錐体外路症状が出現する。そのうち臨床上よく問題になるのは遅発性ジスキネジアと呼ばれる有害作用である。遅発性ジスキネジアに対して抗アセチルコリン薬を用いてドーパミン神経系をコントロールしようとしても成功することはほとんどない。遅発性ジスキネジアの原因は，アップレギュレーションによって過剰に発現しているドーパミン2受容体にドーパミンが作用するために起きるドーパミン神経系の過剰興奮によると考えられている。そうだとすると，遅発性ジスキネジア

の症状そのものを軽快させるためには，ドーパミン2受容体をより強く遮断しなければならない。しかし，そのためにドーパミンアンタゴニストを増量させるとすると，さらなるドーパミン2受容体のアップレギュレーションを招くことになり，悪循環にはまっていく。結局，遅発性ジスキネジアを根本的に治療するためには，ドーパミン2受容体の数を減らすことが必要である。そのためには，ドーパミンアンタゴニストの投与量を減らさなければならない。しかしアップレギュレーションが修復されるまでにはかなりの時間がかかるので，それまではドーパミン2受容体の数は過剰のままで，その遮断作用は弱まることになる。ということは，アップレギュレーションが解消するまではドーパミン神経系の興奮が強まり，ジスキネジアの症状はかえって悪化する。この現象は離脱ジスキネジアと呼ばれる。

　結論として，ドーパミン2受容体の遮断による急性期の錐体外路症状に対して，抗アセチルコリン薬を投与することは，避けるべき治療であると言えよう。仮に，急性期の錐体外路症状を免れたとしても，遅発性の錐体外路症状が出現する可能性があり，こちらは一度起きてしまうと治療は困難で，患者さんの苦痛も大きい。精神分裂病は放置することのできない病気であるため，ドーパミン受容体を遮断する治療を長期間行うことはやむをえないが，一方で精神分裂病は比較的若年で発症する病気であるため，その後の患者さんの長い人生を考えるとなるべく神経系の機能を温存すべきである。遅発性ジスキネジアの臨床的対処法については後述する。

　前述のように治療的投与量でドーパミンアンタゴニストであるハロペリドールが70～90％のドーパミン受容体を占拠するのに対し，リスペリドンはクロザピンとほぼ同等で20～70％前後しか占拠しない。すなわちSDAはドーパミンアンタゴニストに比べてドーパミン神経系の機能をより多く温存している。したがってSDAは，従来の抗精神病薬であるドーパミン受容体アンタゴニストに比べて錐体外路症状を引き起こしにくく，長期間の投与にも向いていると言える。

　SDAは，ドーパミン神経系の機能を温存していることに加え，セロトニ

ン2受容体アンタゴニスト作用によっても錐体外路症状の出現に対し予防的に働いていると考えられている。それは，黒質線状体におけるドーパミン神経系終末にセロトニン神経がシナプスを作り，同部位からのドーパミン放出を活発にさせていることにとよると考えられている。このような異なる系の神経同士が行っている正の相互作用のことをシナプス前促通と呼んでいる（第1章参照）。シナプス間に放出されるドーパミンの量が増加するために，後シナプス細胞におけるSDAのドーパミンアンタゴニスト作用が打ち消されると考えられる。

一方，ドーパミン神経経路のうち中脳辺縁系経路のドーパミン神経は，セロトニン神経と相互作用がない。そのため，この経路におけるドーパミン神経の機能にセロトニン2受容体の遮断作用は影響しない。すなわちSDAのセロトニン神経遮断作用はドーパミン神経遮断による抗精神病作用には影響しない。

なお，中脳皮質経路において，SDAのセロトニン2受容体の遮断作用がどのようにドーパミン神経系の機能に影響を及ぼしているのかに関しては，まだはっきりとした結論が出ていない。中脳皮質経路のドーパミン神経は，その神経終末が大脳全体に広範囲に分布しているため，両神経系がどのように相互作用を及ぼしているかの調査が，解剖学的にも生理学的にも困難であるというのが1つの理由である。

SDAを用いた遅発性ジスキネジアの治療

従来の抗精神病薬の場合，遅発性ジスキネジアの出現率は，日本人で7.7％と言われていた。欧米でのデータによると10〜20％と言われている。遅発性ジスキネジアの初期症状として多いのは舌と口唇，あるいは手指の軽いアテトーゼ様の不随意運動である。重症例では，様々な運動障害によって日常生活さえままならなくなってしまう。

遅発性ジスキネジアに対して一番最初に試みられるべき対処方法は，処方

されている抗精神病薬を減量することである。減量中にジスキネジアが一時的に悪化する（離脱ジスキネジア）場合があることを，患者さんや家族に前もって説明しておくべきである。アメリカ精神医学会の治療ガイドラインによると，抗精神病薬の投与量を12週間かけて半分に減らすことによってジスキネジアの改善が見込めるとされている。減量を開始するタイミングが遅れるほどジスキネジアが難治性になるので，早期発見が大切である。抗精神病薬の投与量を半分にしてもジスキネジアの症状が残っている場合は，さらに抗精神病薬を減らすべきである。減量しても効果がない場合は，ベンゾジアゼピン系抗不安薬などで精神症状をコントロールしながら抗精神病薬を一時的に中止する方法もありえる。精神症状などの理由で，どうしても抗精神病薬が減量できない場合は，SDAに切り替えることを試みる。クロザピンは，遅発性ジスキネジアを発症している患者さんの約半数に有効で，特に重症例には効果的であると報告されている[69]。リスペリドンが遅発性ジスキネジアに有効かどうかはクロザピンほどはっきりしていない。しかし低用量（1日6mg以下）のリスペリドンが頬舌顎のジスキネジアに有効であるという報告がある[70]。さらには，クロザピンには，すでに発症している遅発性ジスキネジアを改善させる効果があることも報告されており[71]，SDAも遅発性ジスキネジアの治療薬として使用できるかもしれない。ただし，薬物代謝酵素の活性が遺伝的に低い患者さんの場合，少量のクロザピンさえも危険である。代謝酵素の活性が低い人では，少量のクロザピンを投与されただけでもドーパミン2受容体が強くブロックされてしまうかもしれないからである。

　遅発性ジスキネジアは，治療もさることながら予防が大切なことは言うまでもない。遅発性ジスキネジアは女性の方が男性より，また年齢の高い人ほど発症するリスクが高い。精神病理学的には，感情障害を伴ったり陰性症状が強い患者さんでリスクが高いと言われている。糖尿病などの一般内科疾患の合併や抗精神病薬の投与量が大きいこともリスクを高める。これらのリスクファクターは，離脱ジスキネジアのリスクファクターでもある。また抗精

神病薬を飲みだして早期に錐体外路症状が出現した場合は，遅発性ジスキネジアが出現するリスクが約3倍高くなると言われている[72]。錐体外路症状のうち，特にアカシジアと呼ばれる下半身がそわそわして座っていられないという症状には注意が必要である。

　これまでは抗精神病薬を開始して早期に出現する薬剤性の錐体外路症状に対しては抗アセチルコリン薬であるビペリデンなどが投与されてきた。日本では抗精神病薬を開始する時点で予防的に抗アセチルコリン薬が投与されることが欧米に比べ多かった。しかし，抗アセチルコリン薬の併用は，前述のようにアセチルコリン神経系の機能に影響を与えるだけではなく，錐体外路症状の早期発見をかえって遅らせ，ひいてはジスキネジア発症のリスクを高めるという批判もある。さらに抗アセチルコリン薬そのものが，遅発性ジスキネジアの原因となる可能性があることも論じられている。このように抗アセチルコリン薬の弊害が実証されてきている現在では，治療開始時より抗アセチルコリン薬を併用したり，錐体外路症状が出現した時に原因薬物の変更を試みることなしに抗アセチルコリン薬を追加投与するという治療はすでに時代遅れになりつつある。

　以前は錐体外路症状を軽減する目的で抗精神病薬を変える場合，力価の低い薬物に変更することがすすめられていた。しかし，低力価の抗精神病薬が錐体外路症状を起こしにくい理由は，実はそれらの薬物が抗アセチルコリン作用を持っているからに他ならないことが指摘されてきている。つまり低力価の薬に変更するということは，結局抗アセチルコリン薬を追加投与するのと同じことになってしまう可能性がある。SDAが使えるようになった現在では，錐体外路症状が出現した場合は，まずSDAへの変更を考えるべきであろう。筆者が知る限り，クロザピンが原因で遅発性ジスキネジアが発症したという報告はない。リスペリドンの場合は研究によって幅はあるものの，遅発性ジスキネジアを招く危険は従来の抗精神病薬の約10分の1とされている。

SDAは認知機能障害をきたしにくい

　抗精神病薬の有害な作用として，認知機能障害が最近よく話題になる。古典的な抗精神病薬を服用した患者さんは「頭の働きが悪くなった」「判断力が落ちた」と訴えることが多かった。認知機能障害は，患者さんにはこのように自覚される。SDAの特徴のひとつとして，この障害を起こしにくいことがあげられる。それは，SDAが古典的な抗精神病薬に比べて，ドーパミン神経経路のうち中脳皮質経路の機能を温存することと関係していると考えられている。

　精神分裂病の症状そのものとしても認知障害が出現する。その上，精神分裂病の患者さんは，幻覚や妄想によって集中力が低下したり気分が落ち込んだりする。集中力の低下や抑うつ気分は，認知機能の低下を助長する。古典的な抗精神病薬の場合は，認知機能低下の原因となっている症状を軽快させたとしても，薬そのものの作用で認知機能を低下させてしまうことが指摘されていた。ハロペリドールの場合は，プラセボよりも，精神分裂病の患者さんの認知機能を低下させてしまうという報告さえある。一方リスペリドンの場合は，プラセボを投与された患者群と比較して認知機能に有意差がなかったという。さらに，リスペリドンはハロペリドールに比べて，精神分裂病の症状としての認知機能障害を改善する効果も強いと報告されている[73]。

　ただし，抗精神病薬の効果と認知機能を調べた研究は，用いたテストによって結果のばらつきが大きい。また，前頭葉機能テストそのものが，もともと脳梗塞などの器質的な障害を負った患者さんの機能を調べる目的で作られたものなので，それらを用いて精神分裂病患者さんの能力を調べること自体に妥当性があるのかどうか疑問視する神経心理学者もいる。今後は神経心理学者と薬理学者の共同作業による綿密な研究が行われることが望まれる。

急性期精神分裂病の第一選択薬はSDAになってきている

　1993年に，北米においてリスペリドンが市販され始めたが，それより3年遅れて日本でもリスペリドンが一般に使われ始めた。それ以後，精神分裂病の治療は変化してきているのであろうか。
　最近のアメリカ合衆国では，急性期の精神分裂病の治療に対してSDAが第一選択薬になることが多くなってきている[74]。その理由は，SDAが長期の服用によって遅発性の有害作用を起こしにくいというだけでなく，抗精神病作用にすぐれているからである。慶應義塾大学の精神薬理研究グループによって主宰された学術講演会（2000年2月，東京，司会；渡邊衡一郎）において，スタンフォード大学精神科教授であるグリーク博士は，急性期の精神分裂病の治療を以下のように行うことを勧めていた。まず精神分裂病の診断をきちんとすることから始め，診断が確定すればSDAを第一選択薬として使用する。リスペリドンの場合，最初は1日投与量で2 mgから始め，3～5日様子を見て増量が必要であれば1～2 mg追加する。さらに，3～5日様子を見て増量が必要と判断した場合，1～2 mg追加する。このようなことを繰り返し，投与量は最大で6～8 mgまで増量する。それ以上増量することは，錐体外路症状や認知障害などの有害事象をきたす危険性を高める反面，抗精神病作用のそれ以上の増強は期待できないことが多い。以上のような治療方法は，今日アメリカ合衆国のエキスパート達の間で最も一般的に行われているものらしい。患者の不安や恐怖が強く，鎮静系の薬を使う必要がある時はベンゾジアゼピン系抗不安薬を併用する。治療を開始してから8週間は，SDA（単剤）とベンゾジアゼピンだけで何とか頑張る。日本では精神分裂病患者さんの興奮に対してフェノチアジン系薬物と呼ばれる古典的な抗精神病薬を用いることが多いが，これらの薬物は特に抗アセチルコリン作用が強く，心毒性や肝毒性も指摘されているので極力使用しない。
　以下は懇親会で個人的にお聞きしたことであるが，グリーク教授が精神分

裂病に対して最も好んで使用するベンゾジアゼピン系抗不安薬はロラゼパム（日本での商品名；ワイパックス）で，1回1〜2 mgを1日3回服用してもらうとのことであった。ただし，他のベンゾジアゼピン系抗不安薬を使っても，ロラゼパムと大差はないとのことであった。治療開始後8週間をすぎて，興奮などの症状が軽快してくればロラゼパムの投与量を徐々に減らす。経験的に12週後くらいから減らせることが多いとのことであった。しかし，中にはベンゾジアゼピン系抗不安薬をやめられない患者さんも23％前後いるとのことであった。グリーク博士は，精神分裂病の治療として用いるベンゾジアゼピン系抗不安薬は，正当な理由の下に使用されているものであって，たとえ処方が長期に及ぼうとも，一般のベンゾジアゼピン依存症とは区別して論じられるべきものであるということを強調していた。

　グリーク博士は講演の中で，SDAを用いた精神分裂病の治療において初心者が犯しやすいミスをいくつか指摘していた。それは，①SDAの作用が出現するまで8週間待つべきであるのに，効を焦って他の薬に変えてしまう，②SDAを十分な量まで増量しない（リスペリドンの場合は，1日量で3 mg以下では効果が不十分である），③睡眠薬を過量に投与してしまう，という3点であった。③については，精神病であれば少なからず睡眠障害を伴うのは当り前で，おおもとの病気を適切に治療すれば，自然に睡眠障害は治ると考えるべきであるとのことであった。

SDAは維持療法にも使える

　近年，精神分裂病患者さんの治療環境における開放化がすすんで，治療の主体が入院治療から外来治療へと移り変わってきた。外来治療の場合は，患者さんが長期間にわたって薬を怠けないで飲み続けられるかどうかが大きな問題である。抗精神病薬を中止した患者さんの約75％が2年以内に再発するのに対し，服薬をきちんと守れば再発率は約20％に抑えられるからである。しかも，精神分裂病の症状は，再発を繰り返すたびに徐々に悪化してい

くと言われている。

　服薬遵守に関しては，医師がきちんと説明することや家族などがしっかりサポートすることが重要である。最近では特に家族の協力が重要視されている。しかし，実際に飲む薬が飲みやすいものであることもサポートシステムと同様に大切である。有害作用が強いために薬に対して嫌悪感を抱いてしまい，服薬を中止してしまう患者さんは少なくない。また，見た目の有害作用が強いと家族が服薬をやめさせてしまう場合もある。患者さんや家族に嫌がられる副作用の1つに，運動や自発性の低下あるいは情動変化の減少などを示すアキネジアと呼ばれるものがある。SDAはアキネジアを起こしにくい薬物である[75]ので，維持療法には都合のいい薬かもしれない。

　SDAが広く用いられる前は，治療を開始してから1年以内に服薬を止めてしまう患者さんが全体の約3分の1であったと言われる。この数字が今後どう変化していくかを見守りたい。どうしても服薬遵守できない患者さんには，以前よりデポ剤と呼ばれる持効剤の注射薬が用いられてきた。病識の欠如によって服薬を拒否する患者さんでは，SDAよりデポ剤による維持療法の方が有効であると言われている。しかし，病識もあり薬を飲む必要性を理解しながらも，従来の抗精神病薬の有害な作用に苦しんでいる患者さんには，SDAへの変更を検討すべきであろう。

他の抗精神病薬からSDAへの切り替え方

　それまで使われていた抗精神病薬をSDAに変更するのは，精神状態が落ち着いていれば比較的容易である。例えばピモジド，ブロムペリドール，ハロペリドールなどの高力価な抗精神病薬からSDAへ切り替える場合，数日で完了することも可能である。投与量としてはピモジド，ブロムペリドール，ハロペリドールの約半分～等量のリスペリドンを使用する。初めて抗精神病薬を服用する患者さんの場合は，ドーパミンアンタゴニストに対して感受性が高いので，低用量から始めるべきだとされている。しかし，抗精神病

薬をすでに服用している患者さんでは，ドーパミン受容体やセロトニン受容体の感受性がともに低下しているので，比較的高用量から投与を開始しても安全だと考えられている．したがって，すでにある程度の期間抗精神病薬を服用していた患者さんには，リスペリドンを1日量で6 mg前後から投与開始することも可能と思われる．気分安定薬やベンゾジアゼピン系薬物を併用している患者さんの場合は，SDAを開始する前にできる限りこれらを中止しておいたほうがいいと言われている．

　クロールプロマジン，レボメプロマジンやチオリダジン（商品名；メレリル）などの低力価の抗精神病薬からSDAへ切り替える場合は，急激に変更してはいけない．低力価の抗精神病薬には，アセチルコリン受容体アンタゴニスト作用があるため，これらの薬物を急激に減量すると，嘔吐，悪心，下痢などの退薬症候が出現することがある．また低力価の抗精神病薬は一般的に鎮静作用が強いのに対し，SDAは鎮静作用が弱い．低力価の抗精神病薬の鎮静作用によって患者さんの興奮が抑制されていた場合，不用意にSDAに切り替えると，再び興奮状態になる可能性がある．治療開始前の患者さんの症状をよく検討して，衝動行為などのエピソードを持つ患者さんの場合は，処方変更を時間をかけて行う必要がある．また患者さんがどのようなタイプに属するにしても，一般的に抗精神病薬を変えた後に精神状態が安定するまで，6週間から3カ月はかかると言われている．この間一時的に症状が悪化する可能性があることを，家族だけでなく医療者も知っておく必要がある．

　最近，他剤からリスペリドンに切り替えた場合に，患者さんが自殺を試みたり考えたりすることがあるという問題が提起されている．いわゆるリスペリドンによる"目覚め現象"と呼ばれている現象である．どういうことかというと，長い間精神病状態にあり，幻覚や妄想とともに生きてきた患者さんが，リスペリドンのように切れ味鋭く幻覚妄想を軽快させる薬を飲んで急激に正気に戻ってしまった時，彼らは症状の変化に混乱したり，今まで自分がおかしかったことに気づいて自信を喪失してしまうことがあるというわけで

ある[76]。そのため主治医は，精神症状の客観的な評価にとどまらず，症状が軽快することと引き換えに患者さんが失うものもあるということまで考慮に入れ，薬物変更後しばらくは注意深く患者さんと接する必要がある。

SDAは従来の薬では歯がたたなかった症状にも効果がある

　リスペリドンは日本人を対象とした臨床研究においても，陰性症状に有効であることが報告されている。しかし，ひとつ気をつけなければならないのは，陰性症状には精神分裂病の病態そのものとしての一次性のものと，幻覚や妄想などの陽性症状によって引き起こされたり，あるいは錐体外路症状や過鎮静などの薬による有害な作用によってもたらされる二次性のものとがあるということである。リスペリドンが陰性症状に対して効果があるといっても，その効果が一次性の陰性症状に対するものなのか，それとも二次性のものに対してなのかを分析する必要がある。カーペンターらは，一次性の陰性症状を主体とする精神分裂病の一群を欠損症候群と名づけ，その診断基準を作っているので，ここに紹介しておく（表3-3-2）。

　幻覚や妄想が原因で人と交流できなくなっているような二次性の陰性症状に対しては，従来の抗精神病薬でも効果がある。しかし，その場合は陽性症状の改善にひきずられて陰性症状もよくなる例が多い。しかし，リスペリドンの場合は，陽性症状や錐体外路症状の変化と陰性症状の変化が必ずしも一致していない[77]。そのため，SDAは一次性の陰性症状に対しても効果を期待できる薬であると考えられている[78]。

　SDAの真価は治療抵抗性の精神分裂病の治療においても発揮される。治療抵抗性の精神分裂病とは，例えば「過去5年間に3種類以上の抗精神病薬が，各々6週間以上かつクロールプロマジン換算量にして1日1,000 mg以上投与されたにもかかわらず精神症状が持続している」というような状態を指す。クロザピンが登場する前は，治療抵抗性の患者さんに対する治療は惨たんたるものであったと言わざるをえない。従来の抗精神病薬では，その種

類を変えてみても，大量投与を試みても，何もしないで同じ処方を続けるのに比べて，たいした変化が期待できるわけではなかった。どうしても薬の効かない患者さんの治療は，電気ショック療法に頼っていたのが実情である。しかし，クロザピンは治療抵抗性の患者さんの30～40％に有効であると言

表3-3-2

欠損症候群の診断基準

まず，欠損症候群と診断を下すためには以下の6つの陰性症状のうち少なくとも2症状が存在しなくてはならない。

1）感情の狭小化：感情を表す表情や身振りあるいは声の抑揚の減少を評価し，人見知りなどの防衛的な態度は評価しない。
2）情動変化の減少：患者が主観的に経験した怒りや喜びなどの情動変化の強さと広がりを評価し，幻聴や人見知りなどによる口数の減少とは区別しなければならない。
3）会話の貧困化：患者が使った言葉の数と自発的に語った会話の量を評価し，内容の正確さは評価しない。また，被害妄想や初対面による会話の減少は評価しない。
4）興味の減少：患者がどの程度広くあるいは深く周囲のことに興味を示すかを評価する。興味の対象が非現実的であっても，興味が存在すればその減少と評価しない。
5）目的意識の低下：人生に目標を持っているか，目的のある活動に着手できなかったり持続できなくないか，無目的に時間を費やしていないかなどを評価する。目的の妥当性は評価しない。
6）社会性の低下：患者が社会とどの程度かかわりを持ちたがっているかを評価する。精神症状悪化による引きこもりや，実際の社会的成功度は評価しない。発症前の社会適応能力も考慮する。

次にそれらの陰性症状が過去1年間持続していたか，あるいはほとんどの時期に存在していたかを判定する。ただし，陽性症状が悪化したときは一過性に陰性症状が存在しなくてもよい。さらに各陰性症状が一次性か二次性かを判定する。不安，薬物の影響，被害妄想などの陽性症状，精神遅滞，抑うつなどが原因と思われる陰性症状は二次性と判定する。

（鈴木映二他：Deficit sysndromeの診断基準とその日本語版の信頼性，精神医学35, 1097-1103, 1993より）

われている[79]。

　リスペリドンの治療抵抗性精神分裂病に対する有効性は，クロザピンほど広く認められていない。リスペリドン単独による治療で治療抵抗性精神分裂病の治療が可能であるという報告もあるが，クロザピンが無効な難治性の症例に対してはリスペリドンも効かないと言われている。一方で，リスペリドンとクロザピンの併用が強力な武器になることも示唆されている。リスペリドンを治療抵抗性の患者さんに用いる場合，高用量を投与する必要性はなく，1日6〜7 mg前後で十分であるとされている。これまでは，従来の抗精神病薬の効果が不十分な場合は，リチウム，カルバマゼピン（商品名；テグレトール，テレスミン），バルプロ酸ナトリウム（商品名；デパケン，バレリン，セレニカ，ハイセレニン）などを抗精神病薬に上乗せ投与するという治療方法が試みられていた。しかし，今後はこのような併用療法は，SDAを試みて失敗した場合の手段となっていくであろう。

これからのSDA

　クロザピンやリスペリドンよりも新しく，今後の開発が期待される薬としてペロスピロン，クエチアピン，オランザピン，ブロナンセリン，ジプラシドン，セルチンドールなどがある（表3-3-3）。オランザピンは陰性症状に対する有効性が期待されており，錐体外路症状も起きにくい。しかし，鎮静，起立性低血圧，体重増加などが起きやすいと言われている。また，最近では高血圧や糖尿病を引き起こす可能性が指摘されている。セルチンドールも錐体外路性の有害作用をほとんど起こさない。また，鎮静や抗アセチルコリン性の有害作用もほとんど生じない。セルチンドールで注意すべき有害作用は，起立性低血圧や頻脈である。また，鼻炎や射精量の減少がよくみられる。クエチアピンも，錐体外路症状が出にくく，陰性症状に効果のある薬として期待されているものの，評価はまだ確定的ではない。クエチアピンの有害作用で多いのは，傾眠，口渇，体重増加，起立性低血圧である。ペロスピ

表3-3-3

一般名	会社名	ステージ
ペロスピロン	住友製薬	許可済
クエチアピン	藤沢製薬	許可済
オランザピン	リリー製薬	申請中
クロザピン	ノバルティス製薬	申請準備中
ブロナンセリン	大日本製薬	第3相
ジプラシドン	ファイザー製薬	第2相
セルチンドール	塩野義製薬	第3相終了後中止

開発中のSDA

ロンは，住友製薬で合成された国産品である。セロトニン2A受容体に対する親和性はリスペリドンよりも低いようである。ペロスピロンの治験段階で行われた臨床試験は，リスペリドンを対照薬にしていなかったので，両者の臨床効果における差異は，実際に市場に出回るまでわからない。

引用文献

1) Shapiro S et al : Arch Gen Psychiatry, 第41巻, 1984年, p 971.
2) Goldberg D et al : Mental Illness in the Community ; the Pathway to Psychiatric Care. Tavistock, 1980年.
3) 田島治 : 実地臨床医と心療内科のためのSSRIの使い方, インターサイエンス, 1999年.
4) CLINIC magazine, 1999年別冊.
5) Pharmaceutical J, 第262巻, 1999年, p 535.
6) 村崎光邦 : 臨床精神薬理, 第2巻, 1999年, p 691.
7) 古川壽亮 : SSRI最前線 no.2 ; SSRIとうつ病, ライフ・サイエンス, 1999年.
8) Henry JA : Int Clin Psychopharmacol, 第6巻, 1992年, p 22.
9) 坂上紀幸他 : 臨床精神医学講座14巻, 中山書店, 1999年, p 151.
10) 精神科薬物療法研究会編 : 精神分裂病と気分障害の治療手順 ; 薬物療法のアルゴリズム, 星和書店, 1998年, p 63.
11) Robert et al : J Clin Psychiatry, 第60巻, 1999年, p 326.
12) 村崎光邦他 : 臨床医薬14, 1998年.
13) Peet M : Br J Psychiatry, 第164巻, 1994年, p 549.
14) Richelson E : 第8回箱根精神薬理シンポジウム, 1999年.
15) Dunner DL et al : J Clin Psychiatry, 第53巻, 1992年, p 21.
16) Gruen PH : Dir Psychiarty, 第8巻, 1988年, p 1.
17) Angst J : Perspectives in Psychiatry, 第3巻, 1992年, p 1.
18) Prien RF et al : Am J Psychiarty, 第143巻, 1986年, p 18.
19) 神庭重信 : 臨床精神医学, 第23巻, 1994年, p 1617.
20) Lauritzen L et al : Acta Psychiatr Scand, 第94巻, 1996年, p 241.
21) 多賀千明 : 第8回箱根精神薬理シンポジウム, 1999年.
22) 渡辺昌裕 : 第8回箱根精神薬理シンポジウム, 1999年.
23) カプランHI, サドックBJ, グレブJA／井上令一, 四宮滋子監訳 : カプラン臨床精神医学テキスト ; DSM-IV診断基準の臨床への展開, メディカル・サイエンス・インターナショナル, 1996年.
24) 加賀美真人他 : 強迫性障害3, 診療新社, 1999年.
25) Proulx J et al : Curr Ther Res, 第50巻, 1991年, p 127.
26) Murphy SM et al : Br J Psychiatry, 第154巻, 1989年, p 529.
27) Ansseau M et al : Neuropsychobiology, 第24巻, 1991年, p 74.
28) 中山和彦他 : 臨床精神薬理, 第2巻, 1999年, p 567.
29) Fluoxetine bulimia nervosa, Arch Gen Psychiatry, 第492巻, 1992年, p 139.

30) Gitlin MJ : J Clin Psychiatry, 第 55 巻, 1994 年, p 406.
31) Eur J Clin Res, 第 1 巻, 1991 年, p 47.
32) 小山司, セディール発売 3 周年記念講演会, 2000 年.
33) Beaumont G : J Int Med Res, 第 1 巻, 1973 年, p 480.
34) Yamada J et al : Jpn J Pharmacol, 第 51 巻, 1989 年, p 421.
35) Hjorth S et al : Eur J Pharmacol, 第 83 巻, 1982 年, p 299.
36) Delgado PL et al : Journal of Affective Disorders, 第 15 巻, 1988 年, p 55.
37) Starnbach H : Am J Psychiatry, 第 148 巻, 1991 年, p 705.
38) Edwards JG et al : Drugs, 第 57 巻, 1999 年, p 507.
39) 中島啓 : 心をいやす薬の歴史, こころと薬；向精神薬の現状と未来ファルマシアレビュー no.10, 日本薬学会 p 1-16.
40) Laux G et al : AFP, 第 30 巻, 1984 年, p 139.
41) Med Ad News, 1999 年 5 月号.
42) Gemmans RE et al : Am J Med, 第 80 巻, Suppl.3 b, 1986 年, p 41-51.
43) Oseekey KB et al : Pharm Res, 第 9 巻, Suppl, 1992 年, p 300.
44) Steinberg JR : Drugs Aging, 第 5 巻, 1994 年, p 335.
45) Troisi JR II et al : Behav Pharmacol, 第 4 巻, 1993 年, p 217.
46) Evans SM et al : J Pharmacol Exp Ther, 第 271 巻, 1994 年, p 683.
47) 村崎光邦他 : 臨床評価, 第 20 巻, 1992 年, p 295.
48) 加藤正明他 : 精神医学, 第 8 巻, 1996 年, p 33.
49) Schweizer E et al : N Engl J Med, 第 314 巻, 1986 年, p 719.
50) 藤井康男 : 薬物依存および退薬症候, 三浦貞則（監修）向精神薬の副作用とその対策, 星和書店, 1997 年, p 295.
51) Sannerud CA et al : Drug Alcohol Depend, 第 32 巻, 1993 年, p 195.
52) Delle Chiaie R et al, J Clin Psychopharmacol, 第 15 巻, 1995 年, p 12.
53) Hart RP et al : Am J Psychiatry, 第 148 巻, 1991 年, p 73.
54) Lawlor BA et al : Biol Psychiatry, 第 32 巻, 1992 年, p 101.
55) 村崎光邦他 : 臨床評価, 第 20 巻 2, 1992 年, p 295.
56) Robinson DS et al : J Clin Psychopharmacol, 第 10 巻, Suppl, 1990 年, p 67.
57) Schweizer et al : Psychopharmacol Bull, 第 30 巻, 1994 年, p 639.
58) Pato MT et al : Am J Psychiatry, 第 148 巻, 1991 年, p 127.
59) Van Ameringen M et al : J Affect Disord, 第 39 巻, 1996 年, p 115.
60) Cinciripini PM et al : J Clin Psychopharmacol, 第 15 巻, 1995 年, p 182.
61) Tamai H et al : Int J Obes, 第 14 巻, 1990 年, p 289.
62) 山根　他 : 臨床精神薬理, 第 11 巻, 1998 年.
63) Ratey J et al : J Clin Psychiatry, 第 52 巻, 1991 年, p 159.
64) Seeman P et al : Nature, 第 261 巻, 1976 年, p 717.

65) Kramer MS et al : Arch Gen Psychiatry, 第54巻, 1997年, p 567.
66) Reyntjens GYG et al : Drug Dev Res, 第8巻, 1986年, p 205.
67) Janssen PAJ, et al : J Pharmacol Exp Ther, 第244巻, 1988年, p 685.
68) Nordstrom AL et al : Am J Psychiatry, 第152巻, 1995年, p 1444.
69) Lieberman JA et al : Br J Psychiatry, 第158巻, 1991年, p 503.
70) Chouinard G : J Clin Psychopharmacol, 第15巻, suppl. 1, 1995年, p 36 S-44 S.
71) Umbricht DSG et al : Rev Contemp Pharmacother, 第6巻, 1995年, p 165.
72) Kane JM et al : Tardive dyskinesia : A task force report of the American Psychiatric Association., American Psychiatric Association., 1991年.
73) Green MF et al : Am J Psychiatry, 第154巻, 1997年, p 799.
74) J Clin Psychiatry : The expert guideline Series ; Treatment of Schizophrenia, 第57巻, Suppl.11, 1999年.
75) Marder SR et al : Am J Psychiatry, 第151巻, 1994年, p 825.
76) 藤井康男 : 分裂病薬物治療の新時代, ライフ・サイエンス, 2000年.
77) Moller HJ et al : Eur Arch Psychiatr Clin Neurosci, 第245巻, 1995年, p 45.
78) Svensson TH : Neuropsychopharmacology, 第10巻, Suppl.3, 1994年, p 45.
79) Meltzer HY et al : Hosp Comm Psychiat, 第41巻, 1990年, p 892.

参 考 文 献

80) カールソン A, カールソン L, ブンデベル H／楢林博太郎, 飯塚禮二訳, 脳のメッセンジャー, 医学書院, 1993年.
81) 上島国利編 : SSRI 最前線 no.3 ; SSRI と OCD, ライフ・サイエンス, 1999年.
82) ケイ SR, オプラー LA, フィッツバイン A／山田寛, 増井寛治, 菊本弘治訳 : 陽性・陰性症状評価尺度（PANSS）マニュアル, 星和書店, 1991年.
83) シュナイダー SH／佐久間昭訳 : SA ライブラリー 5 脳と薬物, 東京化学同人, 1990年.
84) 杉山正康編著, 神谷大雄監修 : 薬の相互作用としくみ（第3版）, 医歯薬出版, 1999年.
85) スタール SM／仙波純一訳 : 精神薬理学エセンシャルズ, メディカル・サイエンス・インターナショナル, 1999年.
86) 精神科薬物療法研究会編 : 精神分裂病と気分障害の治療手順, 星和書店1998年.
87) 田所作太郎監修, 田所作太郎, 栗原久, 小原喜代三著 : 行動薬理学の実践 ; 薬物による行動変化, 星和書店, 1991年.

88) 田中千賀子, 加藤隆一編: NEW 薬理学; 改訂第3版, 南江堂, 1996年.
89) 筒井末春: 実地臨床に役立つうつ病治療の新しい展開; SSRIs を中心に, ライフ・サイエンス, 1999年.
90) 筒井末春: 抗不安薬の新しい展開, 医薬ジャーナル, 1997年.
91) Taylor D, McConnell D, McConnell H, Abel K: The Bethlem & Madsley NHS Trust Prescribing guidelines 1999, Martin Duintz, 1999年.
92) 融道男: 向精神薬マニュアル, 医学書院, 1998年.
93) 日本精神神経学会監訳: 米国精神医学会治療ガイドライン; 精神分裂病, 医学書院, 1999年.
94) 日本精神神経学会監訳: 米国精神医学会治療ガイドライン―パニック障害, 医学書院, 1999年.
95) 日本薬学会編: こころと薬; 向精神薬の現状と未来, ファルマシアレビュー no.10.
96) 野村総一郎編: SSRI 最前線 no.2; SSRI とうつ病, ライフ・サイエンス, 1999年.
97) 藤井康男: 分裂病薬物治療の新時代, ライフ・サイエンス, 2000年.
98) フランセス A, ドカルティ JP, カーン DA／大野裕訳: エキスパートコンセンサスガイドライン;精神分裂症と双極性障害の治療, ライフ・サイエンス, 1997年.
99) マーチ JS, フランセス A, カーペンター D, カーン DA／大野裕訳: エキスパートコンセンサスガイドライン; 強迫性障害（OCD）の治療, ライフ・サイエンス, 1999年.
100) 三浦貞則監修:精神治療薬大系第4巻;抗不安薬, 睡眠薬, 星和書店, 1997年.
101) 村崎光邦編: SSRI 最前線 no.1; SSRI とは, ライフ・サイエンス, 1999年.
102) 八木剛平監, 稲田俊也著: 薬原生錐体外路症状の評価と診断; DIEPSS の解説と利用の手引, 星和書店, 1996年.

あ と が き

　セロトニンをキーワードに，精神病治療に用いられている医薬品と，その作用機序を理論的に支える科学データについて本文の中で紹介した。書き終えてみて，やはり精神科に限っては，水源調査と粉ひき作業（基礎研究と臨床）の間に大きな隔たりがあるということを改めて実感した。精神科以外の多くの部門では，科学と医療が二人三脚で発展しているというのにである。

　1997年にネイチャー誌に，クローン羊誕生の論文が掲載された。これは非常に衝撃的な発表であった。古くから，優秀な家畜の卵細胞を分割して全く同じ遺伝子を持つ家畜を増産するという技術はあった。それに対し，この研究の特筆すべき点は，一度成長した大人の羊から取ってきた細胞（乳腺細胞）を使って，全く同じ遺伝子をもつ羊を作ったことである。その上，最近になって，全てのタイプの細胞や臓器に分化する可能性をもつ胚性幹細胞と呼ばれる細胞がヒトで見つかった（1998年，サイエンス誌）。これらの技術は医学を大きく進歩させるであろうと言われている。例えば，ある人が病気になった場合に，その人自身の胚性幹細胞を用いてクローン技術によって新たに必要な臓器を作り出して交換してしまうというような話が，フィクションの世界でなく現実味を帯びてきているのである。さらには，永遠に若くありたいという古くからの人類の願望をも実現するかもしれない。ヒトゲノム計画によってヒトに関する全ての遺伝情報が明らかになれば，そのことはさらに加速度を増して現実味を帯びてくるだろう。それにともなって，健康や生命に対する哲学的議論も，より深みを増してくるに違いない。

　しかし，精神科の場合は，クローン技術からも置いて行かれそうな気がする。まず，他の臓器と違って，脳の場合は入れ替えてしまうわけにはいかない。入れ替えてしまっては，脳が後天的に得た情報が全て消えてしまうから

である。脳以外で生後の記憶がその機能に大きく関連するものとして，免疫細胞が知られている。免疫細胞が外来侵入者の情報を記憶することによって，個体は感染症に対して抵抗力を増していく。ところが，免疫細胞が後天的に得る情報は脳のそれとは比べようもないくらい単純であり，そのため再現も容易である。しかし，ヒト一人の記憶を新しく作った脳に再現するのは不可能だろう。もし可能だとしても，精神病の場合は，患者さんが記憶してきたことが社会とうまく適応できなくなって発症するという側面があるので，同じ記憶を持った新しい脳に入れ替えても，同じ状況では遅かれ早かれ発症してしまうことになるだろう。

　精神病の発症には，その人が生来持っている性格（気質）が関与していると言われている。気質は遺伝子の組み合わせで決定されているだろうから，遺伝子操作によって元々の気質を変えれば精神病の発症が防げるのではないかと考える人がいるかもしれない。しかし，精神病の発症に至る過程として，筆者はその人自身の人格と周囲との不適応が大きく関わっていると考えている。そして人格とは，ある人の気質に記憶が作用して作られると考えている。すなわち，気質を変えてしまっては，記憶をいかに上手に再現しても同じ人格はできあがらないと思われる。人格を元に戻せないのであれば，それは倫理的に許されない治療方法である。精神病の発症には周囲との不適応が大きく関わっていると書いたが，実は患者さん本人が不適応を起こして当然というような環境も実際にはありうるのである。したがって，周囲がいくらある人物の人格を変えたほうがいいと考えても，それは許されるべき行為ではない。

　というわけで，精神疾患に限っては，まだまだ長い戦いが続きそうである。道は険しそうでも，精神疾患を何とか根本的に治療したいと考える人は数多く，それだけに基礎的な研究も非常に盛んに行われている。ところが，悲観的な目で現時点でなされている研究を見ると，まるで精神科以外の分野で証明されてきたことが，精神科領域では応用できないということの確認作業のようにも見える。しかし，科学の飛躍的な進歩とは，完全に息詰まった

状態から発生するというのもまた事実である。古典力学が息詰まったところから量子力学が生まれたようにである。そのために，筆者も精神医療に携わる一人として，微力ながら完全に行き詰まるまで努力してみたいと思っている。ぜひ患者さんも医療者もニヒリズムに陥ることなく希望を持ってほしい。コペルニクス的転回がもうそこまで来ているのかもしれないのだから…。

2000年秋，北里にて

索　引

A10　82
ADP　10
ATP　10, 17
CA 1　90
CA 3　90
CaMK　36, 39, 42, 52, 56, 94
cAMP　36, 46, 50, 57
cAMP 依存性リン酸化酵素　36, 57
cAMP 応答エレメント結合タンパク質　52
CREB　52, 99, 223
CYP　140, 157, 200
DNA　9
EBM　132
GABA　45, 109, 112, 191
GABA 受容体　45
GABA 神経　56
GDP　49
Gs タンパク質　49, 50, 56
GTP　47
G タンパク質　47, 49
G タンパク質共役型受容体　47
Na＋‐K＋ポンプ　15
NMDA 型受容体　94
RNA　9
SDA　148
SNRI　130, 169
SSRI　122
ω（オメガ）受容体　194

［あ 行］

アカシジア　229
アキネジア　233
アクチン　8, 35
アゴニスト　45, 198
アセチルコリン　33, 54, 136, 223
アップレギュレーション　9, 225
アデニル酸シクレース　47, 49, 50, 56
アデノシン 2 リン酸　10
アデノシン 3 リン酸　10
アドレナリン　109, 136
アミノ酸　10, 20, 34, 45
アミノ酸解析　24
アミノ酸配列　20, 28
アルキル基　6, 17
アルコール　191, 193
アルプラゾラム　149, 151
アンタゴニスト　45, 198
イオンチャンネル　8
イオンポンプ　14
閾値　16
異種脱感作　58
依存性　125, 151, 185, 187, 205
一次感覚野　69
一次視覚野　86
一般化　98
イノシトール 3 リン酸　52
イミプラミン　127, 129, 143, 149
陰性症状　152, 216, 235
ウェルニッケの言語中枢　69
内向き整流カリウムイオンチャンネル　197
うつ　210
うつ状態　200
うつ病　115, 132, 210
運動野　68

エキソサイトーシス　38
エントロピー　6, 20, 21
オールズ　81
遅い化学伝達　43, 46
オットー・レーウィ　32

[か行]

カーペンター　235
カールソン　216
海馬　72, 74, 82, 87, 90, 91, 93, 99, 102, 107, 108
化学シナプス　32
核　9
過食症　151
下垂体　78
可塑性　47
カッツ　14, 37
活動電位　13
過分極　16
カルシウム・カルモジュリン依存性タンパク質リン酸化酵素　36
感覚野　69
環状アデノシン1リン酸　36
感情移入　104
カント　66
ガンマアミノ酪酸　45
記憶　102
樹状突起　11
喜怒哀楽　74
強迫性障害　145, 211
恐怖　104
極性　52
極性アミノ酸　21
極性の分子　6
グアノシン2リン酸　49
グアノシン3リン酸　47
グリア細胞　3, 41
クリューバー　84
クリューバー・ビューシー症候群　84

グルタミン酸　93, 109
グレイ　106, 107
クロールジアゼポキシド　182
クロザピン　217, 220, 228, 235
クロナゼパム　151
クロミプラミン　145, 150
血液脳関門　5, 76
血漿タンパク質　141, 153
欠損症候群　235
ゲラー　183
嫌悪刺激　104, 107
抗うつ薬　60
抗コンフリクト作用　184
交叉依存　191
交叉耐性　190, 206
鉤状回　96, 97, 99
後頭葉　66
行動抑制　107
行動抑制系　104
抗不安薬　105, 107
興奮性（の）シナプス後電位　43, 45
ゴルジ　3
ゴルジ染色　4
ゴルジ体　9, 10
コンフォメーション　22, 24, 38, 43, 52, 57

[さ行]

再発　143, 148
細胞骨格　8
細胞内情報伝達系　47, 196
細胞膜　5
サザーランド　46
サブタイプ　113
サブユニット　22, 24
三環系抗うつ薬　127, 195
ジアシルグリセロール　52
シート　20
視覚連合野　71, 86

軸索　11, 14, 71, 99
軸索起始部　13, 31, 43, 198
軸索輸送　40
脂質二重層　8
歯状回　90
視床　69
視床下部　75, 76, 81, 82, 83, 110
ジスルフィド結合　21
シタロプラム　141, 147
ジッタネス　155
室傍核　76, 78
シナプシンⅠ　35
シナプス　11, 72, 113
シナプス間隙　31
シナプス後電位　43
シナプス小胞　35, 38
シナプス前促通　56, 90, 227
シナプス前抑制　56
シナプトブレビン　38
社会恐怖　151, 211
受容体　8, 9, 33, 42, 54, 130
条件づけ嫌悪刺激テスト　108
情動　73, 74, 102
小脳　65
小胞体　9
新奇性　107
新奇性刺激　112
神経核　71
神経細胞　3
神経線維　71
神経伝達物質　2, 8, 32, 33
神経内情報伝達系　47
神経ペプチド　34
親水性　6
シンタキシン　38
親和性　6
錐体外路　222
錐体外路症状　216, 228
すくみ行動　109, 112

ステルンバッハ　181
性機能障害　154
静止状態　14
静止膜電位　15
星状細胞　32
精神分裂病　216
セカンドメッセンジャー　47
脊髄　65
絶対不応期　19
セルトラリン　132, 140, 146
セロトニン　41, 46, 56, 109, 128, 129, 136
セロトニン1A受容体　196
セロトニン2受容体　219, 220, 221
セロトニン受容体　43, 49, 113, 172
セロトニン症候群　155, 167
セロトニン神経　57
セロトニントランスポーター　60, 136, 172
前向性健忘症　88
前頭前野　80, 99
前頭葉　66, 72
全般性不安障害　207
相互作用　56
相対不応期　19
側座核　78, 82
側頭葉　66
疎水性　6

[た 行]

ターン　20
代謝型受容体　43, 47
耐性　151, 185, 187
大脳　65
大脳基底核　66, 78
大脳皮質　65, 83
大脳辺縁系　66, 73
退薬症候　156, 206
ダウンレギュレーション　9, 58, 188, 199
脱感作　58

脱分極　15
ダレーオレ　85
短期記憶　89, 93
短期的促通　40
タンドスピロン　196
タンパク質　20, 28, 47, 52
タンパク質の一次構造　20
タンパク質の三次構造　21
タンパク質の二次構造　20
タンパク質の四次構造　22
チトクローム P 450　140, 157
遅発性ジスキネジア　225, 227
チャンネル共役型受容体　42
中隔野　82
中脳辺縁系経路　221, 227
長期記憶　95
長期増強　93, 95, 99
治療アルゴリズム　132
治療潜時　146
治療抵抗性　235
チロシン　21
陳述的記憶　89
ディレイ　216
デェーレ　54
デェル・カスティロ　37
デオキシリボ核酸　9
手続的記憶　89
テトロドトキシン　24
テルシアン　85
電位依存性カリウムイオンチャンネル　29, 57
電位依存性カルシウムイオンチャンネル　37, 38, 56
電位依存性ナトリウムイオンチャンネル　17, 18, 23, 28, 43
てんかん　74, 85, 88
電気刺激実験　75
電気シナプス　31
電気的シグナル　13, 14

動因　76
同種脱感作　58
頭頂葉　66
ドーパミン　83, 109, 136, 223
ドーパミン 2 受容体　219, 220, 221
ドーパミンアンタゴニスト　155, 216
ドーパミン神経　221
トラゾドン　148
トランスポーター　59, 128
トリプトファン　21, 41, 128

[な 行]

内嗅皮質　96
認知機能　230
認知的過覚醒　207
認知的記憶　89, 95
ネットワーク　71, 90, 98
脳幹　65
脳内自己刺激行動　82
ノックアウトマウス　106
ノルアドレナリン　109, 128, 129, 136
ノルアドレナリン再取り込み阻害　172
ノルアドレナリントランスポーター　60

[は 行]

灰白質　70
白質　70
発火　16, 40
パニック障害　149
パペッツ　102
パペッツの回路　102
早い化学伝達　43, 45
バルビツール酸系薬物　179, 191, 193
パロキセチン　132, 140, 142, 147, 150, 151
半減期　140
反跳伝導　4
非極性アミノ酸　21
非極性の分子　6

ヒスコー　40
非陳述的記憶　89
非定型うつ病　143
非定型抗精神病薬　217
ビペリデン　223, 229
ビューシー　84
非連合性長期増強　94
不安　104, 105, 112, 178, 199
不安障害　198, 204
フィードバック　24, 28
不応期　19
ブスピロン　148, 196
部分アゴニスト　197
プライマリケア　122, 125
プラセボ　135, 146, 155
フルオキセチン　122, 140, 147, 152, 167
フルボキサミン　123, 130, 140, 142, 146, 164
フロイト　102
ブローカーの言語中枢　69
ペプチド結合　20
ヘリックス　20
ベンゾジアゼピン系抗不安薬　205
ベンゾジアゼピン系薬物　45, 112, 125, 182, 193
ベンゾジアゼピン受容体　193
扁桃体　72, 75, 82, 83, 86, 108
ペンフィールド　95
報酬　82
縫線核　110, 198
ホジキン　14
ホスファチジルイノシトール2リン酸　52
ホスホリパーゼC　49
ポリペプチド　20

[ま 行]

ミオシン　8
ミトコンドリア　9, 10, 17

ミルナー　81, 88, 89
ミレディ　37
ムスカリン性アセチルコリン受容体　130
メプロバメート　181, 193
モノアミン　34
モノアミン酸化酵素　60, 129
モノアミン酸化酵素阻害剤　167, 168
モリス　72

[や 行]

薬物依存　179
薬物代謝　156
陽性症状　152, 216
抑うつ　115
抑制性(の)シナプス後電位　43, 45
欲求　76
四環系抗うつ薬　130

[ら 行]

ラングレイ　54
リガンド　22
リスペリドン　219, 226, 228, 231
離脱ジスキネジア　226, 228
リチウム　169
リバウンド　180
リボ核酸　9
リン酸化　23, 27, 52
リン酸化酵素　23
リン脂質　6
レセルピン　115, 128
連合性長期増強　94
連合野　70, 72, 80
ロボトミー　72, 73

[わ 行]

ワーキングメモリー　99
ワイス　40

著者略歴

鈴木 映二（すずき えいじ）

1960年5月 名古屋市生れ
1988年3月 長崎大学医学部卒業
1988年5月 慶應義塾大学病院 研修医
1989年4月 財団法人井ノ頭病院医師
1997年3月 慶應義塾大学院博士課程医学専攻卒業 博士(医学)取得
1997年4月 慶應義塾大学医学部精神神経科学教室 助手
2000年4月 北里大学医学部精神科学 専任講師
2007年4月 国際医療福祉大学 教授

セロトニンと神経細胞・脳・薬物

2000年11月21日 初版第1刷発行
2001年 3月27日 初版第2刷発行
2002年11月18日 初版第3刷発行
2005年10月11日 初版第4刷発行
2008年 5月12日 初版第5刷発行

著　　者　　鈴木映二
発行者　　石澤雄司
発行所　　㈱星和書店

東京都杉並区上高井戸1-2-5　〒168-0074
電話　03 (3329) 0031 (営業)／03 (3329) 0033 (編集)
FAX　03 (5374) 7186

Ⓒ 2000　星和書店　　　　Printed in Japan　　　　ISBN4-7911-0431-5

Schizophreniaの分子病態
内在性D-セリンおよび発達依存的発現制御を受ける遺伝子の意義

西川徹 著

B5判
48p
2,600円

神経筋電気診断の実際

園生雅弘、
馬場正之 著

B5判
212p
4,300円

メラトニン研究の最近の進歩

三池輝久、
山寺博史 監修

A5判
268p
4,500円

ニコチン・たばこの神経精神薬理
脳画像イメージングによる新しい展開

E.F.ドミノ 編
松岡成明、
片山宗一 監訳

A5判
函入
434p
19,000円

現代精神薬理学の軌跡

村崎光邦 著

B5判
函入
636p
14,000円

発行：星和書店　http://www.seiwa-pb.co.jp　価格は本体（税別）です

精神治療薬大系
[改訂新版 2001]
〈上〉向精神薬の歴史・基礎・臨床／他
〈中〉抗パーキンソン薬／他
〈下〉向精神薬の副作用とその対策／他
別巻 向精神薬一覧、最新の進歩

三浦貞則 監修
上島国利、村崎光邦、
八木剛平 編

A5判
〈上〉〈中〉
6,800円
〈下〉
4,400円
別巻
2,800円

薬の相互作用ポケットブック
精神科編

鈴木映二 編

手帳サイズ
(縦13.6cm
×横8cm)
2,500円

スタールのヴィジュアル薬理学
抗精神病薬の精神薬理

S.M.Stahl 著
田島治、林建郎 訳

A5判
160p
2,600円

精神科治療薬の処方ガイドライン
[モーズレイ2001年版]

テイラー 他編著
鈴木映二、八木剛平 監訳

B5変形
(縦22cm×
横16cm)
248p
2,800円

うつ病の完全な治療回復は可能か

Mike Briley 編
山田和夫 監訳

四六変形
(縦18.8cm×
横11.2cm)
56p
1,600円

発行：星和書店　http://www.seiwa-pb.co.jp　価格は本体(税別)です

こころの病に効く薬
―脳と心をつなぐメカニズム入門―

渡辺雅幸 著

四六判
248p
2,300円

こころのくすり 最新事情

田島治 著

四六判
160p
1,800円

精神病治療の開発思想史
ネオヒポクラティズムの系譜

八木剛平、田辺英 著

四六判
296p
2,800円

精神科臨床とは何か
日々新たなる経験のために

内海健 著

A5判
232p
2,500円

ニューロフィードバック
シンフォニー イン ザブレイン

ジム・ロビンス 著
竹内伸 監訳
竹内泰之 訳

四六判
352p
2,400円

発行：星和書店　http://www.seiwa-pb.co.jp　価格は本体(税別)です